TRAITÉ

DES

MALADIES DES NERFS.

TOME PREMIER,

TRAITÉ

DES

MALADIES NERVEUSES,

HYPOCONDRIAQUES

ET HYSTÉRIQUES,

Traduction de l'Anglois

De M. ROBERT WHYTT, Docteur & Professeur de Médecine en l'Université d'Edimbourg.

NOUVELLE ÉDITION,

A laquelle on a joint

Un extrait d'un Ouvrage anglois du même Auteur, sur les Mouvements vitaux & involontaires des Animaux, servant d'introduction à celui-ci.

TOME PREMIER.

A PARIS,

Chez P. Fr. DIDOT jeune, Libraire de la Faculté de Médecine de Paris, quai des Augustins.

M·DCC·LXXVII.

AVEC APPROBATION, ET PRIVILEGE DU ROI.

LA premiere édition du Traité des Maladies des Nerfs, du docteur Whytt, étant épuifée, nous avons cru rendre celle-ci plus intéreffante, en fubftituant à l'Expofition anatomique des Nerfs, du docteur Monro, laquelle fe trouve dans tous les livres d'anatomie, un extrait de l'ouvrage de M. Whytt fur les Mouvements involontaires des Animaux. Cet extrait nous a paru très-propre à fervir d'Introduction aux Maladies des Nerfs. L'auteur a fait des expériences curïeufes fur la fonction de l'économie animale, la plus obfcure & en même temps la plus capable d'éclairer la pratique,

fi on parvenoit à en mieux connoître l'étiologie. Si le docteur
Whytt n'a pas épuisé son sujet,
il a du moins détruit les théories
fausses qu'on avoit imaginées
avant lui. L'écrivain qui, dans
la poussiere de son cabinet, prétend, par la force de son imagination, déchirer le voile dont
la nature est enveloppée, ajoute
un obstacle de plus à celui qui
cherche la vérité par la voie de
l'observation & des expériences.
Nous avons donc une double
obligation à l'homme de génie
qui, pour établir une vérité, se
trouve forcé de détruire les erreurs dont les écrivains systématiques l'ont environnée. Depuis
qu'on raisonne, ou plutôt qu'on
déraisonne sur l'économie ani-

male, quel amas prodigieux d'erreurs n'a-t-on pas consigné dans les livres? Après en avoir passé en revue une partie, on est obligé d'oublier qu'il en existe; on se trouve ramené malgré soi à l'observation & au très-petit nombre d'observateurs exacts. C'est parmi ces derniers que doit être placé l'auteur de cet Essai; & c'est ce qui nous a déterminé à le traduire.

Rien n'est plus important que d'éclairer le public sur les maladies nerveuses, leurs différences, & les diverses méthodes de les traiter, parce que c'est dans cette partie de l'art de guérir que les charlatans abusent le plus de la pusillanimité des malades, de la crédulité de ceux qui les environnent & de l'obfcurité de la maladie.

Nous avons ajouté quelques notes au texte de l'auteur, foit pour donner aux lecteurs une idée des principales objections qu'on a faites contre la théorie de M. Whytt, foit pour éclaircir certains paffages que le commun des lecteurs n'entendroit pas facilement.

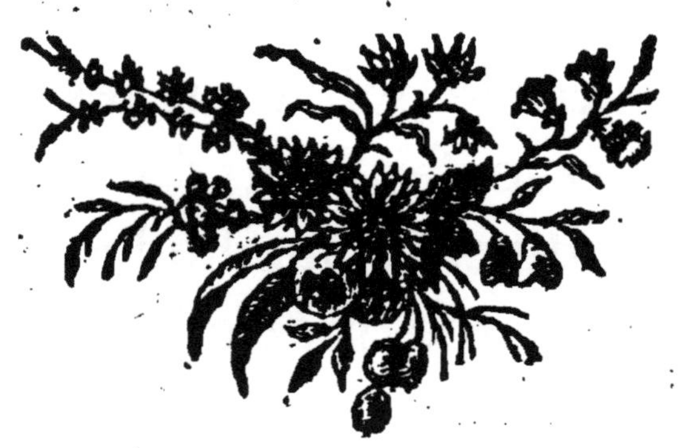

DES MOUVEMENTS
INVOLONTAIRES
DES ANIMAUX.

INTRODUCTION.

LEs auteurs de phyſiologie ont diviſé les mouvements des animaux en volontaires, involontaires & mixtes.

Les mouvements ſoumis au pouvoir de la volonté, ſont ceux qui dépendent immédiatement de l'exercice de cette faculté : les mouvements involontaires ſont ceux qui ſe font malgré nous : & les mouvements mixtes ſont ceux qui, quoique ſoumis au pouvoir de la volonté, ne ſont cependant pas toujours dirigés par elle. Ces deux dernieres eſpeces de mouvement font comprifes fous la dénomination générale de mouvements fpontanés : tels font les mouvements du cœur, ceux des organes de la refpiration, de l'eftomac, des inteftins, &c. Tous ces mouvements peuvent être auffi appellés *automatiques;* cependant ce terme eft impropre, en ce qu'il peut donner une idée fauffe de ces mouvements, en indiquant qu'ils dépendent d'une conftruction purement méchanique; mais cette notion ne peut entrer dans l'efprit du plus mince obfervateur.

Quoique nous ne puiffions pas expliquer la nature de cette fubftance par l'intervention de laquelle l'ame femble agir fur les mufcles, & quoique nous ne connoiffions pas la ftructure des fibres fur lefquelles cette fubftance opere, cependant nous n'avons pas lieu de douter que le mouvement volontaire ne foit entiérement dû à l'énergie de l'ame. Plufieurs expériences fervent à nous convaincre que, quoique le corps doive être difpofé de telle ou telle façon pour que le mouvement vo-

lontaire ait lieu, ce dernier, néanmoins, appartient toujours à la volonté. Les philofophes connoiffent
& démontrent les loix du mouvement & de la gravitation; mais lorfqu'il s'agit d'expliquer la nature de
la premiere caufe du mouvement, &
la maniere dont il paffe d'un corps à
l'autre, toute leur fcience fe trouve en
défaut.

Mais comment fe peut-il faire que
certains mufcles fe contractent, non-
feulement fans que la volonté y ait
aucune part, mais même malgré
elle ; & que les organes des mouvements fpontanés foient perpétuellement agités, à notre infçu, d'un
mouvement alternatif de contraction
& de relâchement, pendant que
d'autres reftent en repos, & ne fe
contractent que lorfque nous le vou-
lons? Ces queftions ont occafionné
de grandes difputes parmi les médecins, fans avoir beaucoup augmenté
nos connoiffances de ce côté-là. Le
but de cet Effai eft de tâcher de ré-
pandre un plus grand jour fur cette
matiere; & nous ofons nous flatter
que les recherches fuivantes fur les

mouvements involontaires des animaux, plairont aux lecteurs équitables, par leur simplicité & la maniere aisée avec laquelle on rend facilement raifon des loix de l'économie animale.

La nature, autant que nous pouvons en juger, d'après l'affemblage des chofes qui nous environnent, brille non-feulement par la fimplicité, mais encore par l'uniformité de fes actions. Elle fuit des loix générales, qu'elle applique avec une jufteffe admirable aux cas particuliers, d'où réfulte la plus grande variété dans fes opérations. Il eft vraifemblable que le corps humain eft affujetti, dans fes fonctions, à un fyftême de loix, comme les autres parties de cet univers.

Nous tâchons, dans cet Effai, de faire voir que les mouvements fpontanés ou involontaires des animaux, peuvent s'expliquer par un même principe, & être attribués à une même caufe. Plufieurs auteurs célebres n'ont point été heureux dans leurs re-cherches fur cet objet, en tâchant d'expliquer les mouvements des diffé-

rents organes par des théories particulieres. Nos expériences & nos obfervations nous ont conduit à réduire
toutes ces théories à une feule : c'eſt
au lecteur à juger de nos fuccès.

Comme le cœur eſt un des principaux organes du corps humain, & que
fon action eſt abfolument néceſſaire
à la vie, nous avons commencé par
rechercher les caufes de fes mouvements, tant de contraction que de
dilatation. Mais avant tout il eſt néceſſaire d'expofer certaines données
d'après lefquelles nous établiſſons la
théorie des mouvements involontaires des animaux en général, & celle
de l'action du cœur en particulier.

CHAPITRE PREMIER.

Principes & Faits généraux dont l'ex-position est nécessaire à ce qui doit suivre.

1° LEs muscles ont pour cause immédiate de leur contraction une certaine influence du cerveau, de la moëlle épiniere & des nerfs; ou au moins il paroît que la puissance nerveuse est nécessaire à leur action.

Les muscles entrent en convulsion ou sont frappés de paralysie, lorsque le cerveau, la moëlle allongée & celle de l'épine, sont comprimés ou irrités d'une façon quelconque; & si on comprime avec force ou qu'on coupe les nerfs qui se distribuent à tel ou tel muscle, ce dernier perd la faculté de se mouvoir. Parmi un grand mombre d'exemples qu'on en peut donner, nous nous contenterons de rapporter celui ci. Si on coupe un des nerfs récurrents, la voix devient beaucoup plus foible; & si on les coupe tous les deux, alors l'animal la perd entiérement (*a*), c'eft-à-dire que l'animal perd la puiffance de remuer les mufcles qui fervent à diminuer ou augmenter l'ouverture du larynx, qu'on appelle *la glotte*.

Si le cerveau ou quelques-unes de fes parties n'eft pas l'origine du fentiment & du mouvement, c'eft-à-dire n'eft pas plutôt le fiege de l'ame que les autres membres & vifceres du corps, comment fe peut-il faire qu'une légere inflammation de fes membranes caufe la fureur, & qu'une très-petite compreffion de fa fubftance produife l'apoplexie ou la paralyfie, tandis que l'inflammation de l'eftomac, une compreffion ou une obftruction du bas-ventre, ne font point accompagnées des mêmes effets? Si les nerfs ne font pas la caufe immédiate du mouvement mufculaire, pourquoi les membres auxquels ils vont fe diftribuer perdent-ils fur le champ le mouvement & le fentiment,

____

(*a*) Voyez *les Effais de Médecine de la fociété d'Edimbourg*, tom. 2.

lorfqu'on coupe ou qu'on comprime les troncs principaux de ces nerfs ? On dira peut-être qu'on a vu des animaux qui avoient le cerveau pétrifié, des monftres qui étoient nés fans cerveau, conferver cependant le mouvement & le fentiment ; &, d'après ces faits, on conclura que le cerveau & les nerfs ne font point néceffaires aux mouvements des animaux : mais il s'en faut bien qu'on puiffe tirer des conféquences juftes en appliquant ces faits ifolés, reconnus dans des circonftances rares & chez des animaux monftrueufement conformés, à des faits que nous voyons tous les jours arriver chez les animaux bien organifés : d'ailleurs, ces animaux n'avoient pas le cerveau fi exactement pétrifié qu'il n'en reftât encore quelques portions en bon état, & capables de foutenir la vie de l'animal. Ne feroit-il pas abfurde de conclure que le cœur n'eft point deftiné à faire circuler le fang par tout le corps, par la raifon que les huîtres, & quelques autres animaux de cette efpece, n'ont point de cœur, ou qu'on a trouvé des fœtus monſtrueux qui en manquoient? Ainſi la néceſſité de l'influence du cerveau & des nerfs ſur le mouvement muſ-culaire, n'eſt point détruite par quelques faits extraordinaires & qu'on obſerve très-rarement.

La cauſe immédiate de toute con-traction muſculaire réſide dans le cerveau & les nerfs; c'eſt un fait qu'on ne peut pas conteſter. Nous appellerons cette cauſe *puiſſance ner-veuſe (a)* ou *influence des nerfs*; & ſi, par complaiſance pour le langage reçu, nous nous ſervons quelquefois des termes d'*eſprit vital*, ou d'*eſprits animaux*, nous ne prétendons pas par-là déterminer aucunement la nature de l'action des nerfs, ni la faire dépendre d'aucun fluide. Il ſuf-fit à notre deſſein de la conſidérer d'une maniere vague & indétermi-née, parce que nous avons entrepris d'expliquer les mouvements vitaux

----

(a) Le mot de *puiſſance nerveuſe* aura la même ſignification dans la théorie de M. Whytt, que l'attraction dans celle du mou-vement des planetes. (Note du Traducteur.)

& involontaires des animaux par cette cause, sans prétendre en aucune maniere la définir.

2° La puissance nerveuse est immédiatement nécessaire au mouvement musculaire, & le sang artériel semble seulement y concourir d'une maniere plus éloignée.

Quand on lie ou qu'on comprime les nerfs qui vont se distribuer aux muscles, ces derniers deviennent sur le champ paralytiques; au lieu que si on lie l'artere qui va se distribuer à ces mêmes muscles, leur action n'est pas détruite comme quand on lie les nerfs : il est vrai qu'elle diminue, & qu'au bout d'un certain temps elle cesse tout-à-fait; mais cela prouve seulement que la présence du sang artériel dans le muscle aide sa contraction, sans en être pour cela la cause immédiate. Les fibres des muscles jouissent d'une certaine tension, à la faveur du sang qui remplit les petits vaisseaux : or il paroît que cette tension est nécessaire pour que la fibre musculaire puisse se contracter : ainsi, quand elle est privée de sang, elle perd cette faculté; ce qui n'arrive cependant pas tout d'un coup, mais par degrés, c'est-à-dire à mesure que le sang diminue. Une autre raison qui vient à l'appui de celle-ci, c'est que la nourriture n'est apportée aux muscles que par le sang artériel : alors, quand l'artere est liée, ils ne reçoivent plus leur nourriture; de-là la foiblesse, & à la suite de celle-ci l'impuissance de se contracter.

3° Les muscles d'un animal vivant sont dans une tendance continuelle à se contracter. Ceux qui ont des antagonistes, sont toujours tendus; & ceux qui n'en ont point, comme les sphincters, & ceux dont les antagonistes sont affoiblis ou détruits, sont toujours en contraction, excepté cependant le cas où une force supérieure l'emporte.

4° Les fluides renfermés dans tous les vaisseaux d'un muscle, contribuent jusqu'à un certain point à sa contraction ; car, étant empêchés dans leurs mouvements par une cause quelconque, ils distendent les vaisseaux, & écartent par conséquent les fibres entre lesquelles ils se trouvent placés : cet écartement enfle le muſcle en même temps qu'il le rac-courcit.

Pluſieurs obſervations prouvent ce que nous venons d'avancer. Si on coupe le muſcle d'un animal en pleine ſanté, les extrémités de ce muſcle coupé ſe retirent en laiſſant entr'elles un eſpace beaucoup plus grand que cela n'arrive, lorſque le muſcle appartient à un animal malade, affoibli & exténué, c'eſt-à-dire, dépouillé de la plus grande quantité des fluides que ſes vaiſſeaux renferment natu-rellement.

La contraction des muſcles dans l'état naturel, quoique favoriſée par la diſtenſion des vaiſſeaux, prouve cependant, d'une maniere évidente, l'influence de la puiſſance nerveuſe ſur le mouvement muſculaire ; car c'eſt cette puiſſance qui entretient les ſphincters dans un état de reſſer-rement, & qui fait que des muſcles qui n'ont point d'antagoniſtes reſtent contractés comme s'ils en avoient, puiſque ce reſſerrement & cette con-traction n'ont plus lieu lorſque les nerfs, qui vont ſe diſtribuer à ces parties, font coupés, comprimés ou détruits.

On objectera fans doute, que le cœur & d'autres mufcles continuent de fé mouvoir pendant quelque temps, après qu'ils ont été féparés du corps auquel ils appartenoient, & que par conféquent toute communication entr'eux & le cerveau eft détruite : c'eft d'après cette expérience que quelques auteurs ont penfé que la contraction des mufcles étoit indépendante de la puiffance nerveufe, & qu'elle devoit plutôt être attribuée à quelque propriété occulte de la fibre mufculaire. Nous répondrons à cette objection dans les Chapitres X & XII; mais en attendant nous remarquerons qu'il eft bien difficile de concevoir comment il peut fe faire qu'une irritation légere de la moëlle allongée, dans un animal qui vient d'être égorgé, produife les convulfions les plus violentes, fi la contraction ou le mouvement des mufcles dépend feulement de la ftructure particuliere de leurs fibres.

5° La contraction des mufcles, dans l'état naturel, produite, comme nous l'avons dit plus haut, par une action conſtante des nerfs, & aidée par la diſtenſion des vaiſſeaux qui écartent les fibres muſculaires, ſe fait ſans aucun gonflement ſenſible du ventre du muſcle; ce gonflement ne devient ſenſible que lorſque la volonté agit : ainſi les ſphincters, dans un état continuel de contraction, ne paroiſſent ſe contracter qu'au moment où nous faiſons un effort pour opérer une plus forte contraction. Ceci prouve encore très-clairement l'influence des nerfs ſur le mouvement muſculaire.

6° Quelquefois l'action nerveuſe ſur les fibres muſculaires eſt beaucoup plus forte, ce qui produit dans les muſcles une contraction beaucoup plus conſidérable que celle qui exiſte dans l'état naturel. Cette influence extraordinaire de la puiſſance nerveuſe doit être attribuée ou à la volonté, ou à l'effet d'une irritation quelconque.

7° La contraction volontaire d'un muſcle doit être attribuée à l'action des nerfs, augmentée par le pouvoir de la volonté.

8° Si un mufcle d'un animal vivant, mis à nu, eft pincé, piqué ou irrité par une caufe quelconque, il fe contracte de lui-même.

Ce phénomene eft prouvé par des obfervations & des expériences nombreufes, & il a également lieu fur les mufcles qui fervent à la volonté & fur ceux qui en font indépendants.

Le tiraillement ou l'extenfion des fibres d'un mufcle, le déterminent à fe contracter de la même maniere que s'il étoit irrité par un inftrument, ou par quelque liqueur cauftique. Le mouvement du cœur, dans un pigeon qui vient d'être tué, peut être rétabli en ouvrant la poitrine & mettant le cœur à nù : alors les gros vaiffeaux qui font attachés au cœur étant tiraillés & diftendus, occafionnent des mouvements alternatifs de fyftole & de diaftole dans les ventricules du cœur. La même chofe arrive fi on le tiraille avec des pincettes. Dans les luxations, les mufcles qui fe trouvent dans une extenfion forcée, entrent auffi tôt en convulfion. La veffie & l'inteftin rectum ne font pas feulement excités à des mouvements de contraction par l'acrimonie de l'urine & des excréments, mais aussi parce que les fibres musculaires sont distendues par le poids des matieres.

9° La contraction d'un muscle irrité est proportionnelle à la cause irritante, par la raison que l'effet doit toujours être en proportion avec sa cause. Il faut avouer cependant que les effets des différents *stimulus* dépendent plus ou moins de la constitution des nerfs & de l'arrangement des fibres musculaires de la partie irritée. La volonté, relativement à certains nerfs, augmente beaucoup l'activité du *stimulus*, tandis qu'à l'égard de certaines parties, elle la diminue plutôt.

10° Un muscle irrité ne demeure pas dans l'état de contraction, quoique la cause irritante continue d'agir, mais il se contracte & se relâche alternativement.

L'émétique dans l'estomac ne produit pas une contraction continuelle de ses membranes. Le chatouillement excite le rire, & occasionne dans le diaphragme un mouvement alternatif de contraction & de relâchement.

Lorsque les muscles ont été long-temps en action, le membre auquel ils sont attachés est affecté d'un tremblement qui n'est autre chose qu'une petite contraction, suivie de relâchement : ce mouvement a lieu quoique la cause irritante soit toujours la même.

On pourroit peut-être imaginer, *à priori*, que la contraction devroit avoir lieu tant que le stimulus continue d'agir ; mais les faits observés detruisent tous les raisonnements qu'on pourroit faire à ce sujet. Nous tâcherons par la suite d'expliquer ce phénomene.

Tous les muscles ne sont cependant pas dans ce cas ; quelques-uns demeurent contractés aussi long-temps que la cause irritante agit au même degré. Nous donnerons plus bas la raison de cette différence.

11° Les muscles ne sont pas seulement dans un mouvement alternatif de contraction & de relâchement pendant que la cause stimulante agit, mais ce mouvement dure encore quelque temps après qu'elle a cessé d'agir.

12° Le mouvement d'un muscle, occasionné par un *stimulus*, est absolument involontaire.

Tout le monde peut se convaincre facilement de la vérité de cette assertion; car il n'y a personne qui ne ressente de temps à autre, dans quelque partie de son corps, des petits mouvements ou pulsations qui reviennent plus ou moins souvent. Ces pulsations ne sont autre chose que le mouvement de quelques fibres musculaires, ou de quelques petits muscles irrités. Cette irritation est produite tantôt par quelques molécules âcres, & tantôt par la distension de quelques vaisseaux trop remplis.

Les muscles qu'on appelle les *accélérateurs* de l'urine, sont entiérement soumis au pouvoir de la volonté dans certains temps; tandis que si, dans l'orgasme amoureux, la semence pénetre dans l'urethre pour être éjaculée, alors ces muscles entrent en une espece de mouvement convulsif malgré la volonté.

Lorfque les fibres tendineufes de l'oblique inférieur des yeux, ou de quelqu'autre de leurs mufcles, font un tant foit peu irritées avec le bout d'un fil, le mouvement qui en ré-fulte eft tout-à-fait involontaire, & il ne peut être accéléré, ni augmen-té, ni diminué par le pouvoir de la volonté.

13° Un *ftimulus* quelconque, agif-fant fur les mufcles, les fait contrac-ter plus fortement qu'aucun effort de la volonté,

L'obfervation fuivante établit com-plettement la vérité de notre affer-tion.

Un homme âgé de vingt-cinq ans avoit depuis douze ans une paraly-fie au bras gauche. Après avoir ef-fayé en vain plufieurs remedes, il eut recours à l'électricité. Chaque coup électrique faifoit remuer fon bras ; &, après avoir fait ufage de ce remede pendant plufieurs femai-nes, le bras, qui étoit auparavant fec & retiré, devint plus gras.

14° On peut, d'après ce que nous avons dit, reconnoître dans les par-

ties mufculaires trois fortes de contraction, la naturelle (4 & 5), la
volontaire (7), & l'involontaire produite par un *ftimulus* quelconque (8,
9, 10, 11, 12, 13).

La premiere efpece de contraction eft très-peu fenfible ; mais elle
eft prefque toujours égale, & ne
ceffe que dans un état contre-nature.
On doit l'attribuer aux caufes rapportées dans le §. 4.

La feconde procede immédiatement de la volonté : elle eft toujours
plus forte que la premiere, & nous
pouvons la faire durer plus ou moins
de temps, & la rendre plus ou moins
énergique, felon notre volonté. La
troifieme efpece eft violente, &
promptement fuivie de relâchement :
il femble qu'elle n'eft qu'une fuite
néceffaire de l'action d'un *ftimulus*,
& que fa durée & fa force ne font
foumifes en aucune maniere au pouvoir de la volonté.

15° La contraction naturelle eft
celle que nous appercevons dans les
fphincters & les mufcles qui n'ont
point d'antagoniftes.

16° Les fphincters de l'anus & de
la

la veſſie, & les muſcles dont les antagoniſtes ſont détruits, reſtent toujours dans un état de contraction. Ceux qui ont des antagoniſtes demeurent en repos, c'eſt-à-dire en équilibre, juſqu'à ce que la volonté rompe cet équilibre. Le cœur qui, à proprement parler, n'a pas d'antagoniſtes, ſe contracte & ſe dilate alternativement, ſans qu'aucun effort de la volonté ſoit capable de l'en empêcher.

17° La contraction du cœur eſt non-ſeulement involontaire, mais elle diffère encore de celle qui a lieu ſur les ſphincters, & les muſcles privés de leurs antagoniſtes. Il paroît qu'on doit la rapporter au genre de celles qui ſont occaſionnées par un ſtimulus. (14)

18° La volonté par un défaut d'attention abandonne ſouvent ſon pouvoir de remuer les muſcles, même ceux qui ſont volontaires, de ſorte que leur mouvement ſe fait par la ſuite ſans ſon concours; c'eſt ce qui arrive dans le mouvement des yeux. Quelquefois, au contraire, elle perd ce même pouvoir par un défaut d'é-

xercice ; c'eſt ce qui arrive aux muſcles de l'oreille externe, leſquels
perdent entiérement leur action faute
d'être exercés ; la même choſe peut
arriver à d'autres muſcles par la même cauſe.

CHAPITRE II.

*Examen des opinions que le plus célé-
bres Médecins ont adoptées ſur le
mouvement du cœur.*

L'OPINION la plus générale parmi
les anciens, étoit celle qui at-
tribuoit le mouvement du cœur à un
principe vital, exiſtant particuliérement en lui, *Deſcartes*, beaucoup
plus verſé dans les mathématiques
que dans la médecine, croyoit que
le cœur étoit mu par une certaine
efferveſcence du ſang dans ſes ventricules ; le ſang, ſelon lui, ne paſ-
ſoit dans les arteres que parce qu'il
étoit forcé de ſortir du cœur par une
certaine exploſion. Lorſque la doctrine d'*Harvey* ſur la circulation, a
été entiérement établie, on a regar-

dé le cœur comme un mufcle qui ne différoit des autres que par une ftruc-ture particuliere, & le mouvement de fyftole, comme l'effet d'une con-traction abfolument femblable à celle des autres parties. On a fuppofé que les efprits animaux couloient dans fes fibres, & qu'ils y produifoient ce mouvement alternatif de contrac-tion & de dilatation, foit à caufe des valvules, qui laiffent tantôt paffer le fang & tantôt l'en empêchent, foit que le fluide nerveux n'aborde au cœur que par intervalle.

On a imaginé plufieurs autres fyf-têmes pour expliquer ce mouvement auffi curieux que difficile ; mais la plupart ne méritent pas qu'on en faffe mention ; ils font trop abfurdes pour fe donner la peine de les réfu-ter.

La théorie du mouvement du cœur, qui a été la plus accueillie dans ces derniers temps, eft celle du célebré Boerhaave. La diftenfion que le fang produit dans les oreillettes & les arteres venant à comprimer, felon lui, les nerfs cardiaques, alors le cœur devient paralytique & fe remplit de fang. Mais les oreillettes & les arteres, en fe contractant, font ceſſer la compreſſion des nerfs, ce qui fait que le fluide nerveux coule avec liberté dans le cœur & le con-tracte : cette contraction ne dure pas long-temps ; car les oreillettes & les arteres, en fe dilatant de nouveau, amenent une nouvelle paralyfie, par le moyen de laquelle le cœur fe rem-plit de fang. Ainſi ces dilatations & les contractions alternatives du cœur viennent, felon Boerhaave, de ce que le fluide nerveux ne peut couler dans ces parties que par fecouſſes, à cauſe de la compreſſion momentanée des nerfs cardiaques.

Cette théorie, quoiqu'ingénieufe, n'eſt qu'une pure hypothefe ; car Boerhaave fuppofe deux chofes, la premiere, que les nerfs font com-primés, & la feconde, que cette compreſſion les empêche d'agir. Si ces deux fuppofitions étoient vraies, la théorie qui les a pour bafe feroit vraie auſſi : or toutes les deux font fauſſes. L'anatomie démontre que les nerfs du cœur ne peuvent pas être comprimés par les caufes affignées ;

& l'obfervation nous a appris que la compreffion des nerfs, produite par le battement des arteres, n'en fufpend point l'action. *Qui fit, obfecro,* dit l'illuftre & fçavant Morgagni (a), *ut nervi intercoftalis munera ab affiduâ arteriæ carotidis pulfatione non turbentur, præfertim cùm is nervus non poffit cedere, fed communis ipfi & arteriæ offei foraminis parietibus allidatur? Qui fieri poffet, ut in venetâ muliere, quam cum amicis diffecuimus, cùm arteriæ fubclaviac finiftræ fuperiores pofticique parietes in anevrifma expanfi, duos trefve nervos ex iis qui ab inferioribus cervicis vertebris ad brachium defcendunt, nullâ prorsùs interpofitâ re contingerent; qui fieri, inquam, poffet, ut nulla tamen debilitas, nullus torpor in eo brachio fuerit animadverfus?*

Le mouvement du diaphragme comprime les nerfs intercoftaux qui vont fe diftribuer aux vifceres du bas-ventre; & cependant cette compreffion n'empêche pas leur action. Une contraction forte & volontaire de

___

(a) *Adverfar. anatomic.* vj. *animadv.* 24.

certains mufcles, ne peut fe faire fans comprimer les différentes branches des nerfs voifins ; malgré cela, les parties auxquelles ces nerfs aboutif-fent ne deviennent point paralyti-ques.

La compreffion de certains nerfs, même affez forte, ne détruit pas leur action, à moins qu'elle ne foit continuée pendant quelque temps ; alors, fi elle vient à ceffer, le nerf ne reprend fon énergie que par de-grés & à la longue.

On pourroit rapporter plufieurs autres confidérations qui ferviroient également à démontrer la fauffeté de cette théorie du mouvement du cœur ; mais celles-ci font plus que fuffifantes pour détromper les efprits les plus prévenus en faveur de l'opi-nion de Boerhaave.

CHAPITRE III.

De la Contraction du Cœur.

AVANT que de rechercher les caufes du mouvement alternatif du cœur, il eft important de décrire avec exactitude les trois états dans lefquels il fe trouve, celui de contraction, celui de dilatation, & le troifieme qui confifte dans le relâchement pur & fimple des fibres mufculaires qui entrent dans fa ftructure. Dans les deux premiers, le cœur eft dans un état violent : le dernier conftitue fon état naturel. Dans la contraction, le cœur eft refferré dans toutes fes dimenfions, & fa fubftance devient plus dure. La contraction finie, le cœur fe relâche, devient un peu plus long & plus mou. *Bartholin* appelloit cet état la *périffyftole* du cœur. On a long-temps difputé pour fçavoir fi le cœur fe raccourciffoit ou s'allongeoit dans le temps de fa contraction. Après avoir examiné avec la plus grande attention le cœur des grenouilles & des anguilles, fé parés de leurs corps ou non, les anatomiſtes ſe ſont convaincus qu'il devenoit plus court dans le temps de ſa contraction, & plus long quand elle n'avoit plus lieu. M. *Hunauld*, malgré le ſentiment contraire de M. *Winſlow*, a très-bien prouvé, dans les Mémoires de l'Académie des Sciences, année 1751, que lorſque le cœur commençoit à ſe contracter, il diminuoit en longueur & en largeur. Si-tôt que la contraction ceſſe, les fibres ſe relâchent, le ſang veineux aborde aux ventricules, & les remplit dans toute leur capacité : voilà ce qui s'obſerve toujours dans les animaux qui viennent de perdre la vie, pourvu que les fibres du cœur ne ſoient point contractées ou dilatées par une cauſe accidentelle, mais ſeulement abandonnées à leurs propres forces. La dilatation du cœur étant finie, la contraction recommence tout de ſuite.

Suppoſons maintenant le cœur dans une pleine dilatation, & recherchons quel eſt le changement qui lui eſt ſurvenu depuis la fin de la contraction qui a précédé, afin de découvrir la cause qui le fait contracter de nouveau. Nous avons déja fait voir que les nerfs du cœur ne sont point privés d'une compreſſion qui, quelque temps auparavant, auroit été capable de rendre paralytique l'organe auquel ils ſe diſtribuent. Si on ſuppoſoit que le cervelet, par une organiſation particuliere, pouſsât les eſprits vitaux en forme d'ondes ou de flots, qui ſe ſuccéderoit les uns aux autres, cette ſuppoſition ne ſeroit point propre à expliquer les différents mouvements du cœur; car la contraction de ce muſcle a lieu quoiqu'on ait rompu toute communication du cervelet avec lui. D'ailleurs, les contractions des différents organes des mouvements involontaires, ſe font les unes après de plus longs, & d'autres après de plus courts intervalles: il faudroit donc ſuppoſer qu'à l'origine du nerf appartenant à tel ou tel organe, il y a une cauſe particuliere de l'impulſion de l'eſprit vital. Ainſi de cette hypotheſe on ne peut rien conclure qui puiſſe nous donner l'explication que nous cherchons.

ſ. v.

Plusieurs écrivains, parmi lesquels on peut compter *Harvey* & *Gliſſon*, ont attribué le mouvement alternatif du cœur à l'irritation cauſée par l'abord du ſang dans ſes cavités. Cette opinion a été rejettée par les uns, & mal compriſe par les autres ; nous allons tâcher de la développer, & de l'établir ſur des raiſons convaincantes.

Quelques auteurs ont regardé la contraction du cœur comme l'effet immédiat du ſang, conſidéré comme un fluide, produiſant une irritation ſur la ſurface interne des oreillettes & des ventricules. D'autres ont penſé que ce n'étoit point en irritant la ſurface interne du cœur, que le ſang en opéroit la contraction ; mais en diſtendant & tiraillant ſeulement ſes fibres. L'augmentation de ſon mouvement, occaſionnée par l'introduction du venin de la petite-vérole dans le ſang, & de pluſieurs autres miaſmes contagieux ; par des aliments chauds & âcres, & des boiſſons ſpiritueuſes ; par le plus léger *ſtimulus*, même lorſque le cœur eſt ſéparé du corps, prouve inconteſtablement que cette contraction ne peut pas être

uniquement attribuée à la simple diftenfion de fes fibres. Il en eft du
cœur comme des inteftins : leur mouvement périftaltique diminue & fe
ralentit lorfque la bile cyftique s'arrête & ne coule pas ; ce qui fait bien
voir que la diftenfion de leurs fibres
par les aliments ou par l'air, n'eft
pas la principale caufe de ce mouvement.

Cependant le mouvement du cœur
eft augmenté par l'exercice ; alors le
fang acquiert plus de viteffe & eft
pouffé avec plus de force ; mais il
perd cette force & cette viteffe par
la faignée. Tous ces faits prouvent
que la diftenfion des fibres des mufcles creux, eft une caufe d'irritation
& de contraction. Ainfi le cœur fe
contracte par irritation, & cette irritation fe fait de deux manieres :
par la diftenfion de fes fibres, & par
la qualité irritante du fang, dont
la chaleur, le mouvement, l'acrimonie, non-feulement morbifique, mais
celle qui lui eft naturelle, & qui confifte dans les molécules falines &
ferrugineufes, font autant de ftimulants bien capables d'exciter les

fibres muſculaires à la contraction.

On peut objecter que le ſang ne produit aucune impreſſion ſur la langue & ſur les yeux, lorſqu'on en met ſur ces parties. Il eſt facile de répondre à cette objection. Le ſang eſt au goût ſenſiblement ſalé; cependant ce n'eſt pas à cette acrimonie ſaline que ſa puiſſance ſtimulante doit être attribuée; elle eſt le réſultat de pluſieurs qualités & de pluſieurs circonſtances, dont nous parlerons par la ſuite. Quoique le ſang ne faſſe pas une grande impreſſion ſur les nerfs de la langue, il n'en faut pas conclure qu'il n'en puiſſe produire une plus grande ſur pluſieurs autres nerfs du corps, & en particulier ſur ceux du cœur. Les préparations d'antimoine, pour la plupart, ne font preſque point d'impreſſion ſur la langue, tandis qu'elles affectent fortement & déſagréablement les nerfs de l'eſtomac. Les racines de ciguë aquatique ſont douceâtres, & les cataplaſmes qu'on en fait, & qu'on applique ſur des parties enflammées ou ulcérées, ne produiſent aucun mauvais traitement; cependant, ſi on

avale de ces racines, bientôt l'estomac est violemment irrité, tous les
membres font agités par des convulsions, & la mort arrive promptement fi on n'y apporte remede.
Au contraire, le venin de la vipere
n'affecte pas désagréablement la langue ni l'estomac, mais il produit les
plus affreux symptômes fur les nerfs
& tout le système des vaiffeaux fanguins, lorfqu'il est porté dans le fang
par le moyen d'une plaie ou de la
morfure de l'animal. Les excréments,
qui ne caufent aucune irritation fur
le colon & le rectum, fi ce n'est par
leur volume ou par leur poids, portés dans l'estomac, même en très-
petite quantité, excitent un vomiffement violent. L'urine, qui n'irrite
que très-peu la veffie lorfqu'elle
n'est pas en grande quantité, fi on
en injecte dans les gros inteftins,
produit l'effet d'un lavement purgatif. Le fang épanché dans l'estomac
l'irrite & l'affecte très-défagréable-
ment, tandis qu'il ne fait pas la plus
petite impreffion défagréable fur le
cœur & les vaiffeaux fanguins. Tout
le monde connoît les changements

qui arrivent dans l'économie animale vers le temps de la puberté. Ces changements font généralement, & avec raifon, attribués à la femence. Quoique fa réforbtion dans le fang puiffe y contribuer pour quelque chofe, cependant l'impreffion qu'elle fait fur les nerfs des tefticules & des véficules féminales, eft la principale caufe de ce qui arrive au printemps de l'âge. Les autres nerfs du corps n'éprouvent aucune impreffion de la part de cette humeur prolifique.

Tous les différents faits que nous venons de rapporter, doivent nous convaincre que les nerfs du même individu ont une ftructure particuliere, qui les rend plutôt fufceptibles d'une impreffion que d'une autre; & que le même ftimulant peut par conféquent produire des effets tous différents, eu égard aux nerfs fur lefquels il eft appliqué. Ainfi le fang, qui n'excite qu'une très-petite irritation fur la langue, s'il en produifoit une femblable fur les parois internes du cœur, cette irritation ne feroit pas affez forte pour le faire contracter.

Non-seulement le sang, par sa composition, produit une irritation sur les fibres du cœur; mais la chaleur ne sert pas peu à augmenter la puissance du *stimulus* : par elle, toute la masse du sang est agitée, & les molécules dont il est composé éprouvent un mouvement d'oscillation qui se communique aux fibres du cœur. Ces oscillations acquierent une énergie encore plus grande par le mouvement des vaisseaux sanguins.

L'influence de la chaleur sur le mouvement musculaire & sur le mouvement des fluides, est connue de tous les physiciens. Les insectes & les mouches sont engourdis par le froid, & réveillés par la chaleur.

Mais la chaleur ne borne pas ses effets à un mouvement purement méchanique, elle excite dans nos humeurs un mouvement de fermentation qui les fait changer de nature. Lorsque les végétaux sont notre principale nourriture, le chyle qui en résulte est acescent : or le sang qui est fait avec ce même chyle n'est plus acefcent ; il tourne au contraire à la putréfaction ; & fi on l'analyfe à feu nu, il ne donne pas de l'acide, mais de l'alcali volatil. Un changement femblable dans le chyle, ne peut être produit fans un mouvement inteftin & chymique de fes plus petites parties. Il y a tout lieu de croire que ce mouvement eft le grand agent de l'organifation des végétaux & des animaux.

Ce mouvement inteftin, ajouté à celui d'ofcillation produit par la chaleur, eft ce qui conftitue le ftimulus approprié aux nerfs du cœur (a).

____

(a) Le fang, par fon volume, par fa viteffe, par fa compofition, par le mouvement méchanique de fes molécules, par fon mouvement inteftin & chymique, conftitue le *ftimulus* propre à opérer la contraction du cœur, & à la renouveller chaque fois que le même *ftimulus* a lieu; voilà l'opinion de M. Whitt. Il nous paroît cependant, d'après les obfervations qu'on a faites fur la nature du fang, que le vrai *ftimulus* du cœur fe trouve dans la partie rouge; or cette partie rouge eft due au fer; ce feroit par conféquent ces parties ferrugineufes qui formeroient le *ftimulus* approprié à la fenfibilité des nerfs du cœur. Quoi qu'il en foit, fans exclure les au-

Il nous paroît inutile de réfuter l'opinion de *Newton*, qui attribue le mouvement du cœur à un acide répandu dans l'air, & reçu dans le sang par le moyen de la respiration,

—————————————————

tres causes rapportées par l'auteur Anglois, nous pouvons reconnoître la partie rouge du sang comme la principale dans l'état de santé, on observe bien sensiblement cette influence de la partie rouge du sang sur le mouvement du cœur, chez les jeunes filles qui ont les pâles couleurs. Leur sang manquant de parties rouges, manque aussi du stimulant propre à mettre le cœur en action.

Dans les maladies, tantôt c'est l'irritation des nerfs qui augmente l'action du cœur, comme dans les maladies nerveuses; quelquefois une douleur vive; tantôt c'est une acrimonie quelconque, le plus souvent putride, comme dans les phthisies. Nous ne connoissons encore que très-peu l'influence du système nerveux sur le système des vaisseaux sanguins, & *vice versâ*. C'est à force d'observer l'économie animale, soit dans l'état de santé, soit dans l'état de maladie, que nous parviendrons à acquérir des connoissances certaines sur ces matieres-là. Jusqu'ici on a plus raisonné qu'observé: la médecine, aujourd'hui ramenée à l'observation, nous porte à croire qu'on observera plus & qu'on raisonnera moins. (*Note de l'Editeur.*)

puifqu'elle n'eft appuyée fur aucune obfervation.

Plufieurs autres raifons peuvent encore nous convaincre que la contraction du cœur fe fait de la maniere que nous venons de le dire.

1° La viteffe & la force du mouvement du cœur font, toutes chofes d'ailleurs égales, toujours proportionnées à la force avec laquelle le fang veineux retourne dans les ventricules par la veine cave & la veine pulmonaire : de-là vient que l'exercice du corps, de quelqu'efpece qu'il foit, accélere le mouvement du cœur, & augmente l'énergie de fa contraction : le rire & la refpiration plus fréquente, augmentent auffi la viteffe du pouls.

Le fang veineux, pouffé avec plus ou moins de force dans les deux oreillettes, les remplit, les diftend, éveille, par fon action fur les fibres, leur irritabilité, dont le réfultat eft la contraction de toutes les deux dans le même moment : par cette contraction, le fang eft pouffé dans les deux ventricules, & produit fur leurs fibres les mêmes effets qu'il a opérés sur celles des oreillettes : par la contraction des deux ventricules, le sang passe du ventricule gauche dans l'aorte, & du ventricule droit dans l'artere pulmonaire ; voilà tout le méchanisme de la circulation du sang.

2° Souvent une personne tombe en syncope ; & au bout d'un certain temps, sans aucun secours étranger, le cœur, qui avoit cessé de se mouvoir, reprend son mouvement. Alors le chyle qui a continué sa route dans la veine souclaviere, par le moyen du mouvement péristaltique des intestins & du canal thorachique, entre dans la veine-cave & parvient au cœur, ce qui augmente la puissance stimulante du sang veineux : en même temps ce dernier s'accumule dans la veine-cave par la contraction des arteres qui pousse toujours le sang dans les veines, par le mouvement oscillatoire des petits vaisseaux, lequel produit le même effet, & par la constriction des vaisseaux cutanés, qui fait refluer le sang dé la circonférence au centre. Le sang veineux, ainsi accumulé dans les deux branches de la veine-cave, pénetre avec plus de force dans l'oreillette droite du cœur, l'excite à se contraƈter; & celle-ci à son tour ébranle le ventricule droit; & bientôt tout le cœur recommence à se mouvoir, & la syncope n'a plus lieu.

3° Non-seulement le mouvement du cœur peut se renouveller après une syncope, par l'abord du sang veineux; mais cet effet peut encore avoir lieu quelque temps après la mort. Si on souffle de l'air dans le canal thorachique ou la veine-cave, l'oreillette droite & le ventricule droit reprennent bientôt leur mouvement; l'oreillette gauche, & le ventricule qui lui répond, en font autant si on en souffle dans l'aorte. Péyer (a) en remplissant d'air le réservoir du chyle & le canal thorachique, vit bientôt le cœur se gonfler, & immédiatement après se contracter & battre pendant plusieurs heures. *Wepfer* a rapporté la même observation dans son ouvrage sur la ciguë aquatique; & les mêmes ex-

____

(a) *Peyeri Parerg. 7, pag.* 199.

périences ont été répétées fur un chien avec le même fuccès par *Brunner* (a). *Harder* rapporte qu'en foufflant de l'air dans l'aorte d'une cicogne qui avoit été empoifonnée, il avoit reffufcité le mouvement du cœur (b). Les expériences de ces auteurs, & celles de plufieurs autres, que nous n'avons pas rapportées, prouvent que l'air, pouffé dans les gros vaiffeaux ou dans le cœur, eft capable de le mettre en mouvement même quelque temps après que l'animal eft mort, par l'irritation qu'il produit fur les papilles nerveufes de la furface interne des oreillettes & des ventricules. *Harvey* dit qu'ayant tué un pigeon, & ayant attendu que le cœur n'eût plus aucun mouvement, ainfi que les oreillettes, il lui avoit redonné du mouvement en y appliquant un doigt humecté de falive chaude (c).

On pourroit objecter que le mouvement du cœur ne fe renouvelle

---

(a) *Experimenta circà pancreas*, pag. 21.
(b) *Additamen ad Peyeri Parerg.* 7, p. 201.
(c) *De motu cordis*, cap. 4.

après la mort que par l'effet d'une
ſtruȼture particuliere de ſes fibres,
ſtruȼture qui peut perpétuer ſon mouvement pendant un certain temps.
Il eſt facile de répondre à cette
objeȼtion. Le cœur d'un animal mort
ne reprend ſon mouvement qu'autant qu'il eſt expoſé à l'aȼtion de l'air
libre, ou d'un autre *ſtimulus* quelconque : d'ailleurs, quand même ſes
fibres ſeroient douées d'une ſtructure particuliere, un ſtimulus d'une
eſpèce ou d'autres ne ſeroit pas
moins néceſſaire pour les mettre en
aȼtion. Une machine conſtruite pour
exécutér tel ou tel mouvement, ne
le fait pas ſans un moteur qui la met
en aȼtion. Dans un animal vivant, le
ſang veineux qui eſt porté au cœur
eſt le ſtimulus requis, comme nous
l'avons fait voir plus haut : dans celui qui eſt mort ou qui vient d'être
tué, l'eau chaude, l'air & pluſieurs
autres puiſſances ſtimulantes peuvent
reſſuſciter ce mouvement, en mettant
en aȼtion des fibres qui paroiſſent
diſpoſées à ce mouvement par une
ſtruȼture particuliere. Cette ſtruȼture
ne nous eſt pas encore connue ; elle

peut confifter dans un arrangement purement méchanique, ou dans la préfence d'un fluide fubtil, renfermé dans ces fibres ou dans quelqu'autre chofe que nous ne connoiffons pas.

CHAPITRE IV.

Du mouvement du Cœur, qu'on nomme diaftole *ou de dilatation.*

APRÈS avoir prouvé que la fyf-tole du cœur ou fa contraction, dépendoit du retour du fang veineux dans les oreillettes & les ventricules, & que le fang veineux agiffoit alors comme *ftimulus* fur les parois inter-nes de ces cavités, il nous refte à faire voir comment le mouvement de diaftole ou de dilatation s'opere.

Les ventricules du cœur, après avoir chaffé le fang dans l'artere aorte & l'artere pulmonaire, fe relâ-chent immédiatement après, & leurs fibres perdent la tenfion & la fermeté qu'elles avoient auparavant : ce relâ-chement eft abfolument néceffaire pour qu'une autre contraction puiffe se faire ; mais quelle est la raison de ce phénomene ? Sans entrer à présent dans des détails relatifs aux autres muscles, nous dirons par rapport au cœur, que, pendant que ses cavités se contractent par l'effet du *stimulus*, leurs fibres sont dans un état violent qu'elles ne peuvent conserver long-temps. Ainsi, lorsque le sang a été chassé dans les vaisseaux artériels, le *stimulus* qui en dépend n'a plus la même action; par conséquent la contraction doit cesser & le relâchement s'ensuivre.

Les ventricules du cœur, par le relâchement qui arrive à leurs fibres après le mouvement de systole, n'offrent plus aucune résistance à tout ce qui peut les dilater. La dilatation qu'ils éprouvent aussi-tôt que la contraction a cessé, & qui n'a lieu uniquement qu'à cause du relâchement des fibres, est très-petite en comparaison de celle qui résulte de l'abord du sang veineux. Selon les calculs de MM. *Hales* & l'*Angrish*, la premiere est à la seconde comme un est à deux & demi. Cette derniere ne se feroit jamais, si le sang veineux n'étoit

poussé

pouſſé avec force dans les ventricules ; il réſulte de-là que les muſcles
creux, comme le cœur & la veſſie
urinaire, ne pourroient jamais ſe dilater ſuffiſamment par leur propre
méchaniſme, ſi un fluide quelconque,
en entrant dans leurs cavités, n'en
éloignoit davantage les parois. Cependant, quoique la dilatation des
ventricules du cœur ſoit un effet du
reflux du ſang des veines dans le
cœur, cet effet ne peut avoir lieu
ſans le relâchement des fibres. La
contraction des oreillettes & la force
avec laquelle le ſang des veines eſt
pouſſé, quoique regardées comme les
antagoniſtes des ventricules, n'ex-
cluent point l'influence d'une autre
cauſe, qui eſt le relâchement dont
nous venons de parler. La flaccidité
des fibres muſculaires, après que la
contraction a ceſſé, démontre qu'elles
ſont alors dans une eſpece de paralyſie.

Ce que nous venons de dire des
ventricules du cœur, doit auſſi s'entendre des oreillettes dont la dilatation eſt produite par les mêmes cauſes,

Nous avons remarqué plus haut, que la force avec laquelle les ventricules du cœur se contractent, est, toutes choses d'ailleurs égales, proportionnelle à celle qui pousse le sang dans leurs cavités, ou, en d'autres termes, à la force qui les dilate; la systole des ventricules est donc toujours proportionnelle à la diastole qui a précédé; d'où l'on doit conclure qu'un pouls plein frappe les doigts avec plus de force qu'un petit.

Comme le ventricule gauche, eu égard à la densité plus grande de ses fibres, demande une plus grande force que le ventricule droit pour être pleinement dilaté, le sang veineux qui y aborde doit donc agir avec une force plus grande. Les considérations suivantes feront voir que cela est réellement ainsi. La force avec laquelle le sang retourne au ventricule droit du cœur par les deux veines-caves, dans un animal en repos & sans aucun mouvement convulsif, est, selon les expériences du Dr *Hales*, le dixieme de celle avec laquelle il est poussé du ventricule gauche dans l'aorte; c'est-à-dire, que dans un homme d'une taille ordinaire, il agit en dilatant le ventricule droit avec une force égale à la preſſion d'une colonne de ſang dont la hauteur ſeroit de huit à neuf pouces, & la baſe égale à la ſurface interne de ce ventricule : cette force équivaut à peu près à cinq livres peſant. Il n'eſt pas ſi aiſé de déterminer celle qui pouſſe le ſang de la veine pulmonaire dans le ventricule gauche; elle doit être très-grande, vu la preſſion de l'air ſur les poumons. L'inégalité de cette preſſion dans différents temps, la reſpiration différente chez différentes perſonnes, & chez la même dans des circonſtances différentes, font autant de cauſes qui rendent très-difficile l'évaluation préciſe de cette force. D'après des calculs faits ſur des ſuppoſitions très-vraiſemblables, on peut conclure, ſans aucun riſque de ſe tromper, que la force qui pouſſe le ſang de la veine pulmonaire dans le ventricule gauche, eſt beaucoup plus grande que celle qui le pouſſe des deux veines-caves dans le droit.

En parlant de la force avec la

quelle le fang eft reporté aux deux
ventricules du cœur, nous n'avons
pas fait mention de celle qui lui eft
communiquée par la contraction des
oreillettes & des finus veineux,
parce qu'elle eft commune aux deux
ventricules ; il faut avouer cependant que la droite eft plus forte &
a plus de capacité que la gauche ;
cela peut provenir de l'élaboration
que le fang éprouve dans les poumons ; il y acquiert plus de denfité
& moins de volume, par conféquent
l'oreillette gauche doit avoir moins
de capacité que la droite ; car, outre
que le fang veineux s'y porte avec
moins d'impétuofité, il n'a pas encore reçu d'élaboration dans les poumons,

On demandera peut-être pourquoi
le cœur, qui eft un mufcle folitaire
& fans antagonifte, ne refte pas toujours, ainfi que les fphincters, dans
un état de contraction ; la réponfe
eft facile. Les mufcles qui font mis
en action par un *ftimulus*, fe relâchent immédiatement après. Ce relâchement arrivant au cœur, le fang
qui revient des autres parties du

corps, entre avec force dans les ventricules & les dilate ; à cet égard il
fait l'office d'antagoniste ; & en même temps, par une légere irritation
qu'il produit sur leur surface interne,
il devient la cause d'une nouvelle
contraction.

L'objection qu'on peut faire sur le
mouvement du cœur, qui, dans plusieurs animaux nouvellement tués,
continue de battre pendant quelque
temps, quoique séparé du corps,
n'affoiblit point notre théorie ; car il
peut se faire qu'une violente irritation des fibres, ou celle qui résulte
de la séparation du cœur d'avec les
gros vaisseaux, occasionne plusieurs
battements, sans que la puissance
stimulante soit renouvellée ; mais
dans le cœur mis en mouvement par
le sang circulant, l'impression que ce
dernier produit n'est pas assez forte
pour que son mouvement continue
long-temps.

À quelle époque de la conception
le cœur commence-t-il à battre chez
le fœtus ? & quelle est la cause de
la premiere impulsion qu'il reçoit ?
Ces deux questions ne sont point

faciles à réfoudre; la feconde cependant ne paroît pas fi difficile que
la premiere.

Si toutes les parties du fœtus pré-
exiftent dans l'animalcule qu'on fuppofe exifter dans la femence, la quef-
tion eft réfolue, car alors les fluides
font mis en mouvement par l'action
du cœur, & s'exécutent de la même
maniere que cela fe fait dans le fœtus renfermé dans la matrice. Si le
cœur ne préexifte pas dans l'animalcule, & qu'il foit formé après la conception, fon mouvement commence
plus tard. Dans l'œuf d'une poule ou
autre volatile quelconque, le cœur
refte en repos dans le germe jufqu'à
ce que la chaleur de l'incubation, en
communiquant aux fluides une certaine agitation, les rende capables de
produire fur lui l'impreffion requife
pour que fon mouvement ait lieu.
Lorfque le cœur du petit poulet a acquis un certain volume, il devient
vifible; alors on obferve qu'un plus
grand degré de chaleur en accélere
le mouvement; on peut de même le
diminuer en diminuant la chaleur; un
froid confidérable l'arrête tout-à-fait,

& une nouvelle chaleur peut le reffufciter encore : d'où il fuit que quoiqu'on ne foit pas certain du temps
précis auquel le cœur commence à
agir, cependant la caufe qui femble
déterminer fes premieres pulfations,
eft la chaleur, qui, en raréfiant &
agitant les humeurs d'un mouvement
inteftin, les rends propres à ftimuler
& mettre en jeu l'irritabilité des organes.

CHAPITRE V.

Du mouvement du Canal alimentaire, &
de celui de la Veffie urinaire.

APRÈS avoir expofé la théorie du
mouvement alternatif du cœur,
nous allons tâcher de développer la
maniere dont les autres mouvements
involontaires s'exécutent ; nous com-
mencerons par ceux du canal alimentaire.

Dans la déglutition, la contraction des mufcles qui élevent le larynx & l'os hyoïde ayant lieu, le
bolus alimentaire eft pouffé dans le

pharynx qui fe trouve dilaté : cette contraction eft en général fpontanée, & déterminée par l'irritation que les aliments produifent fur le fond de la gorge. Le pharynx dilaté & irrité de même, fe contracte & chaffe les aliments dans l'œfophage ; le bolus alimentaire, engagé dans l'œfophage, le comprime dans une bande circulaire répondante à la groffeur du bolus ; la compreffion & l'irritation des fibres mufculaires les fait contracter, & pouffer le bolus vers l'orifice fupérieur de l'eftomac ; & la contraction & la dilatation fucceffive de chaque bande circulaire, force les aliments à pénétrer jufque dans l'intérieur de l'eftomac.

Les aliments compofés de parties propres à exciter un léger *ftimulus* fur les membranes fenfibles des animaux, ne font pas plutôt reçus dans l'eftomac, qu'ils commencent à fe gonfler par la chaleur du lieu, par fon mouvement, & par l'action des fucs qui coulent dans fa cavité : ce gonflement eft accompagné d'un développement confidérable d'air qui s'échappe de la maffe alimentaire en

forme de bulles ; en même temps l'air avalé avec la falive fe raréfie par la même chaleur, & contribue à augmenter ce gonflement ; alors l'air développé & les fucs digeftifs produifent une irritation fur les parois internes de l'eftomac, en tiraillent les fibres, & les déterminent à fe contracter. Ce que nous avançons ici s'accorde parfaitement avec les obfervations de *Wepfer* (a). « J'ai ob-
» fervé, dit cet auteur, le mouve-
» ment de l'eftomac dans des ani-
» maux vivants; quelquefois je l'ai
» vu fe refferrer & pouffer ce qu'il
» contenoit vers l'orifice fupérieur,
» & par-là déterminer le vomif-
» fement; le plus fouvent le mou-
» vement étoit dirigé vers le py-
» lore, & alors les matieres étoient
» pouffées dans l'inteftin duodénum :
» après chaque contraction, l'efto-
» mac fe gonfloit de nouveau; &
» après ce gonflement une nouvelle
» contraction arrivoit, durant la-
» quelle le mouvement étoit toujours
» déterminé vers le pylore. » Il fe m-

______

(a) *Hiftor*, c. c. aq. pag. 87.

C v

ble qu'on pourroit comparer ce mouvement de l'eſtomac, obſervé par
Wepſer, à celui du cœur; car nous
voyons ici un mouvement de contraction & de dilatation. Les aliments
fermentants dans l'eſtomac ſe gonflent & ſe dilatent, alors l'irritation
qui en réſulte décide le mouvement
de contraction, qui eſt plus ſouvent
dirigé vers le pylore; l'eſtomac, en
ſe reſſerrant, chaſſe dans les inteſtins
une partie du ſuc nourricier élaboré
dans ce lieu : la contraction venant
à ceſſer, & les aliments qui reſtent
dans l'eſtomac continuant à fermen-
ter & à ſe gonfler, rempliſſent de
nouveau ce viſcere, le dilatent, &
déterminent une nouvelle contraction. On voit par ce que nous venons
de dire, qu'il y a une analogie très-
remarquable entre ces mouvements
& ceux du cœur; cette analogie eſt
encore plus ſenſible chez les animaux les plus reſſemblants à l'homme. Quant à celle de la ſtructure de
ces deux organes, elle eſt plus ſenſible dans les granivores, dont l'eſtomac eſt très-muſculaire, rès-fort,
& les mouvements très-énergiques.

D'après les obfervations de *Wep-fer*, il paroît que la contraction n'arrive que lorfque l'eftomac eft difténdu par le gonflement des matieres qu'il contient, & que le *ftimulus* de ces matieres n'eft pas fuffifant pour cela. Dès qu'il s'agit d'une contraction forte & très-fenfible de tout l'eftomac, la diftenfion de fes fibres & l'irritation qui en réfulte eft néceffaire pour augmenter l'énergie ftimulante des aliments.

Outre le mouvement dont nous venons de parler, il en exifte un qui eft plus continu, plus égal & beaucoup moins fenfible, & qu'on appelle mouvement vermiculaire, parce qu'il imite celui d'un ver. Ce fecond mouvement doit être attribué au feul *ftimulus* des aliments & des humeurs qui font contenus dans l'eftomac. Si on avale quelque chofe qui irrite & affecte défagréablement les nerfs de ce vifcere, il fe contracte violemment & d'une maniere convulfive ; ce mouvement de convulfion fe répete après un court intervalle, jufqu'à ce que la caufe irritante ait été entiérement rejettée ou très-affoiblie.

D'un autre côté, l'opium, qui rend les fibres infenfibles, devient un moyen très-puiffant de calmer & d'arrêter ces mouvements défordonnés. La feule diftenfion des fibres de l'eftomac eft capable de le faire contracter; car une grande quantité de boiffon très-douce, & nullement fufceptible d'irriter, excite des naufées & des vomiffements; ces effets n'ont lieu que parce que fes fibres font tiraillées & diftendues.

Le mouvement vermiculaire des inteftins fe fait comme celui de l'eftomac, & par les mêmes caufes. Une petite quantité d'air raréfié, & d'aliments à moitié digérés, font pouffés de l'endroit qu'ils occupent à la partie de l'inteftin la plus près, & de celle-ci dans celle qui la fuit, & ainfi de fuite; c'eft-à-dire que la partie dilatée par l'air & les aliments acquiert une force de contraction, capable de furmonter la réfiftance qu'offre la force contractile de la portion d'inteftin la plus proche. La contraction de ce fegment d'inteftin ne peut être attribuée qu'à la diftenfion de fes fibres, à l'irritation de la membrane interne, produite par l'air, la bile & les aliments. La cause que nous venons d'assigner explique tous les phénomenes de ce mouvement, au lieu que celles que plusieurs auteurs ont cru découvrir, n'en explique que quelques-uns. Les uns ont dit que cette contraction n'avoit lieu que parce que le sang artériel s'amassoit en plus grande quantité dans les vaisseaux artériels du segment distendu. Nous avons démontré dans le Chapitre premier, que le sang artériel ne concouroit pas immédiatement à la contraction des muscles. D'autres ont assuré que le mouvement alternatif des esprits animaux, occasionné par la compression alternative des nerfs, en étoit la vraie cause. Peut être cette explication seroit-elle bonne, si le mouvement des intestins se faisoit aussi réguliérement que celui du cœur; mais cela n'arrive pas ainsi; les différentes portions des intestins se meuvent d'une maniere très-irréguliere. Cette irrégularité est une nouvelle démonstration de la cause que nous avons assignée: cette cause agissant d'une ma-

niere très-irréguliere, il eſt néceffaire que l'effet y réponde. D'ailleurs toute cauſe irritante, telle qu'un
purgatif, en ſtimulant la canal inteſtinal, augmente ſon mouvement. Dans
un animal récemment tué, ſi on lui
ouvre le ventre & qu'on pince ſes
inteſtins, ou qu'on les irrite de toute
autre maniere, le mouvement ſe réveille & s'exécute comme dans l'a-
nimal vivant. Kaw Boerhaave ayant
ouvert un chien à qui il avoit fait
avaler ſix grains d'opium, eut beau
pincer les inteſtins & les agacer par
différentes liqueurs âcres & ſtimulantes, le mouvement ne reparut
pas. Lorſque, par une cauſe quelconque, la bile perd ſon énergie, ou
qu'elle ne coule pas dans les inteſtins, la conſtipation s'enſuit.

Que la bile, conſidérée comme un
ſtimulus, ſoit néceſſaire à l'entretien
du mouvement périſtaltique des inteſtins, & à empêcher que l'air raréfié ne les diſtende trop; les deux
faits ſuivants le prouvent inconteſtablement. Un homme attaqué d'une
jauniſſe invétérée, auſſi-tôt qu'il fut
mort, devint enflé tout d'un coup;

après l'avoir examiné, on trouva que l'air raréfié dans ſes inteſtins en étoit la ſeule cauſe. Le docteur *Stuart* rapporte dans les Tranſactions Philoſophiques, n° 414, qu'un malade étoit mort d'une plaie à la véſicule du fiel, de laquelle s'étoit enſuivie non-ſeulement une conſtipation incurable, mais encore une tympanite.

Le chyle qui paſſe par les inteſtins, eſt abſorbé par les vaiſſeaux lactés & les veines abſorbantes. Les parties groſſieres & peu nourriſſantes de nos aliments paſſent de l'inteſtin *ileum*, par la valvule du *colon*, dans les grands inteſtins, où ils demeurent juſqu'à ce que la preſſion du diaphragme & des muſcles du bas-ventre, qui ſervent à la reſpiration & à la contraction des inteſtins eux-mêmes, les aient pouſſés dans le *rectum*. Etant-là, leur acrimonie, & ſur-tout leur poids, diſtendent les fibres de cet inteſtin, & le forcent à ſe contracter. De cette irritation naît le beſoin de chaſſer au dehors les excréments : alors la volonté, en dirigeant la preſſion du diaphragme & en faiſant une très-forte inſpiration, acheve

d'en procurer la fortie. Lorfque quelque humeur âcre fe trouve dans les
plis de l'inteftin *rectum*, elle occafionne de fréquentes envies d'aller à
la garderobe, envies qui naiffent des
contractions fréquentes de l'inteftin. Si on veut les faire ceffer, les
fubftances huileufes & mucilagineu-
fes font plus propres à cet effet que
l'opium.

La veffie urinaire peut être confi-
dérée comme un mufcle creux, qui,
n'ayant point d'antagonifte, tend
toujours à fe refferrer fans le concours d'aucune caufe étrangere. L'action du fang qui circule dans les vaiffeaux de cet organe, l'élafticité des
fibres qui compofent fes membranes,
& l'action conftante, uniforme &
modérée du fluide nerveux, font les
caufes naturelles de cette tendance à
la contraction. L'urine qui y aborde
continuellement par les ureteres, la
dilate & augmente de plus en plus
fa capacité, jufqu'à ce que les fibres,
étant très-diftendues, follicite la veffie à fe contracter, & à pouffer au
dehors ce qu'elle contient. Cependant, comme elle fe trouve incapable

de vaincre la contraction du fphincter, le diaphragme, les mufcles du
bas-ventre & ceux qui fervent à élever l'extrémité du *rectum*, viennent
au fecours de la veffie ; le fphincter
ouvert, l'urine fort avec facilité, &
par la feule contraction de cet organe.

Quoique l'urine foit fenfiblement
âcre, ce n'eft pas par fon acrimonie
qu'elle excite la veffie à fe contracter
dans les perfonnes qui jouiffent d'une
bonne fanté ; c'eft plutôt en dif-
tendant les membranes de ce vifcere
qu'elle en follicite la contraction ;
mais dans ceux qui, par une caufe
quelconque, ont la furface interne
de la veffie dépouillée du *mucus* qui
la tapiffe dans l'état de fanté, la plus
petite quantité d'urine eft capable
d'exciter des contractions fréquentes, & une envie continuelle d'uriner ; ces contractions deviennent
quelquefois convulfives, & elles font
auffi fouvent occafionnées par une
inflammation de la veffie ou de fon
col. Quand l'urine agit par fon acrimonie feule, & qu'elle a été entiérement évacuée, on remarque que,

quoique la cauſe irritante ne ſubſiſte
plus, le ſphincter & la veſſie ne laiſ-
ſent pas encore de ſe contracter & de
ſe relâcher pendant quelque temps.
Ce dernier fait prouve que l'effet
d'une ſenſation vive a encore lieu,
quoique la ſenſation n'exiſte plus.

CHAPITRE VI.

*Du mouvement des Vaiſſeaux ſanguins,
& de pluſieurs autres mouvements,
d'un genre ſpontanée.*

LE mouvement le plus ſenſible de
tous ceux qui nous reſtent à exa-
miner eſt celui des arteres. Celui des
veines, quoiqu'exiſtant, eſt impercep-
tible, de même que celui des plus petits vaiſſeaux. Nous parlerons auſſi
dans ce chapitre, du méchaniſme de
l'érection de l'organe qui ſert à la
génération, & de la contraction des
muſcles qu'on appelle accélérateurs
de l'urine.

Les arteres ont deux mouvements
comme le cœur, celui de diaſtole &
celui de ſyſtole. Le ſang qui eſt pouſſé

du cœur dans les arteres avec beaucoup de force, les dilate. Lorsque cette dilatation est parvenue au point où elle se trouve en équilibre avec la force qui la produit, l'élasticité des vaisseaux, la contraction des fibres musculaires mises en jeu par le *stimulus* du sang, sont les causes déterminantes de la contraction des arteres. La plupart des physiologistes reconnoissent qu'elle ne vient pas seulement de leur élasticité, mais encore de la contractilité des fibres musculaires, & que le sang qui y est poussé est un *stimulus* qui les détermine à se contracter. La seule analogie des mouvements est presqu'une preuve suffisante de ce que nous avançons.

Dans la systole & la diastole du cœur & des arteres, il y a une impulsion donnée par les veines lorsque le sang est porté au cœur, par celui-ci lorsqu'il en est chassé, & par les gros vaisseaux artériels : cette impulsion met en jeu l'élasticité de tous ces organes; mais quand le sang est parvenu dans les petits vaisseaux, & que, trop éloigné du premier moteur, il

n'en peut plus recevoir aucune impulſion, l'action propre de ces petits
vaiſſeaux devient la principale cauſe
de ſon mouvement.

Les petits vaiſſeaux artériels n'ont
aucune pulſation dépendante du
cœur; mais, quoiqu'ils n'aient pas
le mouvement, ils en ont un particulier, qui conſiſte dans une eſpece
d'oſcillation de leurs membranes. Des
expériences & des obſervations réi-
térées ont appris que les fibres muſculaires des animaux ſe contractent
dès qu'elles ſont irritées : on en peut
donc conclure que les petits vaiſſeaux ayant, comme les gros, une
membráne muſculaire, doivent néceſſairement être agités de légeres
contractions alternatives, toutes les
fois qu'il ſurvient une irritation; or
le ſang, coulant lentement dans les
petits vaiſſeaux, aiguillonne leur
ſurfa interne, les ſollicite à des
contractions douces & continuellement répétées. Il paroît très-probable que les véines, ainſi que les arteres, ſont douées du même mouvement réſultant de la même cauſe.

Il paroît, d'après ce que nous vesions de dire, qu'on ne doit pas considérer la force du cœur & des grosses arteres, comme la seule cause de la circulation des fluides dans les animaux. Tout le systême vasculaire a une force motrice, qu'excite continuellement le *stimulus* des fluides circulants; on doit donc regarder chaque partie du systême vasculaire, & chaque anneau même du plus petit vaisseau, comme contribuant à la circulation des fluides, ainsi que le cœur & les grosses arteres; de cette circulation dépend la vie du tout, & pour l'entretenir presque toutes les parties du corps sont en action.

L'érection du membre viril est généralement attribuée à la contraction des muscles qu'on nomme *érecteurs*; mais leur situation est telle, que les veines de cet organe ne peuvent point être affectées par la contraction de ces muscles, ce qui seroit cependant nécessaire pour retenir le sang dans les corps caverneux. Ainsi cette opinion a été rejettée par les auteurs de ces derniers temps.

Il nous semble qu'il en est de cette érection comme de celle des houpes nerveuses de la langue ; la vue d'un bon mets, l'idée même qu'on s'en fait, excite dans les organes du goût une impression qui détermine une grande abondance de salive à couler dans la bouche ; d'où est venue l'expression populaire, *ce mets fait venir l'eau à la bouche.* De même le *stimulus* de la semence sur les vésicules séminales, excite dans ces organes une sensation qui augmente l'action des nerfs, d'où résultent des oscillations plus vives & plus fortes des vaisseaux sanguins du *penis* ; & par conséquent une quantité plus grande de sang aborde dans cette partie, c'est-à-dire dans les petits vaisseaux artériels, dont l'action est plus grande que celle des vaisseaux lymphatiques & des petites veines qui reçoivent le sang qui est parvenu à l'extrémité des arteres. La cavité de ces dernieres est augmentée, & le sang y coule avec plus de vitesse ; par conséquent il doit s'y accumuler : or en s'y accumulant il distend nécessairement le *penis* ou le met en érection, ce qui est la même chose.

Cette explication nous paroît plus

conforme aux loix de l'économie animale, que celle qui a été proposée par M. *Duvernoi* (a), & adoptée par M. *de Haller* (b). Ces auteurs disent que les filaments nerveux produisent une certaine constriction des petites veines, laquelle empêche le sang de passer plus loin. *Vieussens* est le premier qui ait avancé que les nerfs environnants les vaisseaux sanguins, les resserroient & gênoient le mouvement du sang; mais aucun d'eux n'a expliqué comment les nerfs qui se trouvent près des vaisseaux sanguins, pouvoient faire vis-à-vis d'eux l'office d'une ligature. Vraiment la chose n'est pas si facile à concevoir, car il n'y a aucun exemple d'un tel méchanisme dans tout le corps humain. Les nerfs n'ont point été destinés à cet usage, mais ils sont distribués à tous les muscles du corps, pour leur donner la puissance de se contracter & d'exécuter les ordres de la volonté, relativement aux mou-

____

(a) *Acta Petropolit.* tom. 2, pag. 379, 383; 384.

(b) *Prima Linea Physiolog.* n° 800.

vements volontaires. C'eſt à cette
action des nerfs, & au mouvement
oſcillatoire plus ou moins fort des
petits vaiſſeaux, qui n'en eſt qu'un
effet, qu'il faut rapporter l'explication de pluſieurs phénomenes de l'é-
conomie animale; par exemple, de
l'abondante excrétion d'urine limpide dans un accès d'hyſtériciſme; de
la pâleur, de la rougeur & de la chaleur qu'on reſſent au viſage, à l'occaſion de quelque trouble de l'ame.
Nous ne prétendons pas dire par-là,
que les affections de l'ame produiſent
ce changement dans la circulation
du ſang, plutôt dans cet endroit que
dans un autre; il nous ſuffit de pouvoir affirmer que pluſieurs parties du
corps ſont changées & modifiées par
telle ou telle paſſion.

Il eſt aiſé, d'après de ce que nous
avons dit, d'expliquer 1° comment
les coqs de Turquie dreſſent leurs crê-
tes & leurs barbes : c'eſt une eſpece
d'érection ſemblable à celle du *penis*.
2° La tenſion & la dureté du mamelon
chez la femme qui donne à teter, ou
qui éprouve un certain chatouillement
dans cette partie. 3° Les ſenſations
extraor-

extraordinaires & fubites de chaleur
& de froid dans des accès d'hyftéri-
cifme; fi une paffion de l'ame peut
augmenter la chaleur du vifage,
pourquoi ne produiroit-elle pas le
même effet dans d'autres parties du
corps? Rien de fi facile à concevoir,
en fuppofant que le fluide nerveux
fe diftribue inégalement, & qu'en
conféquence le fang s'accumule dans
certaines parties où l'action des nerfs
eft augmentée, & diminue dans d'autres où cette même action eft affoiblie; de-là une chaleur plus grande
dans le premier cas, & une moindre
dans le fecond.

Pour en revenir à notre fujet; que
l'état d'aptitude dans lequel fe trouve l'organe principal de la génération foit l'effet de l'action augmentée
des petits vaiffeaux fanguins, comme
nous l'avons avancé plus haut, ou
celui de la contraction de quelques
mufcles, il n'en eft pas moins parfaitement femblable aux autres mouvements fpontanées, qui ne peuvent
être produits que par l'irritabilité ou
la fenfibilité mifes en jeu; tels font
ceux qui réfultent de la légere irrita-

d

tion que fait la femence fur les tefticules & les véficules féminales, puifque c'eft en conféquence de la plus ou
moins grande quantité de femence,
que les éreſtions font plus ou moins
fréquentes, plus fortes ou plus foibles.
Il eſt vrai que des penſées lafcives,
des baifers amoureux & d'autres caufes, peuvent déterminer l'éreſtion,
mais leur puiſſance eſt toujours très-
fubordonnée à l'amas de la femence
dans les véficules. Souvent l'éreſtion
a lieu par l'irritation que fait l'urine
fur le col de la veſſie ; en irritant les
nerfs de cet organe, ceux du *penis* par
leur proximité, éprouvent la même
irritation.

Dans le temps du coït, & auſſi-tôt
que la femence eſt parvenue au commencement de l'uretre, les muſcles
accélérateurs de l'urine qui environnent cette partie-là, entrent en une
eſpece de mouvement convulſif qui
fe répete & continue juſqu'à ce que
toute la femence foit pouſſée en dehors ; or ce mouvement convulſif ne
peut être attribué qu'au chatouillement de la furface interne du canal
de l'uretre par la femence ; car ce

mouvement eſt toujours proportionné à la quantité de ſemence, & à
ſon plus ou moins de degré d'élaboration dans les réſervoirs qui lui ſont
propres.

Le même méchaniſme s'obſerve
dans la femme : une légere irritation
de la ſurface interne du conduit qui
mene à la matrice, affecte non-ſeulement le viſcere, mais encore les
trompes de Fallope, qui, dans ce mo-
ment-là, éprouvent une eſpece d'é-
rection dans toute leur longueur, &
dont l'extrémité découpée s'applique
intimement à l'ovaire, & demeure
dans cet état juſqu'à ce que l'œuf
contenu dans l'ovaire ait pris la
route d'une de ces trompes, pour
de - là parvenir dans l'intérieur de
la matrice. Ces trompes ſont des eſpeces d'œſophages, & l'œuf peut
être comparé au bolus alimentaire ;
en entrant dans la trompe, il la dilate, par conſéquent diſtend & tiraille ſes fibres muſculaires, d'où réſulte la contraction qui le fait avancer plus avant : en un mot, cette
opération eſt parfaitement ſemblable à l'action d'avaler lorſqu'on ſe

trouve dans une poſition horizontale.

D'après ce que nous venons de
dire, il eſt inutile d'inſiſter ſur la
cauſe des mouvements des muſcles
de la reſpiration & du diaphragme,
dans la toux, l'éternument & le hoquet. C'eſt toujours une cauſe irritante quelconque qui agit ſur les
nerfs du nez, de la trachée-artere, &
de la partie inférieure de l'œſophage.
Les mouvements de la prunelle, des
parties renfermées dans l'intérieur
de l'oreille, de la reſpiration, dérivent de la même cauſe; mais ils ſont
trop importants pour ne pas les traiter chacun en particulier.

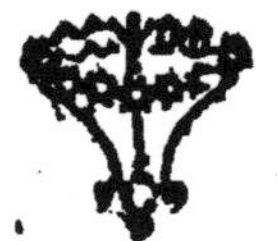

CHAPITRE VII.

Des Mouvements de la Prunelle, & de ceux des petits muscles de l'oreille interne.

SI la prunelle avoit été d'un diametre déterminé & invariable, les objets plus ou moins éclairés ou plus ou moins distants, n'auroient point été vus avec ces variétés; il n'y auroit eu qu'un degré de vision à une distance déterminée : ainsi les yeux n'auroient servi qu'à contempler simplement les objets. Pour prévenir ces inconvénients, la nature a rendu la prunelle de l'œil capable d'augmenter son diametre, & de le diminuer proportionnellement à la vivacité de la lumiere & à la distance des objets. Ces mouvements de dilatation & de resserrement s'exécutent par le moyen de deux plants de fibres musculaires : un de ces plants environne la circonférence de la prunelle, & fait, pour ainsi dire, l'office de sphincter; lorsque les fibres de ce plant se contractent, la prunelle se resserre. L'autre plant est composé d'un nombre considérable de fibres rayonnantes, qui viennent de la circonférence de l'uvée, ou de l'endroit qui réunit la cornée avec la sclérotique, & vont aboutir aux fibres circulaires dont nous venons de parler. Le plant de ces fibres disposées en forme de rayons, est l'antagoniste de l'autre : quand les fibres rayonnantes se contractent, les fibres circulaires sont tirées dans différents points de leur circonférence, & par ce moyen la prunelle est dilatée; le contraire arrive lorsque ce sont les fibres circulaires qui se contractent, car alors les fibres rayonnantes sont relâchées & se prêtent à l'action des autres, dont l'effet est le resserrement de la prunelle.

Le plant des fibres circulaires est si peu sensible, que plusieurs auteurs semblent avoir douté de son existence : en l'admettant, nous avons pour nous non-seulement l'autorité des plus grands anatomistes, mais encore la raison & l'analogie; car la contraction égale & uniforme de la prunelle ne peut se comprendre sans supposer un tel méchanisme, qui est

d'ailleurs ſi analogue à celui des autres
parties du corps, qui fourniſſent un
paſſage à certaines matieres excré-
mentitielles.

La figure de la prunelle eſt différente chez les différents animaux ; dans
l'homme, elle eſt dans tous les temps
parfaitement ronde; les chevaux & les
vaches l'ont oblongue & tranſverſale,
les chats pendant le jour l'ont étroite,
& oblongue perpendiculairement à
l'horizon, mais durant la nuit elle eſt
d'une figure à peu près ronde & très-
dilatée. Si la prunelle avoit été dans
les chats auſſi parfaitement ronde que
dans l'homme, elle n'auroit pas été
ſuſceptible du degré de dilatation &
de contraction néceſſaire à un animal qui eſt obligé de chercher ſa ſub-
ſiſtance durant la nuit.

Galien n'a fait mention du mouvement de la prunelle que dans les
cas où un œil eſt fermé : ſelon lui, les
eſprits qui ſe portoient aux deux
yeux pour regarder, ne ſe portent
plus qu'à un ſeul, lorſque l'un des
deux eſt fermé ; voilà pourquoi la
prunelle de l'œil qui voit ſe dilate.

Achillinus (a), qui vivoit au commencement du seizieme siecle, est le premier qui ait fait mention des mouvements de la prunelle, proportionnels aux différents degrés de lumiere ; mais comme il n'est entré dans aucun détail sur cet objet, le pere *Paul de Venise* a passé pour avoir fait cette découverte, quoique ce dernier soit postérieur à *Achillinus* d'un siecle : cependant ni le pere Paul, ni Fabrice d'Aquapendente qui est venu après, n'ont soupçonné la vraie maniere dont les mouvements de la prunelle s'exécutent.

L'état naturel de cette partie de l'œil est la dilatation ; car les fibres musculaires longitudinales étant plus fortes & plus grosses que celles qui forment le plant circulaire, la prunelle doit rester toujours dilatée, à moins qu'une cause particuliere, en aiguillonnant les fibres circulaires, ne les excite à la contraction.

Quelle est donc la cause de ces

(a) *Morgagni advers. anat. I, par. 26.*

mouvements ? Elle ne fera pas difficile à trouver, ſi on obſerve les yeux
d'une perſonne tombée en ſyncope,
en apoplexie ou prête d'expirer. L'inſenſibilité de l'organe de la vue fait
que la prunelle eſt alors très-dilatée.
On obſerve la même choſe dans l'om-
bre ; & on voit facilement que plus
l'obſcurité eſt grande, plus la prunelle ſe dilate, & qu'au contraire
elle ſe reſſerre d'autant plus que la
lumiere eſt plus grande, de ſorte
qu'elle ſe trouve pour ainſi dire réduite à un point, lorſque la lumiere
eſt très-éclatante. D'où il ſuit que la
coarctation de cette partie de l'œil
doit être attribuée à l'action de la
lumiere ſur les yeux, conſidérés
comme des organes ſenſibles ; & ſa
dilatation au pouvoir contractile des
fibres longitudinales de l'uvée, pouvoir qui eſt plus grand que celui des
fibres circulaires, lorſque l'œil eſt
abandonné à lui-même, & qu'il n'eſt
point affecté par une cauſe externe.

La prunelle ſe contracte plus ou
moins, en proportion de la quantité
de lumiere admiſe dans les yeux,
non par l'action immédiate de quel-

que fluide subtil sur les fibres de l'iris,
comme plusieurs écrivains l'ont imaginé, mais en conséquence d'une sensation désagréable sur la rétine, membrane de l'œil extrêmement sensible.
Si on intercepte les rayons de la
lumiere, & qu'on les empêche de
parvenir jusqu'à la rétine, ou qu'on
rende cette membrane insensible à
leur action; la pupille alors se dilate considérablement. Dans une cataracte, le crystallin étant rendu opaque, intercepte les rayons de lumiere qui vont à l'œil malade, &
par là diminue de beaucoup la force
contractile de la pupille. Dans une
goutte-sereine confirmée, ou dans
une parfaite insensibilité de la rétine, le muscle orbiculaire de la
prunelle perd le pouvoir de se contracter alternativement; l'ouverture
reste la même, soit que l'œil soit exposé à une grande lumiere, soit que
le malade se trouve dans l'obscurité.
Si l'action de la lumiere sur les fibres
circulaires de l'iris étoit la cause
de leur contraction, cet effet n'arri-
veroit pas, puisque les nerfs du muscle orbiculaire n'ayant aucune con-

nexion avec ceux du nerf optique, pourroit le mettre en action ou le faire contracter à la seule impreſſion qu'ils éprouveroient de la part de la lumiere. On pourroit cependant objecter que dans la goutte-ſereine les nerfs de l'uvée deviennent paralytiques, & que c'eſt à cela qu'on doit attribuer l'immobilité de la pupille, & non à l'inſenſibilité morbifique de la rétine : une expérience convaincante va répondre à cette objection. Quand un œil eſt attaqué d'une goutte-ſereine complette, ſi on couvre celui qui eſt ſain ou qu'on le ferme, la pupille de celui qui eſt malade reſte dans le même état, ſoit que la lumiere ſoit foible, ſoit qu'elle ſoit beaucoup plus forte ; au lieu que ſi on expoſe l'œil ſain aux rayons du ſoleil, la pupille de l'autre, qui paroiſſoit dans un parfait repos auparavant, ſe contracte alors ſenſiblement. Cette contraction ne peut venir que de la ſympathie qui exiſte entre les deux prunelles ; elle fait voir que lorſque l'œil ſain eſt couvert, le défaut de mouvement dans celui qui eſt malade ne doit point être attribué aux nerfs de l'uvée devenus paralytiques, mais seulement au défaut d'une cause qui détermine le mouvement des esprits animaux dans le muscle orbiculaire de la pupille.

Si la contraction de cet organe vient de la lumiere qui agit comme *stimulus* sur les fibres de l'iris, pourquoi cette même lumiere ne feroit-elle pas aussi contracter les fibres longitudinales ?

Si on plonge la tête d'un chat en vie dans l'eau, sa pupille, qui étoit très-resserrée auparavant, se dilate extraordinairement, quoiqu'exposée aux rayons du soleil. Si la contraction du sphincter de la pupille vient de l'action de la lumiere sur ses fibres, ce phénomene paroît inexplicable ; car il ne paroît pas que les rayons de la lumiere agissent avec moins de force sur les yeux d'un animal sous l'eau, que sur ceux d'un animal qui est en plein air : mais en supposant que la contraction de la pupille provienne du *stimulus* sur la rétine, on rend aisément raison de ce phénomene. Les rayons de la lumiere, paſſant de l'air dans l'œil à travers la cornée, éprouvent une réfraction conſidérable, à cauſe de la plus grande denſité du milieu; en conſéquence ils font encore beaucoup plus rapprochés les uns des autres par les réfractions, à travers le cryſtallin & l'humeur vitrée : de cette maniere, ils peuvent ſe réunir ſur un très-petit eſpace de la rétine. Mais lorſque la tête de l'animal eſt ſous l'eau, les rayons de la lumiere ne font que très-peu ou même point du tout réfractés, parce que la denſité de la cornée, du cryſtallin & de l'humeur vitrée, differe très-peu de celle de l'eau ; de-là il arrive qu'ils n'agiſſent pas, comme dans le premier cas, ſur un très-petit eſpace de la rétine, mais qu'ils en occupent un beaucoup plus grand ; ainſi cette membrane eſt affectée bien plus foiblement, & conſéquemment la pupille reſte dans une dilatation conſidérable. Dans l'eau, la lumiere eſt diſperſée ſur un grand eſpace de la rétine ; dans l'air, elle eſt ramaſſée ſur un très-petit. Dans le premier cas, le *ſtimulus* peut être réduit à rien ; dans le fecond, il devient très-fort & très-énergique.

M. Méry a fourni une autre explication de ce phénomene ; mais elle ne donne pas à un lecteur inftruit une haute idée de fes connoiffances en phyfiologie & en optique. Sous l'eau, dit-il, l'animal ne peut refpirer : or le mouvement des efprits, qui eft néceffaire au refferrement de la pupille, dépend de la circulation du fang, & celle-ci de la refpiration ; par conféquent, la pupille d'un animal fous l'eau doit refter dilatée, la refpiration étant interrompue (a). Il eft très-certain que dans une fyncope, lorfque tous les mouvements vitaux ont ceffé, la pupille refte dilatée, foit que l'animal foit en plein air, foit qu'il foit dans l'eau, parce qu'alors la rétine perd fa fenfibilité ; mais un chat plongé dans l'eau ne devient pas tout de fuite infenfible, ni le mouvement du cœur ne ceffe pas immédiatement après par le défaut de refpiration : & fi un homme peut s'empêcher de refpirer pendant

____

(a) *Mém. de l'Acad. des Scienc. an. 1704.*

près d'une minute, fans perdre aucun de fes fens, cet animal, qui refte
doué d'une fenfibilité long-temps
après avoir pompé l'air dans lequel
il étoit, jouira encore bien plus
long-temps de la même fenfibilité
dans l'eau. Ajoutons à cela, qu'on
obferve que la dilatation de la pupille a lieu immédiatement après
l'immerfion ; cependant, felon les
principes de M. Méry, elle devroit
s'élargir par degrés & en proportion
de l'affoibliffement de l'animal.

Puifque les nerfs optiques & ceux
de l'uvée tirent leur origine des différentes parties du cerveau, & qu'ils
n'ont aucune communication entr'eux dans leur trajet du cerveau
aux yeux, il paroît évident que la
lumière, affectant la rétine, ne peut
exciter le fphincter de la pupille à
la contraction, par aucun changement méchanique qu'elle produife,
foit dans le mufcle lui-même, foit
dans les nerfs qui vont s'y diftribuer. Mais la fenfation défagréable
que produit fur la rétine la trop
grande quantité de lumiere, affecte
le principe fenfitif à l'origine des

nerfs : cet ébranlement détermine les esprits à se porter plus abondamment au muscle orbiculaire de l'uvée, d'où s'ensuit un resserrement de la pupille, propre à empêcher les mauvais effets d'une lumiere trop éclatante. Le même degré de lumiere frappant les yeux, & ceux-ci étant dirigés vers le même objet, la pupille demeure constamment dans le même état, c'est-à-dire que son diametre reste le même. La même quantité de lumiere détermine les esprits animaux à couler uniformément dans les yeux, & par conséquent à produire une égale force de contraction dans le muscle orbiculaire de l'uvée ; mais, pour peu que l'action de la lumiere diminue, le principe sensitif se trouvant moins affecté, n'opere plus la contraction du sphincter de la pupille ; alors les fibres longitudinales, qui font les antagonistes des orbiculaires, entrent en contraction & dilatent la pupille.

Si l'on demande pourquoi les fibres orbiculaires entrent plutôt en contraction que les longitudinales, par l'admission de la lumiere dans les

yeux, la réponfe ne fera pas difficile ; car la contraction de ces dernieres ne tend pas à faire ceffer une
fenfation défagréable, mais plutôt
à l'augmenter. Telle eft la conftitution primitive du corps humain vivant, que le principe fentant, en
conféquence d'une fenfation défagréable, eft déterminé dans l'inftant
à produire dans le corps les mouvements ou changements néceffaires à
l'éloignement des caufes de cette
fenfation.

Lorfqu'une chandelle eft placée
devant les yeux, fi on couvre l'un
des deux de la main ou de tout autre corps opaque, la pupille de l'autre fe dilate immédiatement après.
Comme les mufcles de l'uvée d'un
œil n'ont aucune connexion avec
ceux de l'uvée de l'autre œil, foit
par le moyen des nerfs, foit par le
moyen des vaiffeaux fanguis, fi ce
n'eft que les premiers viennent des
différents endroits du même cerveau
& les derniers de l'aorte, la fympathie qui regne entre les mouvements
des deux pupilles ne peut être expliqué par aucun principe méchanique.

Si l'action de la lumiere fur les yeux étoit la caufe immédiate de la contraction de la pupille, pourquoi la pupille de l'œil, qui eft expofée à la lumiere, ne refteroit-elle pas dans le même degré de contraction lorfque le même dégré de lumiere agit fur cet organe; ou pourquoi fe dilateroit-elle lorfque l'autre fe dilate, puifqu'il n'y a aucune connexion immédiate entr'elles, & que toutes les caufes méchaniques agiffent comme auparavant?

Tout cela devient facile à expliquer, fi nous attribuons la contraction de la pupille à l'action du principe fenfitif, affecté par une fenfation défagréable : alors la fenfation qui fe fait fur la rétine par la lumiere, eft plus ou moins défagréable; par conféquent, le principe fenfitif eft plus ou moins excité à agir : fi la fenfation eft très-défagréable, la conftriction de la pupille fera plus confidérable; fi au contraire la fenfation eft très-foible, la contraction du mufcle orbiculaire n'aura pas lieu, & les fibres longitudinales fe contracteront. Mais l'action du principe senfitif eft la même sur les deux yeux, soit que l'un soit ouvert & l'autre fermé. Quoique la fensation ne se faffe que sur l'un des d'eux, la réaction du principe senfitif se fait toujours sur les deux. Cependant il faut avouer qu'il y a quelque diffé-rence, quant au degré; car la pupille de l'œil expofé à la lumiere, se con-tracte toujours un peu plus que celle de l'autre: malgré cela, la néceffité de déduire l'explication de ces phé-nomenes de l'action du principe fen-fitif, n'en n'eft pas moins prouvée.

Les mouvements de la pupille ne font pas seulement néceffaires pour recevoir les différents degrés de lu-miere, mais auffi pour voir les ob-jets diftinctement à des diftances dif-férentes.

La prunelle differe des autres fphincters, tels que l'anus & le col de la veffie, en ce que ceux-ci font naturellement dans un état de con-traction, au lieu que l'uvée eft na-turellement dans une état de dilata-tion: cela vient de ce que les fibres longitudinales de l'uvée font plus fortes que les fibres du mufcle or-

biculaire, tandis que les fibres circulaires des sphincters n'ont point
d'antagonistes, ou n'en ont que de
très-foibles.

Si, par quelque cause que ce soit,
les fibres longitudinales de l'uvée
deviennent paralytiques, le muscle
orbiculaire, jouissant de toute sa
force, resserre la pupille à un degré
considérable. Si l'une & l'autre espece de fibres, tant longitudinales
que circulaires, sont paralysées, elle
restera dans le même état que celui
où elle se trouve quelque temps après
la mort, c'est-à-dire qu'elle ne sera
pas plus resserrée qu'elle ne l'est
dans l'état de santé, à un degré mo-
déré de lumiere. Si ses fibres musculaires ne sont pas absolument paralysées, mais qu'elles soient seulement affoiblies, ses bords feront un
peu retirés par la contraction des
fibres circulaires, quand une lumiere
éclatante frappera sur les yeux ; mais
tous ces mouvements seront beaucoup moins sensibles que dans l'é-
tat de santé.

Dans tous les cas que nous venons
de rapporter, la maladie qu'*Hippocrate*

& plusieurs autres anciens médecins ont appellée *éméralopie*, arrivera. Dans cette maladie, on ne distingue les objets que dans un très-grand jour, & point du tout vers le crépuscule ou pendant la nuit. J'ai eu occasion derniérement d'observer cette maladie dans un jeune homme âgé de vingt-sept ans, qui avoit servi pendant quelque temps sur un vaisseau, où il avoit été exposé a beaucoup de fatigue & de froid : ses yeux paroissoient sains, & parfaitement semblables à ceux de toute autre personne, excepté que la pupille n'avoit que très-peu de mouvement ; elle demeuroit dans un état moyen de resserrement, & ne se contractoit jamais sensiblement dans un grand jour, ni ne se dilatoit dans l'obscurité. Ce jeune homme voyoit très-bien dans le grand jour, sur-tout si le temps étoit serein ; mais dans un endroit sombre, ou à l'approche de la nuit, il ne pouvoit plus distinguer les objets qu'il trouvoit sur son chemin. Comme la prunelle de ses yeux avoit quelque mouvement, il est probable que les fibres de l'iris n'é-

toient pas tout-à-fait paralytiques ;
quoiqu'elles fuſſent cependant très-
affoiblies. La faculté de voir en plein
jour montroit que la retine étoit
ſaine, & que cette obſcurité de la
vue ne devoit être attribuée qu'à la
prunelle, qui ne ſe dilatoit pas aſſez
pour recevoir une ſuffiſante quantité
de lumiere.

Si, après une inflammation de l'iris,
les fibres circulaires ou longitudinales reſtent dans une rigidité conſidérable, la pupille alors perd ſon mouvement en tout ou en partie ; elle
demeure ou trop fermée ou trop dilatée : dans le premier cas, le malade ne peut voir qu'au grand jour ;
& dans le ſecond, l'œil ne peut
ſoutenir la lumiere, & le malade
ne voit que dans l'obſcurité ou à la
lumiere d'une chandelle, c'eſt-à-dire
qu'il a la maladie que les Grecs ap-
pelloient *nyctalopie.*

CHAPITRE VIII.

Du Mouvement des muscles de l'or-
gane de l'Ouie.

COMME les différents mouvements de la pupille rendent les
yeux capables de voir & diftinguer
les objets à des diftances différentes,
de même l'oreille a été conftruite de
telle maniere qu'elle peut entendre
diftinctement les fons les plus variés.
Une corde de mufique, d'une longueur & d'une tenfion déterminée,
ne peut être mife en mouvement fo-
nore que par un fon particulier. Si
dans l'oreille il n'y avoit pas un méchanifme par le moyen duquel les
membranes du *tympan* & de la *fenêtre*
ovale font plus ou moins tendues,
elle ne pourroit faifir diftinctement
qu'un feul fon, celui qui feroit har-
monique, avec le degré de tenfion
des membranes que nous venons de
nommer. Pour prévenir cet inconvé-
nient, le fouverain Ordonnateur du
corps humain a attaché trois petits

mufcles à cette partie offeufe de l'o-
reille, qu'on appelle *marteau* parce
qu'elle en a la reffemblance, & un
à celle qu'on nomme l'*étrier*. Par les
différentes contractions des premiers,
la membrane du tympan acquiert
plus ou moins de tenfion ; & par le
moyen du dernier, la fenêtre ovale
eft plus ou moins ouverte. Cet ingénieux méchanifme rend l'oreille capable d'entendre diftinctement tous
les fens poffibles.

Le *ftimulus* de la lumiere fur la rétine, & la fenfation confufe d'un objet préfent, excite l'ame à contracter
la pupille ; ainfi le bruit le plus léger
affecte les nerfs auditifs, d'où réfulte
la contraction des mufcles de l'oreille
interne : car, auffi-tôt que l'ame a la
perception du plus petit bruit, dans
l'inftant elle contracte quelques-uns
de ces mufcles, afin de mettre les
membranes du tympan & l'ouverture de la fenêtre ovale d'accord
avec le fon actuellement exiftant : fi
le fon eft aigu, les membranes ont
plus de tenfion ; & s'il eft grave,
elles ont plus de laxité. Ainfi l'o-
reille

reille devient fenfible aux plus petites variations des fons ou la différence de notes de mufique.

Un enfant, par l'habitude, femble acquérir une plus grande adreffe
ou dextérité à ajufter fes yeux à la
diftance variée des objets, par les
mouvements de la prunelle & du cryf-
tallin; de même, il eft très-vraifem-
blable que cet exercice a lieu par
rapport à l'oreille : l'enfant apprend
à entendre comme il apprend à voir.
Quand on a l'oreille bien organifée,
& les nerfs qui y aboutiffent très-
fenfibles, on a encore befoin d'un
grand exercice pour faifir avec précifion tous les différents tons d'un
morceau de mufique. Cette grande
facilité à faifir toutes les efpeces de
fons, que plufieurs muficiens poffé-
dent à un fi haut degré, fait bien
voir qu'ils ont acquis celle d'ajufter
avec promptitude & précifion leur
oreille à ces fons.

L'analogie des mouvements de la
pupille avec ceux de l'oreille interne, nous porte à croire que les
derniers viennent de l'action de l'air
fur les fibres mufculaires. Si cela

étoit, tous les muſcles du marteau feroient également contractés par le même ſon ; par conféquent, les membranes reſteroient dans le même degré de tenſion, puiſque l'un de ces muſcles fert à tendre le tympan, tandis que les autres fervent à le relâcher. Les bêtes, au moindre bruit, tournent leurs oreilles vers le lieu d'où il vient, & en même temps y adaptent l'organe de l'ouie : on ne peut nier que l'origine des nerfs affectée, ne ſoit la cauſe de ces mouvements de l'oreille externe, & il n'y a pas de doute que la même cauſe ne produiſe les mouvements de l'oreille interne.

Les mouvements de ces muſcles ne ſont point dépendants de la volonté : nous ne pouvons les empêcher lorſque le ſon frappe l'oreille, ni les faire ceſſer tant qu'il dure.

CHAPITRE IX.

De la Respiration.

LA respiration est cette fonction de l'économie animale, par laquelle l'air est introduit dans les poumons, & en est ensuite chassé. Elle est composée de deux mouvements, l'un qu'on appelle inspiration, & l'autre expiration. L'inspiration, ou l'introduction de l'air dans les poumons, dépend de la contraction des muscles intercostaux & de celle du diaphragme. La contraction des premiers fait élever les côtes de maniere qu'elles forment, pour ainsi dire, un angle droit avec l'épine, au lieu d'un aigu qu'elles formoient auparavant ; par-là la cavité de la poitrine acquiert de l'amplitude : le diaphragme, en se contractant, s'abaisse, & augmente par conséquent la même cavité en longueur. Or, comme les poumons & le cœur remplissent toute la capacité de la poitrine, & comme la surface externe des premiers eſt contiguë à la plevre & au diaphragme, il s'enſuit néceſ-ſairement de là, que lorſque le dia-phragme en ſe contractant s'abaiſſe, & que les côtes, par l'action des muſcles intercoſtaux, ſe redreſſent, les poumons doivent ſuivre ces mou-vements, &, par le vuide qui s'y fait, offrir moins de réſiſtance à l'air qui pénetre alors dans leur cavité.

L'inſpiration étant faite, les muſ-cles inſpirateurs ſe relâchent : alors les côtes, par l'élaſticité de leurs cartilages, retournent à leur pre-miere ſituation ; & le diaphragme, par la réaction des muſcles abdomi-naux, eſt repouſſé vers le haut de la poitrine : conſéquemment l'air eſt chaſſé des poumons. Les fibres muſ-culaires des bronches, par leur con-traction, concourent encore à l'ex-pulſion de l'air. C'eſt ainſi que l'ex-piration s'opere,

Les muſcles dont nous venons de parler, en ſe contractant, pro-duiſent l'inſpiration, & en ſe relâ-chant l'expiration ; ces cauſes ſont naturelles & évidentes ; cependant il s'eſt trouvé des auteurs qui ont pré-

tendu que les poumons avoient par
eux-mêmes une force qui opéroit
ce double mouvement. Les Arabes
souténoient cette opinion; & dans
les derniers temps *Plater* & *Sennert*
ont suivi les Arabes. Les physiologistes avoient reconnu l'erreur de
ces médecins, lorsque M. Bremond
tâcha, en 1739, de faire voir dans
un Mémoire qu'il donna à l'Académie des Sciences, que les poumons
avoient réellement une force qui
leur étoit inhérente.

M. Bremond, après avoir ouvert
la poitrine d'un chien, vit que la
respiration continuoit à peu près
comme auparavant; de-là il conclut
que les poumons se dilatoient & se
resserroient par eux-mêmes. Cet auteur fut induit en erreur par cette
apparence externe, qui lui en impô-
sa. Tant que les poumons tiennent
à quelque partie de la charpente os-
seuse de la poitrine, celle-ci peut se
mouvoir, & occasionner le mouvement des premiers. Si en faisant cette
expérience on isole complettement
les poumons, ils s'affaissent & ne se
dilaten plus. Après avoir reconnu

que les poumons font purement paſ-
ſifs dans la reſpiration, nous allons
rechercher quelle eſt la cauſe qui
produit ce mouvement alternatif de
contraction & de relâchement dans
les muſcles qui ſervent à la reſpiration dans l'état de ſanté.

Boerhaave penſe que l'affaiſſement
du poumon ſur lui-même lors de
l'expiration, fait entrer dans le ventricule gauche du cœur plus de ſang
qu'il n'en recevoit pendant l'inſpiration ; de-là il tire cette conſéquence, que le ſang ſe portant en plus
grande quantité vers le cerveau,
dans les muſcles intercoſtaux & le diaphragme, la contraction de ces muſcles doit recommencer non-ſeulement
par cet influx du ſang plus conſidérable, mais encore par celui des eſprits animaux qui en eſt la ſuite. L'inſpiration étant venue, le ventricule
gauche alors reçoit moins de ſang ;
& les muſcles inſpirateurs en recevant moins auſſi, leur contraction
ne doit plus avoir lieu, & leur effet
ſera d'autant moindre, que la contraction des muſcles expirateurs &
l'élaſticité des cartilages tendront en-

core à le détruire plus vîte. C'eſt ainſi que Boerhaave développe la cauſe du mouvement alternatif de la reſpiration.

Ce ſentiment ne peut pas être adopté, car, ſi à la fin de l'inſpiration les muſcles intercoſtaux & le diaphragme ſont relâchés, parce que le ſang s'y porte en plus petite quantité, de même que les eſprits animaux, pourquoi le cœur qui reçoit ſes nerfs du cervelet, n'éprouve-t-il pas le même défaut d'action? & ſi la ſécrétion de l'eſprit vital eſt diminuée, à cauſe que le ventricule gauche du cœur reçoit moins de ſang des poumons à la fin de l'inſpiration, comment ſe peut-il faire que le pouls batte avec la même force qu'à la fin de l'expiration?

Après que les poumons ont été retenus, par un effet de la volonté, dans un état d'affaiſſement pendant un certain temps, les muſcles inſpirateurs ne ſont pas plutôt abandonnés à eux-mêmes, qu'ils ſe contractent & produiſent une nouvelle inſpiration; cela ne pourroit pas arriver, fi la théorie de Boerhaave étoit vraie.

Nous ne nous arrêterons pas plus long-temps à réfuter les différentes opinions des auteurs fur la caufe de la refpiration : nous efpérons que la théorie que nous allons établir donnera l'explication de tous les phénomenes qu'on obferve dans cette importante fonction de l'économie animale, foit que les poumons & les autres inftruments de la refpiration foient dans leur état naturel, ou dans un état de maladie.

1° Durant l'infpiration & l'expiration, le fang trouve un paffage facile à travers les vaiffeaux des poumons; par la dilatation & la contraction alternatives de ces derniers, il eft pouffé vers le ventricule gauche du cœur. Après que l'infpiration eft achevée, il commence à couler avec plus difficulté ; & à la fin de l'expiration, fi l'infpiration n'arrive pas tout de fuite, fon mouvement fe ralentit. Après l'expiration, le fang trouvant un paffage plus difficile à travers les vaiffeaux des poumons, s'y amasse en plus grande quantité, &, en distendant les fibres de leurs membranes, agit comme un *stimulus* sur les nerfs des poumons, y occasionne un mal-aise qui est plus ou moins grand, selon que la respiration est plus long-temps arrêtée, que la capacité des vaisseaux pulmonaires est plus ou moins considérable, & que la quantité de sang qui y aborde du ventricule droit, est plus ou moins grande.

Nous avons fait voir ci-dessus que la cause du mouvement du cœur & du canal alimentaire, devoit être attribuée à un *stimulus* agissant sur ces organes. Il paroîtra peut-être extraordinaire que nous rapportions la cause du mouvement alternatif de la respiration à un *stimulus* qui agit sur les poumons ; cependant nous osons assurer que notre opinion est fondée sur la plus forte & la plus juste analogie. Car si, par exemple, une goutte d'eau ou de quelqu'autre liqueur tombe dans la trachée-artere, alors le diaphragme & les muscles intercostaux entrent en action, & sont agités par des secousses réi-

térées, jufqu'à ce que la caufe irritante foit expulfée ou défruite : les
mêmes effets ont lieu lorfqu'une trop
grande quantité de pituite s'amaffant
dans les glandes des bronches, dé-
coule fur les véficules pulmonaires.

Dans la péripneumonie, lorfque
par un engorgement des arteres pulmonaires, le fang circule avec la
plus grande difficulté, il s'enfuit toujours une toux qui eft un fymptôme
conftant de cette maladie. D'après
ces faits, on peut avancer qu'un *ftimulus* moins fort, ou une fenfation
un peu moins défagréable fur les
vaiffeaux des poumons, fera fuivie
d'une contraction plus modérée des
mufcles infpirateurs.

Après que l'expiration eft finie, le
fang s'accumule dans les vaiffeaux
pulmonaires, & les diftend non-feulement par fon volume, mais encore
par fa chaleur : il agit fur eux comme
un *ftimulus*, en conféquence duquel
le diaphragme & les mufcles inter-
côftaux fe contractent & l'infpiration recommence. Le fang, par ce
dernier mouvement, étant rafraîchi
par l'air qui eft refpiré, & fon paf-

ſage des poumons au ventricule gauche du cœur étant rendu plus facile,
le *ſtimulus* & la ſenſation déſagréable qui en réſulte n'ont plus lieu : les
muſcles alors ſe relâchent , les côtes
s'abaiſſent par l'élaſticité de leurs cartilages & l'action des muſcles du bas-
ventre, alors la capacité de la poitrine
diminue, c'eſt-à-dire que l'expiration
a lieu. La ſenſation déſagréable re-
commençant, le *ſtimulus* agit de nouveau, & une nouvelle inſpiration recommence.

La facilité avec laquelle on explique les différents phénomenes de la
reſpiration, par la théorie que nous
avons établie, eſt une nouvelle preuve de la réalité de la cauſe que nous
venons d'aſſigner. Nous obſervons
que le ſang paſſe à travers les poumons avec plus ou moins de viteſſe,
ſelon que les mouvements d'inſpiration & d'expiration ſe ſuccedent l'un
à l'autre plus ou moins vîte : de-là
la reſpiration accélérée dans une fievre aiguë ou pendant un violent
exercice. Quoique la quantié de ſang
demeure la même, cependant, ſi ſa
chaleur & ſon volume ſont augmen-

tés, la respiration devient plus fréquente : c'est pourquoi cette augmentation a lieu dans le bain & dans un air chaud, où nous respirons plus vîte que dans nos appartements & dans un air tempéré. D'ailleurs, lorsque les poumons se trouvent obstrués, & que le passage du sang se trouve plus difficile que dans l'état de santé, la respiration devient plus laborieuse & plus fréquente : c'est ce qui arrive dans les fluxions de poitrine, & autres maladies dans lesquelles les poumons sont affectés. Si une portion de poumon est détruite par un ulcere ou toute autre cause, le malade a une courte haleine, & se trouve sujet à des accès d'asthme à la plus petite fatigue qu'il éprouve, ou lorsque le sang est raréfié par un mouvement plus considérable.

Par tout ce que nous venons de dire, il paroît que les mouvements alternatifs de la respiration sont toujours proportionnés à la quantité de sang qui passe par les poumons, & à la facilité avec laquelle ce passage se fait. Ce fluide doit être indubitablement regardé comme la cause qui

excite, regle & continue ces mouvements : ainſi la reſpiration eſt plus
gênée & plus fréquente, lorſqu'une
plus petite quantité de ſang paſſe
avec plus de difficulté à travers ce
viſcere, que lorſqu'une plus grande
quantité y circule avec aiſance.
L'augmentation des mouvements de
la poitrine ne peut être attribué à
la plénitude des vaiſſeaux ſanguins
des muſcles inſpirateurs, ni à l'abondance des eſprits animaux qui s'y portent, mais ſeulement à un *ſtimulus*
ou ſenſation incommode, produite
par la difficulté qu'a le ſang de paſſer à travers la ſubſtance des poumons, ou à ſa ſtagnation. De-là vient
que la ſaignée ſoulage plus promptement les malades attaqués d'un accès d'aſthme, que tout autre remede.

On peut nous objeĉter que le *ſtimulus*, agiſſant ſur les poumons, ne
peut affeĉter les muſcles inſpirateurs
par la raiſon qu'il n'y a aucune connexion ni communication de ces muſcles avec les poumons. Il ſeroit très-
facile de répondre à cette objeĉtion ;
on n'auroit qu'à dire que c'eſt par la
ſympathie des nerfs, réponſe qui eſt

aussi peu entendue qu'elle est souvent usitée : mais comme les plexus pulmonaires n'ont pas une plus grande connexion avec les nerfs phréniques & ceux qui vont se distribuer aux muscles inspirateurs, qu'avec ceux de l'estomac, des intestins & des autres visceres du bas-ventre, lesquels ne font point affectés par l'impression que fait le sang en passant par le poumon, nous croyons qu'on ne peut pas attribuer les mouvements des muscles inspirateurs à la sympathie des nerfs.

Les nerfs qui vont se distribuer aux muscles inspirateurs, & ceux qui se distribuent aux poumons, ont leur origine dans différentes parties du cerveau, ou du moins ne viennent pas précisément du même endroit : ainsi on ne peut expliquer la sympathie qui existe entre ces différents organes, par la communication de leurs nerfs, puisqu'elle n'existe pas, ni par leur réunion dans le cerveau, laquelle n'existe pas davantage. Il faut donc recourir à quelque chose qui établisse une communication entre les nerfs, à leur origine ; or, il n'y a que la fubftance du cerveau & de la moëlle épiniere qui puiffe, par fon intervention, faire correfpondre les nerfs qui n'ont entr'eux aucune communication immédiate. Ainfi la fympathie qu'on obferve entre les différentes parties du corps, ne peut pas s'expliquer méchaniquement ; on ne doit l'attribuer qu'au principe fenfitif qui paroît réfider principalement dans le cerveau, & qui, par le moyen des nerfs, anime & meut toute la machine.

Si la fympathie qu'on obferve entre les différentes parties du corps, dépendoit de la communication de leurs nerfs, comment la pupille pourroit-elle fe contracter par l'action de la lumiere fur la rétine ; car les nerfs de l'uvée, non-feulement n'ont point de communication avec les nerfs optiques, mais encore ils tirent leur origine du cerveau, à une certaine diftance l'un de l'autre ? Si la contraction alternative des mufcles infpirateurs étoit produite par quelques rameaux du nerf intercoftal, lefquels forment le plexus pulmonique, pourquoi le cœur & le canal alimentaire ne feroient-ils pas également affectés par un *ſtimulus* agiſſant ſur les poumons ? & pourquoi les muſcles intercoſtaux n'éprouveroient-ils pas, dans le vomiſſement, les mêmes convulſions que le diaphragme & les muſcles du bas-ventre ? & enfin pourquoi l'irritation de la membrane pituitaire ou de la trachée-artere, ne feroit-elle pas contracter ces muſcles juſqu'à ce que ceux qui ſervent à l'inſpiration commençaſſent à ſe relâcher. On ne peut répondre à ces queſtions d'une maniere ſatisfaiſante, en n'admettant qu'une ſympathie dépendante de la communication des nerfs entr'eux. Cette difficulté s'évanouit ſi on rapporte les mouvements, dont nous venons de parler, à un centre commun qui eſt le ſiege du principe ſenſitif.

D'après ce que nous venons de dire, la théorie des deux mouvements, qui compoſent la reſpiration, eſt facile à ſaiſir. Le ſang, auſſi-tôt que l'expiration arrive à ſa fin, éprouve une gêne ou une difficulté de circuler dans les vaiſſeaux des poumons : cette difficulté occaſionne une ſenſation déſagréable, qui ſe porte à l'origine des nerfs : le principe ſenſitif, averti par cette ſenſation, met en action les nerfs qui vont ſe diſtribuer aux muſcles inſpirateurs, de-là la contraction de ces derniers, & par conſéquent la dilatation de la poitrine : l'air frais qui y pénetre tout de ſuite, & qui dilate les véſicules des poumons, fait ceſſer la difficulté qu'éprouvoit le ſang à paſſer à travers les vaiſſeaux, ainſi que la ſenſation incommode qui l'accompagnoit ; alors la dérivation du fluide nerveux, qui en étoit l'effet, ceſſe en ce moment, & avec elle la contraction des muſcles inſpirateurs, ainſi que l'inſpiration : après quoi l'expiration a lieu ; & ainſi de ſuite, tant que l'animal eſt vivant.

Il ne paroît pas que l'expiration ait beſoin de l'action du principe ſenſitif pour s'opérer ; elle arrive uniquement parce que l'inſpiration ceſſe. Le péricarde, le péritoine ont été tiraillés pendant l'inſpiration, les cartilages des côtes ont été pliés ; toutes ces parties reprennent leur état antérieur; le diaphragme n'étant plus contracté, est repoussé en haut par la masse des intestins; la capacité de la poitrine diminue, & l'air est chassé des poumons: c'est ainsi que se fait l'expiration.

On pourroit demander pourquoi, dans une inspiration continuée par la volonté, les muscles inspirateurs se relâchent sitôt que la volonté cesse d'agir; au lieu que leur contraction devroit plutôt persister, puisque la difficulté du passage du sang augmente plutôt que de diminuer, & qu'elle est au moins égale à celle qui arrive à la fin de l'expiration. On répond à cela, que les sensations désagréables sont différentes entr'elles. Il est bien certain que l'inspiration continuée augmente le désagrément de cette sensation; mais c'est précisément par cette raison que l'inspiration doit cesser, car telle est notre constitution, & la loi qui unit l'ame avec le corps, que la premiere, par la perception d'une sensation désagréable, produit dans le dernier tel mouvement ou tel changement qui est néceſſaire pour détruire, éloigner ou chaſſer la cauſe irritante. Ainſi, lorſque la lumiere fait une impreſ-ſion déſagréable ſur la rétine, les fibres longitudinales de l'uvée ne ſe contractent pas, parce que cette contraction ne ſerviroit qu'à aug-menter l'effet déſagréable de cette impreſſion : par la même raiſon, la gêne du ſang dans les poumons aver-tit l'ame de la faire ceſſer, en met-tant en action les muſcles qui vont ſe diſtribuer aux muſcles intercoſtaux & au diaphragme, & non ceux qui vont ſe diſtribuer aux muſcles du bas-ventre, du dos & des lombes. La contraction des muſcles inſpirateurs étant continuée pendant quelque temps, on ne manque jamais d'é-prouver une certaine peine ou ſen-ſation déſagréable; l'ame alors, ſe-lon la loi que nous venons de rap-porter, ceſſe d'agir, & les muſcles inſpirateurs ſe relâchent.

Une ſurpriſe, ou quelque choſe qui fixe à un certain point l'attention, empêche le hoquet occaſionné par une cauſe légere. Si un homme, étant ſur le point d'éternuer, éprouve une

vive douleur dans quelque partie de
fon corps, l'éternument eft fufpen-
du ; cela arrive fréquemment dans le
rhumatifme qui a fon fiege fur les
mufcles du dos & de la poitrine :
dans ce cas, l'ame étant plus fortement affectée par une fenfation,
devient prefque infenfible à la premiere. La toux peut être empêchée
de la même maniere, lorfque quelque
irritation l'emporte fur celle qui fe
fait dans la trachée-artere. Dans le
temps qu'on mange, la toux ceffe ou
devient bien moins fréquente ; car
non-feulement l'action de mâcher
& d'avaler fixe l'attention de l'ame,
mais encore la déglutition fait perdre
le fentiment de l'irritation qui fe fait
fur la trachée-artere : ainfi une friction
fur la peau diminue le fentiment de
quelque douleur aiguë qu'on éprouvoit auparavant. Si donc la toux,
l'éternument & le hoquet doivent
être attribués à une fenfation qui affecte l'ame défagréablement, ne pouvons nous pas également attribuer le
mouvement d'infpiration à un léger
fentiment de gêne, occafionné dans
le poumon par la difficulté que le
fang trouve à y circuler ?

Les phénomenes de la respiration dans un état morbifique, & dans les animaux placés dans un lieu vuide d'air, jettent un nouveau jour sur la théorie que nous avons établie.

1° Dans une fievre aiguë, lorsque la tête est affectée violemment, la respiration en est souvent altérée, quoique l'expiration succede à l'inspiration comme auparavant: après qu'elle est finie, le mouvement d'inspiration ne recommence qu'après une longue pause. Dans un malade dont le cerveau étoit affecté, à la suite d'une ischurie, j'ai observé que l'intervalle entre les deux mouvements de la respiration étoit de sept à dix secondes ; & dans une jeune demoiselle apoplectique, j'ai compté jusqu'à quarante battements de mon pouls, & même au-delà, avant que l'inspiration recommence: cet intervalle est très-considérable ; car mon pouls ne bat que soixante-quinze fois dans une minute.

Dans ces cas, le cerveau ou le centre du sentiment étant très-affecté, le principe sensitif doit être beaucoup moins sensible aux impreſſions ou aux irritations qui ſe font ſur les nerfs: l'ame alors, pour être déterminée à agir, a beſoin d'une irritation plus violente ; & dans les cas rapportés, elle n'agit qu'après que la gêne du ſang dans les poumons, a été portée preſqu'à la ſuffocation.

·De-là on peut conclure que ſi la théorie de Boerhaave étoit vraie, ce retardement de l'inſpiration, après que l'expiration eſt achevée, devroit empêcher que la premiere n'ait lieu ; car l'obſtruction du ſang dans les poumons eſt plus conſidérable que celle qui arrive à la fin de l'inſpiration.

2° L'obſervation ſuivante ſera une nouvelle preuve de ce que nous avons avancé. Un enfant âgé de cinq ans, ayant, par mégarde, avalé, à ſept heures du ſoir, un gros & demi de laudanum liquide de Sydenham, montra bientôt après une joie exceſſive & ſe mit à rire de tout ſon cœur ; le délire ſuivit auſſi-tôt, & dans une demi-heure il fut dominé par un aſſoupiſſement comateux: à dix heures ſa reſpiration étoit éle-

vée avec ronflement, son pouls étoit
plein & égal; on ne pouvoit l'éveiller, cependant il ouvroit tant soit
peu les yeux, & donnoit quelques
marques de sensibilité lorsqu'on le
pinçoit fortement : vers les onze
heures son visage devint pâle, ses
yeux fixes & glacés, & sa respiration diminuoit par degrés, de sorte
que chaque intervalle entre l'inspiration & l'expiration, étoit à peu
près d'une minute, au bout duquel
temps il faisoit une profonde inspiration, qui n'étoit qu'un profond sou-
pir. Dans les commencements de son
accident les intervalles étoient plus
courts, mais ils devinrent de plus en
plus long jusqu'à ce qu'il mourut.
Etant près d'expirer, la respiration
diminuoit & le pouls devenoit plus
petit ; & lorsqu'elle étoit suspendue,
le pouls devenoit encore plus petit
& ondulant, mais sans intermission :
quand la respiration recommençoit,
le pouls reprenoit un peu de force,
& devenoit moins ondulant.

La respiration interrompue est aisément expliquée par la stupeur &
l'insensibilité que produit l'opium

donné à trop forte dofe ; & les intervalles plus ou moins longs, viennent de la perte plus ou moins confidérable du fentiment ; ce qui dure
jufqu'à ce que l'ame étant devenue
tout-à-fait infenfible au fentiment de
fuffocation dans les poumons, ceux-
ci s'arrêtent tout-à-fait. D'ailleurs il
eft évident, par la foibleffe & l'on-
dulation du pouls pendant que la refpiration eft fufpendue, qu'elle ne recommence pas à fe faire par aucune
caufe méchanique, car la fécrétion
des efprits & chaque fonction de l'é-
conomie animale dépendants de la
circulation des fluides, il eft clair
que cette derniere doit être plus languiffante immédiatement avant que
l'infpiration recommence, qu'elle ne
l'eft lorfque l'expiration finit. C'eft
en vain qu'on prétendroit expliquer
ce phénomene par la compreffion des
nerfs, ou par les ofcillations alternatives d'un fluide élaftique contenu
dans les fibres des mufcles infpirateurs ; car puifque le pouls étoit,
dans tous les temps, ondulant, &
que dans les intervalles de la refpiration, non-feulement il étoit plus

foible

foible qu'à l'ordinaire, mais encore
plus ondulant; il paroît qu'il étoit devenu en quelque forte moins fenfible
au ftimulus auquel il a accoutumé
d'obéir.

Il ne faut pas être furpris que le pouls
continue de battre dans le temps que
la refpiration ne fe fait pas ; car, par
la diffection des animaux morts après
une forte dofe d'opium, on a trouvé
que l'eftomac & les inteftins avoient
entiérement perdu leur mouvement
périftaltique, parce que l'opium avoit
agi fur eux immédiatement ; mais,
comme le cœur femble avoir plus de
fenfibilité que les poumons, il eft naturel de croire que fon mouvement
doit continuer plus long-temps que
celui des poumons ; le ftimulus agit
directement fur le cœur, tandis qu'il
n'agit qu'indirectement fur les mufcles infpirateurs.

Nous avons dit dans les Effais de
Médecine d'Edimbourg, Tome V,
art. 55, qu'après avoir foufflé dans
les poumons d'un homme mort environ depuis une demi-heure, le thorax s'étoit un peu élevé, & avoit
continué de s'élever & de s'abaiffer,

f

en augmentant fon mouvement par degrés jufqu'à la derniere refpiration, qui s'etoit faite comme dans un homme fain.

Eft-il poffible d'attribuer ce phénomene à une puiffance méchanique? Non fûrement. Une machine conftruite felon les regles de l'art, peut bien conferver pendant quelque temps le mouvement qui lui a été communiqué, mais jamais elle ne pourra l'augmenter d'elle-même. Il faut donc néceffairement recourir à une autre puiffance, dont la maniere d'agir nous eft abfolument inconnue, laquelle cependant n'agit pas felon les loix du mouvement.

3° Dans la mélancholie rêveufe, où l'ame eft attachée excluſivement à certains objets, le corps devient moins fenfible aux impreffions organiques : alors il arrive très-fouvent que la refpiration eft lente, & qu'on obferve un repos plus ou moins long après chaque expiration ; ce qui n'a pas lieu dans l'état de parfaite fanté. Ainfi, dans ce cas, pour que l'infpiration recommence, il faut que la caufe ftimulante foit pouffée à un plus haut degré,

ou, ce qui revient au même, qu'elle foit
capable de détourner l'ame de l'objet
fur lequel elle eft conftamment fixée.

4°. Comment fe peut-il faire que dans
le récipient de la machine pneumatique, à moitié épuifé d'air, l'animal
refpire plus vîte ? Certainement il eft
impoffible d'en donner une raifon fa-
tisfaifante par les principes de Boerhaave ; car, felon fa théorie, le mouvement de la refpiration ne devroit
pas augmenter, par la raifon que le
fang circule dans les poumons avec
une difficulté beaucoup plus grande ;
& fi, felon Pitcarn & Swammerdam,
les mouvements alternatifs de la refpiration devoient être attribués aux
mufcles infpirateurs, qui felon eux
n'ont point d'antagoniftes, comment
ces mouvements feroient-ils changés
par un air moins denfe ? & pourquoi
la ftagnation du fang dans les poumons occafionneroit-elle une contraction plus forte & plus fréquente
de ces mufcles ? Ces changements s'expliquent clairement par notre théorie ; car il eft très-certain que la refpiration devenant alors plus gênée &
plus difficile, l'ame redouble fes ef-

forts, dans la vue de dilater davantage les poumons, & de les débar-
rafler, s'il eſt poſſible, de cette anxiété
dont ils ſont tourmentés, anxiété qui
vient de la ſtagnation du ſang dans
les vaiſſeaux pulmonaires, ou de la
difficulté qu'il a de les traverſer.

5° Enfin, y a-t-il une hypotheſe
fondée ſur les loix du mouvement, qui
puiſſe expliquer pourquoi les mouvements de la reſpiration ſont toujours, dans l'état de ſanté, proportionnels à la chaleur & au froid, à la
denſité ou à la raréfaction de l'air ?

La reſpiration differe de tous les
autres mouvements ſpontanées, en
ce que la volonté a un pouvoir déterminé ſur cette fonction de l'économie animale ; elle la peut accélérer, retarder, & même arrêter pendant un certain temps. Ce n'eſt pas
ſeulement ſur les muſcles deſtinés à
la reſpiration volontaire, comme le
penſe Boerhaave, mais encore ſur
ceux qui agiſſent ordinairement. Chacun peut ſe convaincre par ſoi-même,
que la volonté a le pouvoir de contracter le diaphragme plus ou moins,
comme elle le juge à propos. Quoi-

que la respiration differe des autres mouvements involontaires, cependant elle n'est pas parfaitement dépendante de la volonté, car on respire très-bien pendant le sommeil, & même lorsqu'on est éveillé, quoiqu'on n'ait pas le sentiment de ce qu'on fait.

Les mouvements des muscles intercostaux ne font pas, comme ceux du cœur & des intestins, indépendants de la volonté, parce que le stimulus qui excite leur action n'est pas appliqué à leur propre subtance, mais seulement à une partie éloignée & séparée d'eux, lorsque le stimulus est léger, & que la partie affectée n'est pas très-sensible; tel est le cas où se trouvent les poumons : la contraction des muscles, qui en résulte naturellement, peut être empêchée par l'interposition de la volonté; mais si le stimulus est très-fort, & que la sensation qu'il cause soit très-désagréable, alors la volonté n'a pas assez de pouvoir pour empêcher les mouvements qui doivent s'ensuivre. Ainsi, lorsque la membrane qui tapisse l'intérieur de la trachée-artere n'est irritée que très-légérement, nous pou-

vons nous empêcher de tousser, au
lieu que cela ne nous est plus possible si l'irritation est plus considérable. De même, lorsque l'urine qui est
contenue dans la vessie nous sollicite
à la contracter, nous pouvons retenir l'urine ; mais s'il arrive une stran-
gurie, il n'est plus possible de le faire,
car alors les fibres musculaires entrent en une espece de convulsion,
& tout l'effort dont la volonté est capable ne peut pas empêcher leur contraction. On en peut dire autant de
l'envie d'aller à la garderobe. Le stimulus qui détermine les muscles inspirateurs à la contraction est si léger,
que la volonté peut en empêcher
l'effet ; mais quand un accès d'asthme
l'augmente considérablement, la volonté n'a plus assez de force : bien
plus, les muscles entiérement soumis
à la volonté sont déterminés , &,
pour ainsi dire, forcés à secourir les
autres ; & si la volonté, dans ce cas,
parvient à empêcher la contraction
des muscles inspirateurs, ce n'est pas
par son pouvoir immédiat sur eux,
mais par le moyen des muscles volontaires qui l'emportent sur les autres.

Il est important de remarquer que, quoique la contraction du muscle orbiculaire de l'uvée ne puisse être attribuée à un stimulus agissant immédiatement sur ce muscle, car le stimulus agit sur une partie éloignée qui est la rétine, cependant cette contraction est absolument indépendante de la volonté; c'est en cela qu'elle differe de celle des muscles de la respiration, & de ceux qui sont employés à chasser dehors les excréments. La raison de cette différence vient peut-être de ce que la lumiere agit sur un organe extrêmement sensible, tel que la rétine; cette action peut être si forte, qu'aucun pouvoir de la volonté ne puisse l'empêcher.

Quelle que soit la cause qui soumet la respiration à l'empire de la volonté, la fin pour laquelle la volonté y a tant de part n'en est pas moins évidente; car, si nous n'avions pas pu varier à notre gré les mouvements de la respiration, non-seulement nous n'aurions pas eu le pouvoir d'uriner, ni de rendre nos excréments, mais encore nous aurions été privés de l'extrême avantage de communiquer nos idées par le moyen de la parole.

On pourra peut-être objecter, contre l'influence du principe fensitif fur la respiration, qu'elle ne devroit pas fe faire lorfque nous dormons, ou que nous n'y faifons aucune attention ; à cela nous obferverons que la plupart de nos actions viennent de l'ame fans que nous nous en appercevions. Par exemple, nous remuons très-fouvent les paupieres fans nous en appercevoir, comme fi quelque chofe paffoit devant nos yeux, ou les frappoit ; il eft cependant très-certain que ces mouvements font des effets de l'opération de l'efprit. Pourquoi la refpiration ne fe feroit-elle pas de la même maniere, fans que nous en ayions confcience, fur-tout ayant fait voir qu'il y avoit dans les poumons une caufe matérielle de l'influence du principe fenfitif fur la continuité de cette fonction ?

Dans le temps du fommeil, n'avalons-nous pas fouvent notre falive ? ne parlons-nous pas ? & ne remuons-nous pas nos membres ? en un mot, ne changeons-nous pas de fituation ?

Bien plus, plusieurs personnes quittent alors leur lit, & passent d'une chambre à une autre. Toutes ces actions, quoique ayant lieu pendant le sommeil, n'en doivent pas moins être attribuées à l'ame : d'ailleurs, dans les cas où la respiration est difficile, le malade étant assoupi, respire par le moyen des muscles volontaires, lesquels n'agissent jamais, dans l'état de santé, que la volonté n'y ait de part. Si on met un linge un peu serré sur le visage d'un enfant endormi & qui respire très-doucement, bientôt il commencera à respirer plus profondément & plus vîte, sans s'éveiller ; ce qu'il continuera de faire jusqu'à ce qu'ayant ôté ce linge, un air plus frais entre dans ses poumons. Ce changement dans la respiration vient incontestablement de la gêne des poumons, & de l'impression qu'elle produit sur le siege de l'ame. Dans un accès d'asthme, le sentiment de suffocation excite l'ame à redoubler ses efforts pour mettre en mouvement les muscles inspirateurs ; ce qu'elle fait aussi bien lorsque l'asthmatique dort, que lorsqu'il veille.

f v

CHAPITRE X.

Du Commencement de la Respiration chez les Animaux.

IL eſt inutile de faire voir que le fœtus ne peut pas reſpirer dans le ſein de ſa mere ; la reſpiration ne commence qu'au moment où il eſt expoſé à l'air. Il eſt incroyable que quelques auteurs aient oſé avancer le contraire. La cauſe qui produit le premier mouvement de la reſpiration ayant été cherchée en vain par les plus grands phyſiologiſtes, on nous accuſera peut-être de préſomption, de prétendre donner la ſolution d'un problême ſi difficile : cependant je crois pouvoir aſſurer, ſans crainte de me tromper, que la cauſe qui met en jeu les organes de la reſpiration, eſt la même que celle qui en entretient le mouvement, c'eſt-à dire, la ſenſation déſagréable de la gêne dans laquelle les poumons ſe trouvent.

Le corps humain étant formé avec la plus profonde ſageſſe, a beſoin,

pour fe conferver dans l'état vivant,
des aliments & de l'air. On peut vivre
quelque temps fans boire ni manger;
mais on ne peut pas vivre un inftant
fans refpirer. Dans le fein de fa mere,
l'enfant tire fa nourriture des fucs
qui font portés au placenta, & de
celui-ci au fœtus par le cordon om-
bilical; & le mouvement du cœur
fupplée à la refpiration, par une par-
ticularité qui fait que le fang circule
par tout fon corps fans qu'il foit néceffaire qu'il paffe par les poumons.
Ainfi la néceffité de l'air & des aliments ne commence qu'avec la naiffance; &, comme nous fommes excités à boire & à manger par une
fenfation défagréable, laquelle ceffe
auffitôt que nous avons fatisfait ces
deux befoins, de même nous fommes
excités à refpirer par une autre fenfation défagréable, qui fe renouvelle
perpétuellement, parce qu'à tout moment nous avons befoin d'un air frais
& du mouvement alternatif des poumons, pour faciliter la circulation du
fang par ce vifcere. On pourroit défigner cette fenfation défagréable par
le mot impropre de *l'appétit de refpirer.*

f vj

Si le befoin de l'air frais eſt auſſi naturel aux animaux après leur naiſſance que celui de manger, & ſi on n'a jamais pu expliquer le befoin de la faim.& de la ſoif par la ſtructure méchanique de l'eſtomac, du pharynx& de l'œſophage, & qu'on ait été obligé de recourir au principe ſenſitif, il ſeroit déraiſonnable & peu philoſophique de vouloir expliquer l'action de la reſpiration par des principes purement méchaniques, & de prétendre que l'action du principe ſenſitif eſt la cauſe qui fait que la reſpiration continue, & qu'elle ne l'eſt point de ſon commencement. Cette analogie eſt trop forte pour ne pas entraîner l'eſprit le plus prévenu.

Après avoir expliqué comment la reſpiration commence dans l'enfant nouveau-né, il ne ſera pas inutile de rapporter en peu de mots les opinions des plus grands écrivains ſur le commencement de cette importante fonction.

Le docteur Pitcarn prétend qu'il y a un vuide dans la poitrine, & que fitôt que l'enfant eſt expoſé à l'air, ce fluide pénètre dans les poumons, &

les dilate. Cette opinion est contredite par l'expérience : car premiérement il n'y a point de vuide dans la poitrine, & s'il y en avoit, l'eau de l'amnios pourroit y pénétrer; ce qui n'arrive cependant pas : en second lieu, le thorax ne s'amplifie que par la contraction du diaphragme & des muscles intercostaux, comme nous l'avons démontré plus haut, & non par la dilatation des poumons; ces derniers ne se dilatent & ne s'empliffent d'air, que parce que le thorax est amplifié par la contraction des puiffances dont nous venons de parler. Cette dilatation est l'effet & non la caufe de l'amplitude de la poitrine. Les poumons étant dans un état d'expiration complette, l'air ne peut les dilater par fon poids, à moins que la contraction du diaphragme n'augmente la cavité de la poitrine & ne faffe un vuide; alors l'air y entre : par conféquent il est démontré que le docteur Pitcarn s'est trompé fur la caufe de la premiere infpiration.

Le grand Boerhaave, après Thrufton & Borelli, attribue le commencement de la refpiration à la violente impreſſion que le fœtus reçoit en naiſſant. Tous ſes muſcles en ce moment éprouvent une ſecouſſe qui les met en contraction; par conſéquent, le diaphragme & les muſcles inter-coſtaux ſe contractant, la premiere inſpiration a lieu. Cette explication a été rejetée, avec raiſon, depuis que Boyle & Véſale ont fait voir que les petits chiens tirés du ventre de leur mere par une inciſion faite au bas-ventre, commencent à aboyer & à reſpirer auſſi-tôt qu'ils ſont expoſés à l'air libre. Lorſqu'un enfant qui ſemble mort-né commence à reſpirer quelque temps après être ſorti du ſein de la mere, on ne doit pas attribuer ce phénomene, comme l'a fait M. Senac, à quelque reſſort caché, ou à quelque méchaniſme qu'on ne connoît pas, mais bien au principe ſenſitif qui eſt averti par l'impreſſion que ſon petit cœur fait ſur les poumons, en y pouſſant le ſang auſſitôt qu'il commence à reprendre ſon mouvement. Dans ce dernier cas, la cauſe de la reſpiration eſt préciſément la même que celle qui renouvelle le jeu de cette fonction après une ſyncope.

M. Haller croit que le commencement de la respiration vient de l'effort que l'enfant fait pour crier, & de la sensation désagréable qu'il éprouve dans le temps de sa naissance ; mais si cela étoit, la respiration devroit cesser lorsque l'enfant ne crie plus, & qu'il n'éprouve plus aucune sensation désagréable : d'ailleurs, dans les expériences de Boyle & de Vésale, l'enfant n'est point gêné en sortant du viscere où il étoit renfermé ; on l'en tire sans effort, & sans qu'il éprouve d'autre changement que celui d'être exposé au grand air ; car il n'est pas plus mal à son aise dans les membranes qui l'enveloppent, que lorsqu'on l'en a tiré.

Pourquoi l'enfant crie-t-il au moment de sa naissance ? Cela ne vient que d'une certaine irrégularité dans la respiration, sur-tout dans le temps de l'expiration. L'air étant poussé avec force par la glotte qui est plus resserrée qu'à l'ordinaire, produit ce bruit que nous désignons par le nom de *cri*. Tant que l'enfant éprouve une certaine peine en respirant, cette espece de cri continue.

Les animaux noyés, ou fuffoqués dans un mauvais air, reviennent à la vie par les frictions qu'on leur fait & les agitations qu'on leur occasionne, ou en leur soufflant de l'air dans la trachée-artere ou dans les intestins : tous ces moyens agissent en redonnant au sang stagnant le mouvement qu'il a perdu, sur-tout dans les gros vaisseaux qui avoisinent le cœur ; alors le sang mis en mouvement fait effort pour passer à travers les vaisseaux du poumon, & y produit un sentiment de gêne qui remet en jeu, par l'entremise du principe sensitif, les organes de la respiration.

Les chauves-souris, les hérissons, & autres animaux qui demeurent engourdis pendant l'hiver, sans aucun mouvement de la respiration, commencent-ils à respirer au printemps, parce qu'une sensation désagréable les excite à crier ? Non sans doute. Mais la chaleur redonnant à leurs humeurs figées, pour ainsi dire, la fluidité qu'elles avoient perdue, le mouvement du cœur se ranime ; & le sang étant porté dans les poumons, y produit le stimulant qui détermine le jeu

de la refpiration, en éveillant le principe fenfitif.

Par tout ce qu'on vient de dire,
il paroît évident que le commencement de la refpiration dans les animaux nouveaux-nés, ou fon renou-
vellement chez ceux dont elle a été
fufpendue pendant quelque temps,
ne peut être attribué à l'envie de
crier, mais feulement à une fenfation particuliere, produite dans les
poumons par l'impulfion du fang. La
fenfation de la faim fe fait dans l'eftomac, la fenfation du befoin de refpirer fe fait dans les poumons, la
fenfation de la foif fe fait dans la
bouche & l'extrémité fupérieure de
l'œfophage : toutes ces fenfations
font analogues, & déterminent l'action des organes fur lefquels elles
font impreffion ; c'eft-là la grande
loi de l'économie animale; les mouvements de nos organes font les ré-
fultats d'une fenfation portée au centre des nerfs.

D'après ce que nous venons de
dire, il ne fera pas difficile de donner
la folution du problême propofé par
Harvey.

Qui fit, dit cet auteur, *ut fœtus in lucem editus, ac membranis integris opertus, & etiamnum in aqua sua manens, per aliquot horas, citra suffocationis periculum superstes sit ? Idem tamen secundis exutus, si semel aërem intrà pulmones attraxerit, postea ne momentum quidem temporis absque eo durare possit, sed confestìm moriatur* (a).

Ce problême, qui a été en premier lieu proposé par *Harvey*, paroît être si facile à résoudre, qu'il est étonnant que plusieurs écrivains physiologistes n'aient pu en venir à bout.

Le fœtus vit dans le ventre de sa mere sans respirer, 1° parce que la plus grande partie du sang passe du sinus veineux & du ventricule droit dans le ventricule gauche & l'aorte, par le moyen du trou ovale & du conduit artériel, sans pénétrer dans les poumons ; 2° parce que les sucs qui sont portés au fœtus pour le nourrir, sont dérivés du sang de la mere, lequel est propre à cet usage, ayant éprouvé l'action de l'air dans les poumons de la mere.

____

(a) *De Generatione Animalium*, cap. de *Partu.*

Lorſque le fœtus ţiré du ventre de ſa mere demeure enveloppé de ſes membranes, il peut vivre quelque temps ſans reſpirer, parce qu'alors la circulation du ſang continue de ſe faire de la même maniere qu'elle ſe faiſoit avant l'accouchement ; il n'y a qu'une très-petite quantité de ſang qui paſſe à travers les poumons. Cependant, au bout d'un certain temps, il meurt par le défaut de chaleur ou des ſucs nourriciers qui ne ſe renouvellent plus.

Après que le fœtus a reſpiré, la circulation du ſang n'eſt plus la même ; les poumons, en s'enflant, développent les vaiſſeaux ſanguins qui rampent autour de leurs véſicules ; le ſang y paſſe en très-grande quantité, & eſt rapporté à l'oreillette gauche par là veine pulmonaire, ſans qu'il ait beſoin de paſſer par le trou ovale. Par conſéquent le ſang doit s'amaſſer dans les poumons, & en remplir tous les vaiſſeaux. Quand la reſpiration ſe fait comme il convient, le ſang ſort des poumons dans la même proportion qu'il y entre ; ſi au contraire elle eſt ſuſpendue & arrêtée, le ſang s'accumule dans les vaiſſeaux pulmonaires, & ſuffoque l'animal.

Comme on a répandu quelques doutes ſur la néceſſité du mouvement alternatif des poumons pour la circulation du ſang dans leurs vaiſſeaux, nous allons rapporter les principales expériences qu'on a faites à ce ſujet, & qui mettent cette queſtion hors de doute.

1º Lorſque les poumons ſont affaiſſés, ce qui arrive dans tout animal qui eſt mort, le fluide qu'on injecte par l'artere pulmonaire, paſſe avec une très-grande difficulté au ventricule gauche du cœur.

2º Lorſque les poumons ſont gonflés d'air, le liquide injecté dans leurs vaiſſeaux y coule avec plus d'aiſance, & en plus grande quantité.

3º Lorſqu'ils ſont agités du mouvement alternatif de gonflement & d'affaiſſement, comme cela arrive dans la reſpiration, l'eau, ou quelqu'autre liquide, paſſe plus librement à travers leurs vaiſſeaux, & pénetre preſque dans les plus petits.

4º Si on retient ſa reſpiration pendant quelque temps, le viſage devient d'un rouge pourpre, par la diſtenſion des veines dans leſquelles le ſang s'accumule en plus grande quantité : ce qui fait voir que ce fluide trouvant une trop grand réſiſtance du côté des poumons, s'amaſſe dans la veine-cave & l'oreillette droite.

5° La néceſſité du mouvement alternatif de la reſpiration pour le libre paſſage du ſang dans les poumons, eſt évidemment prouvée par l'expérience ſuivante du docteur *Muſgrave*. Ayant coupé la trachée-artere à un chien, à peu près à l'endroit qu'on nomme *la pomme d'Adam*, il la ferma bien avec un bouchon de liege : ce chien, après quelques efforts violents, mourut en deux minutes : lui ayant auſſitôt ouvert la poitrine, il trouva l'artere pulmonaire, l'oreillette & le ventricule droit, de même que le gros tronc de la veine-cave, extraordinairement gorgés de ſang, tandis que les veines pulmonaires, l'oreillette & le ventricule gauche du cœur, n'en contenoient pas une cuillerée.

D'après de tels faits, il nous paroît impoſſible de douter que la reſpiration ne foit abfolument néceffaire à la circulation libre & facile du fang dans les poumons.

On dira peut-être que fi l'animal meurt parce qu'il ne peut pas refpi-rer, ce n'eft pas à caufe de l'air, mais feulement à caufe de quelque fluide fubtil renfermé dans l'air, & qui fert à nourrir la flamme de la vie.

Quoiqu'il ne foit point impoffible que l'air ne puiffe agir fur les pou-mons comme un fluide élaftique, & foutenir la vie par quelqu'autre voie qui nous eft inconnue ; cependant, comme le fœtus ne peut vivre long-temps fans la refpiration lorfqu'il eft né, quoiqu'il foit enveloppé de fes membranes, il eft clair que c'eft le défaut d'air qui eft la caufe de fa mort, & non celui de quelque prin-cipe inconnu qui fe trouve dans l'air. Le changement qui fe fait dans les vaiffeaux pulmonaires par la refpi-ration eft la vraie caufe de fa mort, ainfi que nous l'avons expliqué plus haut.

Le raifonnement que nous avons fait eft confirmé par l'obfervation ; on a obfervé que les animaux dont le sang passe en très-petite quantité dans les poumons, vivent bien plus long-temps sans respirer, que l'homme chez qui le sang passe à travers ce viscere en très-grande quantité.

Après avoir établi que les mouvements vitaux & involontaires des animaux étoient déterminés par un *stimulus*, d'un genre ou d'autre, agissant immédiatement sur l'organe qui doit se mouvoir, ou sur une partie voisine avec laquelle il semble avoir une sympathie particuliere, il nous reste à rechercher la raison qui fait que les muscles des animaux sont excités à se contracter par l'application d'un *stimulus*.

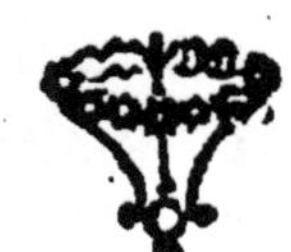

CHAPITRE XI.

Pourquoi les muscles des animaux font-ils excités à la contraction par l'application d'un stimulus *?*

LEs fibres musculaires font douées d'une structure disposée de telle maniere, qu'elles se contractent lorsqu'une cause appropriée à ce mouvement leur est appliquée, & qu'elles restent en repos si une telle cause n'a pas lieu ; c'est-à-dire, que la fibre musculaire est susceptible de se contracter, pourvu qu'elle y soit excitée par une cause analogue à sa structure. Cette cause est ou un effort de la volonté, ou un *stimulus* de tel ou tel genre. Les mouvements volontaires dépendent du premier, & ceux que nous appellons vitaux ou spontanées dépendent du second.

La maniere dont la volonté agit sur les muscles destinés aux mouvements volontaires, pour en opérer la contraction, est une question qui est entiérement hors de la portée de notre intelligence. Il nous semble que

sa

fa folution n'eſt pas d'une très-grande importance ; il nous ſuffit de ſçavoir que la volonté a réellement le pouvoir de produire cette contraction. Mais quant aux mouvements involontaires, il n'eſt pas inutile de rechercher les cauſes qui font qu'un *ſtimulus* de tel ou tel genre eſt capable d'exciter la contraction des muſcles des animaux vivants.

1° Quelques auteurs ont prétendu que les muſcles, irrités, tiraillés ou tourmentés par quelque *ſtimulus* que ce ſoit, ſe contractoient par l'effet de l'élaſticité de leurs fibres. Cette cauſe ne peut avoir lieu, car, ſelon les loix du mouvement, un effet eſt toujours proportionné à ſa cauſe, & dans les corps élaſtiques la réaction eſt toujours égale à l'action ; or, dans le cas d'une fibre muſculaire irritée, l'effet ne ſeroit jamais proportionnel à la cauſe. L'action de l'eſprit de vin & de l'huile de vitriol ne devroit pas occaſionner une plus grande réaction de la part de la fibre, que du miel liquide ou de l'huile d'amandes douces.

2° D'autres écrivains ont expli-

qué le mouvement musculaire, en
disant que les fibres étoient compo-
sées de vésicules qui s'enfloient par
l'abord du fluide nerveux; de ce gonflement il doit résulter, selon eux,
le raccourcissement du muscle, & par
conséquent sa contraction. Cette
cause n'est pas plus réelle que la
précédente. Premiérement c'est une
supposition gratuite; aucun fait ni
aucune observation ne prouve l'é-
xistence de ces vésicules. Secondement, quand cela seroit, jamais leur
gonflement ne pourroit occasionner
qu'un très - petit raccourcissement.
D'ailleurs, la distension & la dilatation de toutes ces vésicules deman-
deroient des forces immenses.

3° On a fait d'autres hypoteses:
on a avancé que la contraction musculaire devoit être attribuée à une
certaine explosion, ébullition ou ef-
fervescence, occasionnée par le mélange du fluide nerveux avec le sang
artériel, ou peut-être à une énergie
particuliere d'une matiere subtile,
éthérée ou électrique: que ces causes pouvoient être mises en jeu par
la volonté, lorsqu'il s'agissoit du mou-

vement des mufcles volontaires ; &
par la chaleur, un inftrument aigu,
ou quelqu'autre ftimulant appliqué
aux fibres mufculaires, lorfqu'il s'a-
giffoit de celui des mufcles involontaires : le docteur Robinfon &
M. Langrish foutiennent cette opinion. Elle nous paroît trop peu vraifemblable pour que nous nous occu-
pions à la réfuter.

4° Plufieurs phyfiologiftes ont
fuppofé à la fibre mufculaire une propriété inconnue, par le moyen de laquelle elle étoit mife en mouvement
d'après une irritation quelconque.

Cette opinion nous paroît être
le refuge de l'ignorance, & l'effet
du défefpoir de n'avoir aucun fuccès
dans la recherche de cette caufe. Car
s'il y a quelque pouvoir caché dépendant de la ftructure particuliere
de la fibre mufculaire, comme les
fauteurs de cette opinion n'ont pu
prouver fon exiftence par aucuns
phénomenes, & qu'ils n'ont pu même
foupçonner fa nature, c'eft une raifon très-forte pour nous de le nier.
Nous fommes d'autant plus en droit
de le faire, que nous fommes per-

suadés qu'il est très peu philosophique d'attribuer à un arrangement matériel ce qui est contraire à toutes les propriétés connues de la matiere. L'influence d'un *stimulus* pour exciter à la contraction les muscles sur lesquels il n'est point appliqué, prouve invinciblement que tel mouvement ne peut pas être produit par un effet méchanique de ce *stimulus* sur les muscles qui se contractent. Ainsi tous les efforts qu'on a faits pour expliquer le mouvement des fibres musculaires par une structure particuliere ou une méchanique qui leur est propre, ont été vains & infructueux; c'est comme si on vouloit prétendre que les yeux voient & les oreilles entendent par la disposition seule de leurs parties, & que c'est de leur arrangement que dépend la faculté de voir & d'entendre.

5° On pourroit peut-être croire que l'Auteur de la nature a donné aux fibres musculaires des animaux une faculté de se mouvoir fort au-dessus de celle de la matiere commune. En effet, ne seroit-il pas possible qu'il eût animé ces fibres d'un principe fenfitif intimement uni à ces organes, & à l'énergie duquel fe rapporteroient tous leurs mouvements ? Si on affure qu'il a été donné à ces organes un pouvoir de fentir & de produire des mouvements, abfolument inhérent aux particules de matiere dont ils font formés, nous fommes très-convaincus que cette fuppofition ne peut être admife ; car il eft auffi abfurde d'attribuer à la matiere la faculté de fentir, que celle de penfer. Par tout ce que nous connoiffons des propriétés de la matiere, nous pouvons affirmer, fans crainte de nous tromper, qu'elle eft incapable de fentir & de penfer. Tous les phénomenes du monde maté:iel nous démontrent évidemment que tout fe fait felon des loix prefcrites fans choix & fans détermination propre : dans les molécules les plus fubtiles de la matiere, comme dans les plus groffieres, nous ne voyons rien qui reffemble à la volonté & au pouvoir de fe déterminer de foi-même à telle ou telle action.

Donc fi les effets d'un *ftimulus* fur les fibres mufculaires ne peuvent être

déduits d'aucune propriété qui leur
appartienne en propre, on ne peut
les attribuer qu'à un principe actif
& fenfible, abfolument diftingué d'elles par fa nature, & dont elles font
animées. Les confidérations fuivantes mettront, à ce que j'efpere, notre
fentiment en évidence.

1° Un ftimulus, appliqué à quelque mufcle que ce foit d'un animal
vivant, ne produit pas une contraction durable, mais des contractions
& des relâchements qui fe fuccedent les uns aux autres, & qui deviennent plus foibles & plus éloignés, à proportion que la caufe irritante s'affoiblit. Ces contractions
alternatives s'expliqueront facilement, fi nous fuppofons qu'elles
viennent d'un principe fenfitif qui,
dans la vue de fe débarraffer d'une
douleur ou d'une fenfation défagréable, détermine l'action des nerfs, &
lui donne une énergie qu'elle n'a pas
dans fon état ordinaire. Si une ou
deux contractions fuffifent pour éloigner & la caufe irritante, & la fenfation défagréable qui en réfulte, le
mufcle alors retournera à fon pre-

mier état de repos ; si au contraire ces contractions sont plus fortes, & répétées avec plus de vitesse & plus long-temps, c'est que la cause irritante est plus grande, & la sensation plus désagréable. L'impression du plus petit stimulus, dans le premier cas, sera effacée avant la fin de l'intervalle où la contraction doit recommencer ; au lieu que le contraire arrivera si la douleur est aiguë, & qu'elle affecte si puissamment le principe sensitif, qu'aussitôt qu'une contraction est achevée une autre recommence. Par exemple, une irritation légere sur l'orifice supérieur de l'estomac, ne cause que la contraction du diaphragme, c'est-à-dire le hoquet, laquelle contraction n'est renouvellée qu'après un intervalle assez long ; tandis que si cette irritation est plus grande, non seulement elle excite des mouvements convulsifs plus forts à ce muscle, mais elle les renouvelle encore plus fréquemment.

Nous expliquerons ci-après, pourquoi les muscles irrités, au lieu de rester dans un état continuel de contraction, éprouvent un mouvement alternatif de contraction & de relâchement.

Si la contraction d'un muscle irrité, étoit produite par l'action d'un ſtimulus agiſſant méchaniquement ſur les fibres muſculaires, le muſcle devroit reſter dans un état de contraction tant que dureroit l'effet du *ſtimulus*, & ne ſe relâcher que lorſque l'irritation auroit entiérement ceſſé : ou plutôt, le muſcle ſe contracteroit au moment que le *ſtimulus* ſeroit appliqué, & ce mouvement diminueroit par degrés, à proportion que l'irritation s'affoibliroit : & enfin il finiroit par tomber dans un relâchement complet ; le mouvement alternatif n'auroit pas lieu, la contraction ſeroit pouſſée tout de ſuite à ſon plus haut degré, & diminueroit inſenſiblement juſqu'à ce qu'il ſeroit parvenu à ſon premier état.

Ce qui paroît le plus reſſembler à une contraction produite par une cauſe irritante, eſt le reſſerrement des feuilles de la ſenſitive, après avoir été touchée ; mais ce mouvement ſe fait également, ſoit que cette plante

foit touchée avec la pointe d'un canif ou avec un pinceau, avec une
piece de fer ou un morceau de cire,
enfin avec de l'eau ou de l'efprit de
vin. On n'y obferve aucun mouvement
alternatif, comme dans les mufcles
des animaux ; rien n'indique une irritation, tous ces effets femblent ré-
fulter d'un fimple contaƈt ou d'une
impulfion. On ne peut pas attribuer
le mouvement des feuilles de la fenfitive à l'éleƈtricité, car, étant touchée avec de la cire, qui eƈt un corps
qui repouffe cette matiere, cela n'empêche pas que fes feuilles ne fe ferment.

On pourroit dire que les fibres
des mufcles font élaftiques, ou que
le fluide nerveux, contenu dans leurs
cavités, eft excité, par l'effet du *ftimulus*, à produire des ofcillations
dans ces fibres ; & que ces ofcillations durent tant que la caufe qui
les excite continue d'agir.

A cela je reponds : 1° qu'il eft
bien difficile d'imaginer comment un
ftimulus, qui n'agit pas par une force
méchanique, mais feulement par une
acrimonie particuliere, pourroit ex-

citer des ofcillations dans les fibres, en les fuppofant élaftiques, ou dans le fluide nerveux qu'elles renferment.

2° Si le mouvement des mufcles, produit par un *ftimulus*, étoit l'effet des vibrations élaftiques, de quelque genre qu'elles foient, comment fe pourroit-il faire que le fphincter de la pupille & les mufcles de l'oreille interne, continuaffent d'être dans un état uniforme & égal de contraction, pendant un temps confidérable? ce qui ne manque jamais d'arriver lorfqu'ils font affectés par un ftimulus d'une force égale. La contraction égale & uniforme des mufcles volontaires eft impoffible, fi elle dépend de certaines ofcillations occafionnées par des fibres élaftiques, ou un fluide doué de la même propriété.

3° Si le mouvement mufculaire étoit un effet de l'élafticité, foit des fibres, foit du fluide nerveux, les contractions alternatives du mufcle irrité, pareilles aux vibrations des corps élaftiques, devroient fe fuivre les unes les autres, à des intervalles égaux, & ne point se ralentir, mais seulement devenir plus petites sans diminuer de vitesse, ce qui n'arrive cependant pas. Une corde de musique, ou quelqu'autre corps élastique, forme ses vibrations dans des temps égaux, soit que la cause qui le met en jeu soit plus forte ou plus foible ; & les oscillations se suivent l'une & l'autre, depuis la premiere jusqu'à la derniere, avec le même degré de vitesse. De ces faits, il résulte que les contractions alternatives des muscles irrités ne suivent en aucune maniere les loix du mouvement des corps élastiques ; par conséquent, cette fonction des muscles ne doit point être atttibuée à l'élasticité supposée de leurs fibres, ni à celle du fluide nerveux.

Comme certains muscles ne se contractent que par une application immédiate d'un *stimulus* sur leurs fibres, on pourroit croire que la contraction qui s'enfuit est l'effet nécessaire du *stimulus* agissant d'une maniere méchanique. Mais ce qui empêche de le croire, c'est qu'il y a des muscles qui se contractent sans aucune irritation, d'autres par le moyen d'une irritation faite sur les parties environnantes, & même sur celles qui sont à une distance considérable du muscle en mouvement. Il est absurde d'attribuer ces contractions plutôt à un *stimulus*, dont l'action est méchanique, qu'au principe sensitif.

La contraction du sphincter de la prunelle, produite par l'action de la lumiere sur la rétine, dont les nerfs n'ont aucune communication avec elle, ne peut s'expliquer que par l'impression faite dans le cerveau, sur le principe sensitif: la sensation désagréable qui résulte de cette impression, détermine l'irruption du fluide nerveux dans ce muscle. La même chose arrive aux muscles de l'oreille interne, par l'impression des sons sur l'ame. La contraction du diaphragme & des muscles intercostaux, en conséquence d'une sensation désagréable, ayant son origine dans le poumon, doit être également attribuée à la réaction du principe sentant & immatériel, & non à aucun changement arrivé dans les fibres de ces muſcles, par la difficulté qu'a le ſang de paſſer à travers les vaiſſeaux pulmonaires. On explique de la même maniere la violente contraction du diaphragme & des muſcles abdominaux, dans le téneſme & la ſtrangurie.

Si un charbon rouge ou une goutte d'eau bouillante tombe ſur un pied, on retire auſſitôt la jambe ; mais, comme les muſcles employés à ce mouvement ſont placés le long de la cuiſſe, & vont s'inférer à la partie ſupérieure de la jambe, il eſt clair que ce *ſtimulus* ne peut les exciter à ſe contracter par un action méchanique ſur eux. Si on diſoit que la ſympathie des nerfs, ou la continuité des membranes, peut être la cauſe de ce mouvement, on pourroit demander pourquoi les muſcles qui ſont placés le long de la jambe, & vont s'inférer au pied, ne ſont pas plutôt mis en mouvement que ceux de la cuiſſe, puiſqu'ils ont une connexion plus grande avec la partie ſur laquelle le *ſtimulus* eſt appliqué ; ou pourquoi les muſcles extenſeurs de la jambe ne ſont pas également déterminés à se contracter. Il est donc certain que le mouvement de la jambe, dans ce cas, ne peut être attribué qu'à la douleur que cause le feu ou l'eau bouillante; cette douleur détermine l'ame à opérer la contraction des muscles fléchisseurs, afin d'éloigner la cause stimulante. Lorsque le *stimulus* est appliqué sur les membranes ou les téguments qui couvrent les muscles, il paroît très-certain que les mouvements de contraction qui s'ensuivent, ne doivent point être attribués à aucun changement, fait en premier lieu sur les fibres des muscles. Ainsi les mouvements convulsifs des intercostaux & des autres muscles du tronc, lesquels sont excités par le chatouillement des côtés, doivent être entiérement attribués à l'ame, qui, dans la vue de se débarasser de ce chatouillement désagréable, met ces muscles en action, sans que ce chatouillement puisse avoir la moindre influence sur l'action de leurs fibres. C'est-là la raison pour laquelle nous sommes bien moins affectés lorsque nous nous chatouillons nous-mêmes, que lorsque les autres nous chatouillent. La teinture d'*ipécacuhana*, appliquée à la furface interne de l'eſtomac, ne produit pas la contraction convulſive de ce viſcere dans le vomiſſement, en affectant immédiatement ſes tuniques muſculaires, mais en agiſſant ſur les papilles nerveuſes de la membrane veloutée, & enſuite ſur l'ame ou le principe fenſitif.

Donc, puiſque le *ſtimulus*, appliqué non ſeulement à une partie éloignée, mais auſſi aux membranes qui recouvrent les muſcles, excite ces derniers à ſe contracter par l'intervention de l'ame; n'eſt-il pas raiſonnable de croire que la même influence a lieu lorſque les muſcles, ou quelques unes de leurs fibres, ſont irrités par une cauſe qui leur eſt immédiatement appliquée? Ceci paroîtra encore plus clair par les conſidérations ſuivantes.

Le reſſouvenir d'une choſe qui, en faiſant impreſſion ſur nos organes, a autrefois déterminé tel ou tel mouvement, produit encore les mêmes effets que ſi la cauſe agiſſoit elle-même. Si nous nous rappellons l'idée d'un mets excellent, l'eau, comme on dit, nous en vient à la bouche; l'ame alors augmente l'action des organes sécrétoires de la salive, ce qui fait qu'elle coule en abondance dans la bouche. L'idée d'une médecine qui nous a occasionné des nausées, les reproduit toutes les fois que nous y pensons, ou que nous voyons quelqu'un vomir après avoir pris de l'émétique. La crainte d'être chatouillé par quelqu'un qui fait semblant de vouloir le faire, produit les mêmes mouvements dans les muscles du tronc, que le chatouillement même, quoiqu'à un moindre degré.

Il est indubitablement certain, par un grand nombre de faits, que des mouvements involontaires font subitement occasionnés par les passions de l'ame. Si nous regardons quelqu'un qui a mal aux yeux, il nous arrive quelquefois de sentir aux nôtres le même mal. Certains sons occasionnent un friffon par tout le corps : le bruit d'une cornemuse produit, dans certaines personnes, une envie de pisser; la vue subite de quelqu'objet affreux, occasionne des palpitations de cœur chez les perſonnes d'une conſtitution délicate. La vue de quelqu'épileptique en convulſion, a quelquefois produit un accès d'é-pilepſie à celui qui le regardoit. Dans tous ces cas, le mouvement produit dans les yeux, dans le cœur, l'eſto-mac, la veſſie, &c. ne peut être at-tribué à l'action méchanique des fi-bres muſculaires de ces organes. Car quelle connexion particuliere y a-t-il entre les nerfs optiques, ceux de l'oreille, & ceux qui ſervent au mou-vement du cœur, de l'eſtomac, de la veſſie, des glandes ſalivaires, & des muſcles deſtinés à mouvoir le tronc? Tous ces nerfs ne ſe terminent pas à un point commun, mais ils vont aboutir au cerveau, à une certaine diſtance les uns des autres; donc leur ſympathie ne peut être déduite de leur conti-guité, mais ſeulement de l'ame, qui eſt préſente en tous les endroits du cerveau où ils vont ſe terminer, la-quelle, ſelon qu'ils ſont différemment affectés, produit certains change-ments ou certains mouvements dans les différentes parties du corps.

Si une caufe externe, agiffant fur
le cerveau, produit des changements
remarquables fur les mufcles volontaires & involontaires, par l'intervention de l'ame ; fi l'idée d'une
caufe irritante a, dans certains cas,
occafionné les mêmes effets que la
caufe elle même : n'eft-il pas abfolument déraifonnable de croire que
les *ftimulus*, appliqués aux fibres mufculaires, les mettent en contraction,
foit d'une maniere méchanique, foit
par une explofion ou effervefcence,
foit en excitant à des ofcillations répétées le fluide éthéré ou électrique qui eft fuppofé être contenu
dans ces fibres ? N'eft-il pas au contraire prouvé, que tous ces mouvements de contraction, ont leur caufe
premiere dans telle ou telle affection
de l'ame, dont l'influence, dans les
nerfs qui vont fe terminer aux parties irritées, détermine les mouvements des mufcles ? La facilité avec
laquelle on explique les phénomenes les plus variés & les plus difficiles à expliquer en apparence, doit
être une raifon de plus, d'admettre

la théorie que nous venons d'établir.
La variété des phénomenes que nous
avons rapportés, prouve inconteſtablement la préſence, l'action & l'influence très-étendue de quelque puiſſance dans le corps des animaux,
d'une nature très-différente de la matiere qui conſtitue leurs organes, &
dont le pouvoir ſupérieur eſt cependant modifié, changé ou déterminé,
par des cauſes matérielles.

Si le *ſtimulus* excite les muſcles
des animaux, en agiſſant ſur eux
comme doués de ſentiment, & non
comme des organes purement méchaniques, il eſt aiſé de comprendre
pourquoi l'aliment le plus doux occaſionne des envies de vomir, lorſque l'eſtomac eſt enflammé ; & pourquoi le cœur eſt agité de violentes
contractions ou de palpitations, lorſque lui même ou le péricarde a
une diſpoſition très-prochaine à l'inflammation. Dans ces cas, l'eſtomac
& le cœur acquierent une extrême
ſenſibilité, qui fait que leurs *ſtimulus*
naturels & ordinaires deviennent aſſez énergiques pour produire de très-

violentes contractions, & même des mouvements convulsifs.

On a observé ci-dessus, que les muscles dont les fibres éprouvent immédiatement l'action du *stimulus*, ne demeuroient pas dans un état permanent de contraction, mais qu'ils étoient agités d'un mouvement alternatif de contraction & de relâchement. C'est ainsi que certains muscles de l'œil, itrités avec la pointe d'un instrument tranchant, ont des battements semblables à ceux du cœur, lorsqu'il éprouve de violentes palpitations. Mais dans les muscles qui se contractent par une irritation faite à quelque partie environnante, ou même éloignée, la même chose n'a pas lieu : plusieurs se contractent & restent contractés, d'autres se contractent & se relâchent alternativement. L'action de la lumiere & des sons sur la rétine & les nerfs auditifs, produit une égale & constante contraction aux muscles de la prunelle & de l'oreille interne ; tandis qu'une irritation faite sur la membrane pituitaire & la tra-

chée artere, eſt ſuivie d'un mouvement alternatif des muſcles de la
reſpiration ; & lorſqu'elle a lieu, cette
irritation, à l'orifice ſupérieur de l'eſtomac, elle occaſionne un mouvement convulſif du diaphragme, ou,
ce qui eſt la même choſe, le hoquet.

Ces différens effets des puiſſances ſtimulantes ſur les différents muſcles du corps, qu'il eſt impoſſible
d'expliquer par les loix de la méchanique, s'expliquent très-aiſément
par les principes que nous avons
établis ci-deſſus. Si la contraction du
muſcle irrité par un ſtimulus eſt attribuée à une ſenſation déſagréable,
& ſi la premiere contraction ne détruit pas entiérement cette ſenſation,
le muſcle ſera agité d'un mouvement
alternatif de contraction & de relâchement, qui eſt le ſeul propre à
éloigner la cauſe irritante : mais ſi
la premiere contraction du muſcle
faiſoit entiérement ceſſer la ſenſation
déſagréable, le mouvement ceſſeroit
auſſi tout-à-fait ; & ſi le contraire
arrivoit, le mouvement de contraction ſe reproduiroit alternativement,
juſqu'à ce que cette ſenſation fût abo-

lie, ou du moins affez affoiblie pour ne pas donner lieu à une nouvelle contraction. Si les caufes de ce mouvement n'étoient pas celles que nous avons affignées, pourquoi le mufcle auroit-il un mouvement alternatif? ne devroit-il pas demeurer dans un état de contraction, jufqu'à ce que la caufe irritante cessât entiérement d'agir?

Le mouvement alternatif des mufcles de la refpiration, dans l'éternument, eft vifiblement adapté à l'éloignement de la caufe qui irrite la membrane pituitaire, & de la fenfation défagréable qui en eft l'effet. Si, par l'air qui eft fortement infpiré & enfuite chaffé avec une grande viteffe du poumon, le ftimulus qui agit fur la membrane pituitaire eft expulfé, un nouvel éternument, ou, ce qui eft la même chofe, une nouvelle contraction convulfive du diaphragme n'aura pas lieu; fi le contraire arrive, l'éternument continuera jufqu'à ce que ce chatouillement ceffe, ou qu'il devienne trop léger pour occafionner une nouvelle contraction. Dans l'éternument, la grande inf-

piration qui fe fait ne fert qu'à procurer une forte expiration, dont l'effet eft plus efficace pour éloigner la
caufe irritante. La contraction convulfive du diaphragme dans le hoquet, celle des mufcles de la refpiration dans la toux, tendent toutes
les deux à faire ceffer une fenfation
défagréable fur le fond de la gorge
& fur la trachée artere. D'une autre part, une forte irritation produite dans l'inteftin rectum par une
trop grande quantité d'excréments,
met en contraction les mufcles du
bas-ventre & le diaphragme, parce
que, dans ce cas, la contraction de
ces mufcles n'a d'autre effet que celui de fe délivrer d'une fenfation défagréable par l'expulfion des matieres fécales. Cela eft fi vrai, que, lorfqu'on eft conftipé, on eft obligé de
redoubler l'effort de ces mufcles pour
aller à la garderobe ; mais, dans ce
cas, l'action de ces puiffances mufculaires eft interrompue, non par
rapport à l'irritation de l'inteftin rectum, mais pour reprendre fa refpiration : cette derniere fonction ne
pouvant être long-temps fufpendue,

le fentiment de fuffocation eft plus difficile alors à fupporter que la fenfation qui réfulte des excréments.

La caufe qui fait que l'érection du membre viril a lieu, quoiqu'elle foit en générale dépendante du *ftimulus* de la femence, ne produit cependant pas des mouvements alternatifs de tenfion & de relâchement: la raifon en eft, que l'effet immédiat de l'érection n'eft pas d'éloigner la caufe ftimulante, ce font les mufcles éjaculateurs qui concourent immédiatement à la fortie de la femence; voilà pourquoi ils agiffent par des fecouffes répétées, dont chacune fert à expulfer une partie de la liqueur ftimulante. Le mufcle orbiculaire de l'uvée & les mufcles de l'oreille interne, reftent dans un état de contraction uniforme, tant que le même degré de lumiere & la même intenfité de fon agiffent fur les yeux & les creilles, parce que leurs contractions ne font pas deftinées à empêcher la lumiere & le fon d'agir uniformément fur ces organes, c'eft-à-dire fur la rétine & le nerf auditif. Si la lumiere diminue ou augmente,

mente, ou que le son soit plus fort
ou plus foible, alors ces muscles se
contractent plus fortement ou se relâchent. Quant à ce qui regarde le
cœur, comme le sang ou la cause
irritante est alternativement reçue
& chassée de ses cavités, il est aisé
de voir que son mouvement doit se
faire comme celui des muscles éjaculateurs de la semence, c'est-à-dire
par des contractions alternatives &
régulieres. Le mouvement péristaltique des intestins est aussi alternatif,
mais il n'est pas si régulier que celui du cœur, parce que la cause irritante agit d'une maniere plus iné-
gale que le sang sur le cœur.

Lorsque les fibres d'un muscle sont
irritées par un instrument tranchant
ou par une autre cause quelconque,
elles entrent en contraction; &, quoique celle-ci soit forte & convulsive,
elle cesse bientôt, & le muscle se relâche. La contraction ne dure pas
uniformément, parce que le mouvement alternatif est plus propre à éloigner la cause stimulante. L'Auteur de
la nature a construit nos organes avec
une telle sagesse que, sans y penser, &

ſans aucune réflexion antérieure, nous opérons les mouvements néceſſaires à la conſervation de notre individu. Il eſt cependant probable que le relâchement alternatif des muſcles irrités, peut être attribué à ce que la cauſe irritante diminue à chaque contraction; le principe ſenſitif étant moins affecté n'agit plus ſur le muſcle, ce qui fait ceſſer la contraction. Si on doute de la vérité de ce que nous avançons, on n'a qu'à conſidérer certains animaux pour s'en convaincre. Par le mouvement du panniculé charnu de leur peau, nonſeulement ils ſe débarraſſent des mouches ou des inſectes qui les piquent, mais ils deviennent moins ſenſibles aux impreſſions des cauſes externes, par la contraction de ce pannicule charnu. La friction d'une partie qui ſouffre, en diminue la douleur; & un homme dont le corps eſt fatigué, change ſouvent de poſture, parce que, durant le mouvement des organes néceſſaires à ce changement, il devient moins ſenſible au mal-aiſe qu'il éprouve. Dans le hoquet, la contraction ſubite &

convulfive du diaphragme affoiblit
ou diminue pour quelque temps la
fenfation défagréable qui fe fait à
l'orifice fupérieur de l'eftomac. Le relâchement des mufcles irrités ne dure
cependant qu'un certain temps : une
nouvelle contraction lui fuccede, à
caufe que la fenfation douloureufe,
affoiblie pour l'inftant, fe réveille
bientôt, & affecte l'ame avec plus
d'énergie ; mais, comme l'irritation
devient plus foible, le mouvement
alternatif du mufcle s'affoiblit de
même. Lorfque l'irritation eft très-
vive, les fibres ne font pas plutôt
relâchées qu'elles fe contractent de
nouveau, au lieu, que quand le *ftimulus* eft léger, il lui faut plus de
temps pour devenir capable de produire une fenfation affez défagréable pour occafionner le mouvement
convulfif de la partie irritée.

Concluons donc, de tout ce que
nous venons de dire, que les mufcles qui font contractés, en conféquence d'une détermination de la
volonté, demeurent dans cet état
auffi long-temps que la volonté agit
fur les nerfs qui vont s'y diftribuer ;

& que les mufcles, dont la contraction ne dépend pas de la volonté
ou du choix de l'ame, mais d'une
fenfation défagréable, font mus conformément à la force ou à l'énergie
de cette fenfation, & qu'ils doivent
être agités d'un mouvement alternatif, parce que chaque contraction
tend à diminuer cette fenfation. Enfin, comme la nature ne multiplie pas
les caufes en vain, il nous paroît très
peu philofophique d'attribuer les
mouvements mufculaires des animaux au feul effet du *ftimulus* fur
leurs fibres, ou à une énergie particuliere du fluide nerveux, ou enfin
à toute autre caufe inconnue, tandis qu'il eft fi facile de les déduire
du pouvoir ou de l'énergie du principe fenfitif, dont l'exiftence nous eft
connue par tant de faits,

CHAPITRE XII.

*Du Pouvoir de l'Ame dans la produc-
tion des Mouvements vitaux &
involontaires des Animaux.*

LE paſſage de Cicéron, qui ſe
trouve au Livre premier des
Tuſculanes, prouve clairement que
pluſieurs anciens philoſophes ont attribué les mouvements des animaux
à l'énergie d'un principe, qui differe
entiérement, par ſa nature, des organes corporels. *Inanimum eſt*, dit Ciceron, *omne quod pulſu agitatur ex-
terno, quod autem eſt animal, id motu
cietur interiore & ſuo ; nam hæc eſt pro-
pria natura animi atque vis..... Quæ
ſit illa vis, & undè ſit intelligendum,
puto non eſt certè nec cordis, nec ſan-
guinis, nec cerebri, nec atomorum.* La
grande difficulté de pouvoir expliquer les mouvements des animaux
par les loix de la méchanique, a fait
douter au fameux Borelli, ſi on ne
devoit pas plutôt les attribuer à l'ame,
qu'à une ſtructure particuliere des
organes & des nerfs. Le grand Leib-

nitz, dans une lettre à Michelotti, va plus loin; il suppose que les mouvements naturels des animaux doivent être attribués à des impressions faites sur l'ame, quoique nous n'en ayions pas la conscience. Leibnitz n'est pas conséquent dans cette supposition; car, en admettant l'harmonie préétablie, l'ame n'agit point sur le corps ni elle n'est point affectée par les objets extérieurs. Stahl, en établissant l'influence de l'ame sur le corps comme un agent raisonnable, a été au-delà du vrai. Cette opinion, par cette raison, a été dans ces derniers temps tournée en ridicule, & on a négligé de la réfuter par des raisons sérieuses & une réponse solide. Cependant on démontre *à priori*, que le mouvement du cœur & des vaisseaux sanguins ne peut être expliqué méchaniquement (*); mais, comme ce genre de démonstration peut nous rendre trop présomptueux, & nous exposer par-

---

(*) *Voyez*, dans le Tome quatre des Essais d'Edimbourg, les arguments très-convaincants du docteur Porterfield.

là à l'erreur, nous allons tâcher de
répondre aux plus fortes objections
qu'on peut faire contre cette opinion, & en même temps de rapporter une foule d'arguments *à posteriori*, & principalement fondés sur
l'analogie, qui prouvent que non-
seulement les mouvements vitaux,
mais encore tous les autres mouvements involontaires des animaux,
doivent être directement attribués au
principe sensitif ou à l'ame.

La principale puissance qui pousse
le sang & le fait parcourir tous les
vaisseaux du corps, est le cœur; mais,
par les expériences du docteur
Hales, il paroît qu'à chaque circulation le sang perd les $\frac{9}{10}$ de la
quantité de mouvement qui lui est
communiqué par le ventricule gauche du cœur. Donc il faut qu'il y
ait dans chaque animal une cause
qui répare la perte du mouvement,
que les frottements ont occasionnée,
c'est-à-dire, qu'il doit y avoir une cause
génératrice du mouvement : or la matiere par elle-même est inerte, & incapable par sa nature de produire aucune

espece de mouvement. D'ailleurs, certains animaux vivent pendant l'hiver dans un engourdissement qui est pour eux une espece de mort, & leur sang a perdu tout mouvement; mais si on vient à les échauffer un peu, les fluides stagnants & le sang se raréfient, le mouvement intestin se réveille, & le cœur, excité par cette activité des fluides, recommence à battre, en premier lieu d'une maniere languissante, puis ensuite, augmentant par degrés son mouvement, il reprend sa vigueur ordinaire. Or, dans ce cas, l'effet seroit plus grand que la cause, s'il n'y avoit pas une autre cause du mouvement que la structure méchanique des organes. Comment se pourroit-il faire que non-seulement cette cause produise un effet plus grand qu'elle-même, mais encore un effet qui augmente par degrés ? Il faut donc qu'il y ait dans ces animaux un principe de vie, qui, étant tiré de son état d'indolence par le *stimulus* de la chaleur, met en jeu les puissances contractiles des oreillettes & des ventricules du cœur, orga-

nes qui font extrêmement fenfibles
à l'irritation des humeurs agitées par
la chaleur.

On a prétendu que la contraction
du cœur dépendoit de l'irruption des
efprits animaux dans les fibres qui
entrent dans fa compofition ; mais,
comme peut-être la cent millieme
partie du fang qui fort du ventricule
gauche ne retourne pas au cœur chan-
gée en efprits animaux, & comme
le mouvement de ce fluide diminue
prodigieufement en paffant à travers
les contours multipliés des vaiffeaux
fanguins du cerveau & du cervelet,
ces efprits ne peuvent jamais agir
affez fortement fur le cœur pour en
opérer la contraction, car une caufe
ne peut pas produire un effet plus
grand qu'elle-même, comme nous
l'avons déja dit.

Le corps humain eft fait de maniere qu'il n'y a aucun moteur qui
puiffe être appellé le premier; chaque mouvement d'un organe dépend
d'un autre, & le tout forme un en-
femble d'action qui ne peut pas s'expliquer felon les loix de la méchanique. La contraction du cœur eft

en effet la cause du mouvement du
sang, & conséquemment de la sécrétion des esprits animaux dans le cerveau, comme on le suppose ; mais,
sans l'impulsion de ces esprits, le mouvement du cœur ne pourroit avoir
lieu. Ces deux causes motrices forment donc un vrai cercle, & peuvent être considérées mutuellement
comme cause & effet ; d'où il suit
que les physiologistes qui attribuent
le mouvement du cœur à l'une de
ces causes, doivent soutenir la réalité
du mouvement perpétuel dans l'a-
nimal aussi long-temps qu'il vit : or
le mouvement perpétuel, selon les
plus grands philosophes est impossi-
ble selon les loix de la méchanique,
ou ne peut s'accorder avec les loix
du mouvement. Nous sommes en
droit de conclure que la contraction
du cœur, la circulation du sang, &
conséquemment la continuation de
la vie, ne peuvent être attribuées à
aucune puissance méchanique ou aucune cause matérielle, mais à l'énergie du principe sensitif capable d'en-
gendrer le mouvement.

Que l'ame concoure au mouvement du cœur, cela a été mis hors de doute dans les chapitres précédents ; & il eſt très-probable, ſoit par le raiſonnement, ſoit par l'analogie, que le *ſtimulus*, quel qu'il ſoit, n'excite les muſcles à ſe contracter qu'autant qu'ils ſont animés par le principe ſenſitif : d'où il ſuit que les contractions alternatives du cœur ne peuvent être déduites, en aucun ſens, de l'irritation que fait le ſang ſur les parois des ventricules, qu'autant que l'ame eſt déterminée par cette irritation à mettre en action les nerfs qui ſe diſtribuent au cœur.

Cette théorie du mouvement du cœur reçoit une nouvelle preuve de l'analogie qui exiſte entre ce mouvement & ceux de la reſpiration, celui des muſcles de l'oreille interne, & enfin celui de la prunelle. Nous avons clairement démontré que ces mouvements provenoient de l'ame affectée par une cauſe ſtimulante, & qu'ils étoient inexplicables par les principes de la méchanique. Le premier de ces mouvements, celui de la reſpiration, eſt entiérement conforme à celui du cœur , en ce qu'il

se fait soit que nous y pensions ou
non, soit que nous dormions ou que
nous soyions éveillés; il en diffère
seulement par l'empire que la volonté a sur lui, & qu'elle n'a pas
sur celui du cœur. Le mouvement de
la pupille, opéré par l'action de la
lumiere, & celui des muscles de l'o-
reille interne par les sons, different
du mouvement du cœur en ce qu'ils
sont l'effet d'une cause externe, tandis que celui du cœur est l'effet
d'une cause existante dans le corps;
cependant ils sont exactement conformes à ce dernier, en ce qu'ils sont
hors du domaine de la volonté. Puisque, dans les muscles de la respiration, nous avons l'exemple d'un mouvement vital, & le plus souvent involontaire, cependant soumis à la
puissance de l'ame, & que, dans les
muscles de l'iris & de l'oreille interne, nous avons celui d'un mouvement qui, quoique non vital, est
cependant entiérement involontaire
& dépendant de la même cause; ne
pouvons-nous pas conclure, par analogie, que la contraction du cœur,
dont le mouvement est vital & in-

volontaire, doit être rapportée au principe fenfitif, déterminé à agir fur cet organe par l'irritation d'une caufe matérielle, qui fe renouvelle à des intervalles égaux ? Ce que nous difons du mouvement du cœur comme dépendant de l'ame, peut également s'appliquer au mouvement périftaltique de l'eftomac & des inteftins, & aux autres mouvements vitaux & involontaires.

Quoique tout ce que nous avons dit nous paroiffe fuffifant pour faire voir aux efprits non prévenus , que les mouvements des animaux, foit volontaires, foit involontaires, doivent être attribués à l'action de l'ame ; cependant, comme certains efprits font plus difpofés à adhérer à ce qu'ils ont toujours cru qu'à croire ce qui eft vrai, & qu'ils peuvent faire plufieurs objections qui leur paroîtroiént affez fortes pour n'y pas trouver de réponfe, nous allons répondre aux principales, & à celles dont la folution nous paroît plus difficile. Ce fera pour nous une nouvelle occafion de confirmer la doctrine que nous avons établie.

1ere Objection. Lorfque nous attribuons à l'ame la formation des mouvements vitaux & involontaires des animaux, nous les attribuons, dans le fait, à un pouvoir dont la nature & la maniere d'agir nous font abfolument inconnues.

Réponse. Quoi que les prétendus philofophes de nos jours en puiffent dire, il n'eft pas poffible de nier dans le corps humain & dans celui des animaux, l'exiftence d'un principe vivant, fentant, agiffant, dont la nature eft, très-différente de celle de la matiere. Si nous attribuons à ce principe les mouvements volontaires, quoique nous n'en connoiffions ni la nature ni la maniere d'agir, pourquoi ne dériverions-nous pas les mouvements vitaux & involontaires de la même fource, fur-tout lorfqu'une multitude de phénomenes, & la plus forte analogie, concourent à établir la vérité de cette opinion ? Qu'il exifte telle caufe, comme la gravité ou l'attraction, qui fait que les parties de la matiere agiffent les unes fur les autres, nous n'en pou-

vons douter, parce que nous obfervons les effets de l'attraction, quoique fa nature nous foit inconnue ;
& fi les philofophes fe fervent tous
les jours, avec la plus grande jufteffe, de ce pouvoir inconnu pour
expliquer les phenomenes de la nature, pourquoi nous feroit-il défendu
& paroîtroit-il abfurde de recourir
à la puiffance de l'ame pour expliquer les mouvements & les actions
des corps animés? Ce principe n'eft-
il pas toujours préfent dans le corps,
& ne voyons nous pas qu'il agit fans
ceffe fur notre individu? S'il s'agiffoit de rendre compte des mouvements d'une machine inanimée, nous
croyons qu'il feroit très-ridicule de
recourir pour cela à un principe vivant & immatériel. Il n'en eft pas
de même lorfqu'on veut développer
la caufe des mouvements du fyftême
animal ; on ne peut pas bannir l'influence de l'ame dans leur explication, quoiqu'on doive tâcher de déduire, autant qu'on le peut, certains
phénomenes des loix du mouvement.

Il n'eft pas néceffaire de comprendre la nature & la maniere d'a-

gir de l'ame, pour en déduire les phénomenes des mouvements vitaux ;
il suffit que nous connoissions par
l'expérience que l'ame sent, qu'elle
a des sensations & le pouvoir de mouvoir le corps.

Le lecteur s'appercevra aisément
que l'objection qu'on nous fait, d'expliquer les mouvements involontaires des animaux par un principe dont
nous ne connoissons ni la nature ni la
maniere d'agir, peut être facilement
retorquée. Les plus grands physiologistes n'ont-ils pas voulu expliquer
le mouvement du cœur par une puissance cachée & inconnue, mais inhérente à sa substance, ou aux oscillations d'un fluide qu'ils supposoient
couler dans ses fibres, & dont ils ignoroient parfaitement la nature ?

Tous les efforts qu'on a faits pour
expliquer les mouvements des animaux par un pouvoir entiérement
matériel, ont été vains & sans succès ;
& on a démontré, non - seulement
que ces mouvements étoient au dessus
d'une puissance matérielle, mais aussi
que la supposition d'un pouvoir purement méchanique ne pouvoit, par

aucun moyen, s'adapter aux phénomenes que nous obfervons. Il eft difficile de concevoir pourquoi les phy-
ficiens ont travaillé fi infructueufe-
ment & fi long-temps à expliquer l'action du cœur & des autres mouvements vitaux des animaux par les
propriétés du corps, fans y faire entrer pour rien la puiffance de l'ame.
Quelques-uns, enthoufiaftes de Defcartes, n'ont pas voulu admettre d'autres explications que les fiennes ; les
autres , trop grands amateurs des
raifonnements méchaniques dans la
phyfiologie, ont cru qu'on ne devoit
fe fervir que de tels arguments; d'autres, enfin , ont rejetté la puiffance
de l'ame, d'après les explications ex-
travagantes des Stahliens : ces derniers fe font imaginés qu'on ne pouvoit fe fervir de l'ame pour expliquer ces mouvements, qu'en admettant l'opinion des Stahliens dans fon
entier.

Plufieurs philofophes ont fuppofé deux principes diftincts dans
l'homme , le premier qu'ils ont appellé l'ame, l'autre l'efprit. Par le
premier, ils ont entendu le principe

vital & fenfitif qui eft la caufe des mouvements vitaux; & par le dernier, l'entendement ou la faculté de penfer. Selon eux, nous avons l'ame fenfitive en commun avec les brutes; mais l'efprit, ou le principe de la penfée, eft d'une nature plus élevée, & n'appartient qu'à l'homme feul.

Plufieurs matérialiftes modernes ont confidéré l'ame comme une efpece de matiere d'un genre plus fubtil, contenue principalement dans le cerveau & les nerfs, & mêlée avec les autres fluides; mais ces efprits matériels ou cette matiere fubtile ne doit pas être plutôt reconnue pour être le principe de la vie, que le fang dont elle eft extraite; & c'eft avec encore moins de raifon qu'on peut la regarder comme douée de fentiment, puifque la matiere, par elle-même, eft mife en action par un être qui lui eft fupérieur, & qu'elle eft incapable, abandonnée à elle-même, de fentir, d'avoir des perceptions, d'éprouver de la douleur ou du plaifir. En effet, d'après ces confidérations, il n'y a eu qu'un très-petit nombre d'auteurs qui aient fup-

poſé l'entendement matériel. Certes
les puiſſances & les facultés de l'eſprit ne dépendent en aucune maniere de la matiere, ni des éléments
dont les anciens & les modernes ont
cru qu'elle étoit formée : le feu lui-
même, le plus ſubtil & le plus actif de ces éléments, eſt auſſi incapable de penſer & de réfléchir, que l'eau
& la terre. *Animorum*, dit Ciceron,
Tuſculan. Lib. I, *nulla in terris origo
inveniri poteſt. Nihil enim eſt in ani-
mis mixtum atque concretum, aut quod
ex terra natum atque fictum eſſe videa-
tur : nihil ne aut humidum quidem, aut
flabile, aut igneum; his enim in natu-
ris nihil ineſt quod vim memoriæ, men-
tis, cogitationis habeat, quod & præ-
terita teneat, & futura provideat, & com-
plecti poſſit præſentia...... Membrorum
verò ſitus & figura corporis, vacans
animo, quam poſſit harmoniam efficere
non video.* Eſt-il poſſible de comprendre la maniere dont le mouvement,
le ſentiment, la raiſon, pourroient
réſulter de la figure, de la connexion, de la ſituation ou de l'arrangement des différentes parties du
corps ? Jamais les fauteurs du maté-

rialifme n'ont pu parvenir à éclaircir ce point important.

Il eft donc impoffible d'être du fentiment de ceux qui attribuent toutes nos actions à un principe purement matériel; mais, en même temps, il me femble qu'il n'eft point néceffaire d'admettre deux principes non matériels, diftincts l'un de l'autre. L'ame, & l'efprit ou l'entendement, ne font qu'un même principe confidéré fous des rapports différents. Comme principe fentant, on peut l'appeller feulement du nom d'*ame*; & comme principe penfant, la dénomination d'*efprit* lui convient.

> Nunc animum atque animam diù conjuncta teneri
> Inter fe, atque unam naturam conficere in fe.

LUCRET. Lib. III. verf. 137 & 138.

Les mouvements involontaires dans l'homme, ne doivent pas être attribués à un principe différent de l'ame raifonnable; c'eft ce qui femble évident, fi l'on confidere que les mufcles & les organes, dont les mouvements ont été généralement attri-

bués à l'ame fenfitive, ne laiffent pas
d'être, dans plufieurs cas, dépendants de l'ame raifonnable, D'un autre côté, les mouvements des mufcles foumis au pouvoir de la volonté,
deviennent fouvent involontaires,
Par exemple, le diaphragme, dont
les mouvements font involontaires
dans le hoquet, & fe font dans la
refpiration ordinaire fans que nous
en ayions la confcience, eft néanmoins fujet à l'influence immédiate
de l'entendement : car, dans la refpiration, nous pouvons volontairement
augmenter, diminuer, accélérer &
même arrêter fes mouvements. Les
matieres fécales & l'urine font éva-
cuées en partie volontairement, lorfque l'inteftin rectum ou la veffie ne
font que légérement irrités, au lieu
que, fi l'irritation eft très-vive, les
contractions de ces organes deviennent involontaires & convulfives,
Les paupieres, que la volonté femble
entiérement mouvoir, fe meuvent
cependant le plus communément fans
qu'elle y ait part, & même quelquefois malgré tous les efforts qu'elle
peut faire pour empêcher leur mou-

vement. L'action des muscles accélérateurs de l'urine eft volontaire dans l'excrétion de l'urine, mais elle eft involontaire dans l'éjaculation de la femence. La pupille, dont le mouvement eft volontaire lorfque nous avons le deffein de voir un objet diftinctement, fe meut involontairement par la feule impreffion de la lumiere. Ainfi il n'y a pas un mufcle dans notre corps, foumis à la volonté, qui n'en devienne indépendant, étant irrité par un *ftimulus* d'une certaine énergie, foit que l'irritation fe faffe fur le mufcle même, foit que cela arrive fur une partie avec laquelle il ait de la fympathie.

D'ailleurs le principe fentant & le principe raifonnant doivent être abfolument confidérés comme un même principe, puifque nous avons la confcience de nos fenfations, de nos penfées & de nos raifonnements. C'eft donc l'efprit, ou l'être fpirituel qui eft dans nous, qui fent, qui penfe, qui raifonne, & qui, quoiqu'un feul & même principe poffede ces différentes facultés, agit différemment dans ces différentes opérations.

Or, comme la mémoire eſt différente,
de la perception des idées, & comme
l'exercice de la volonté eſt différent
de l'opération de l'entendement, que
nous appellons raiſonnement, on
pourroit, à plus juſte titre, ſoutenir
que nous avons plutôt quatre ames
que deux ; une rationnelle, une autre
réminiſcente, une troiſieme agiſſante,
& une quatrieme qui ſent. Dans les
brutes de la plus baſſe eſpece, il y a
évidemment un principe ſentant,
mais ce principe eſt dénué de raiſon
& d'intelligence : dans celles d'une
eſpece plus élevée, nous voyons cependant quelques traces de raiſon.
L'eſprit humain, outre les facultés
qu'il a de commun avec les bêtes,
a encore la raiſon qui n'appartient
qu'à lui ſeul ; il peut être regardé
comme agiſſant tantôt par la faculté
de ſentir, & tantôt par celle de rai-
ſonner.

Si quelqu'un cependant vouloit abſolument ſoutenir que le principe
ſenſitif, qui eſt la cauſe des mouvements vitaux, eſt différent du principe raiſonnable, nous pourrions
nous abſtenir de diſputer avec lui ;

car ce que nous avons avancé dans cet Essai est également vrai , soit que ces deux principes soient diffé-rents, ou non.

Mais, quoique nous regardions l'opinion qui soutient l'identité des deux principes comme la plus pro-bable, nous ne pouvons pas être de l'avis de Stahl & de ses disciples, qui veulent nous perfuader que l'ame préside aux mouvements du corps en tant qu'elle est raisonnable, & qu'elle redouble quelquefois ses efforts pour détruire un obstacle , par la con-science qu'elle a du besoin d'agir avec plus d'activité. Les enfants, les im-bécilles , les brutes de la plus basse espece , qui font très certainement destitués de raison , ne laissent pas que de former tous les mouvements vitaux & involontaires d'une ma-niere aussi parfaite que le philosophe le plus sage. Si la contraction du cœur étoit l'effet d'une raison pré-voyante, ou de la conviction que ce mouvement est nécessaire à la santé & à la vie, l'ame alors devroit le modérer, le diminuer ou l'augmen-ter, selon que la conservation de l'in-dividu

dividu l'exigeroit. Ce mouvement devroit être aussi soumis à la volonté que celui des yeux, que nous dirigeons vers tel ou tel objet, que nous ouvrons & que nous fermons comme il nous plaît.

D'ailleurs, si l'exercice de la raison étoit nécessaire à la continuation des mouvements vitaux, l'ame devroit en avoir la conscience ; car dans chaque raisonnement relatif à une action, il faut que l'ame compare, & c'est en conséquence de cette comparaison, qu'elle choisit. Je ne crois pas qu'aucun philosophe puisse soutenir que l'ame compare deux ou plusieurs idées, sans en avoir la conscience.

Ainsi il n'est pas pas possible d'attribuer à l'ame, en tant que raisonnable, ces mouvements : car ceux qui résultent d'une sensation désagréable, se font avec tant de rapidité, qu'aucun exercice de la raison ne peut avoir lieu, & ils semblent n'être qu'une conséquence nécessaire & immédiate d'une perception désagréable. L'Etre suprême a mis dans notre ame un sens moral, par le moyen duquel nous approuvons ou défapprouvons certaines actions, dans le même inftant & fans aucun raifonnement antérieur. Un tel fens n'eft-il pas abfolument néceffaire aux intérêts de la vertu parmi les hommes ? Je fuis très-perfuadé que l'analogie paroîtra très-naturelle avec ce fens moral : fi nous fuppofons notre ame formée & unie au corps de telle maniere, qu'en conféquence d'une puiffance ftimulante qui affecte nos organes, ou d'une fenfation défagréable, il arrive certains mouvements propres à éloigner la caufe irritante, & cela fans aucune conviction occafionnée par le raifonnement, que tels mouvements font néceffaires à cette fin. Ainfi nous mangeons, nous buvons, nous travaillons à la propagation de l'efpece, non dans la vue, ou de nous conferver nous-mêmes, ou notre efpece, mais feulement en conféquence de la fenfation de la faim, de la foif, &c.

Notre ame, en produifant les mouvements vitaux & involontaires, n'agit donc pas comme raifonnable, mais comme principe fentant, lequel, fans raifonner fur fon action, eft déterminé néceffairement par une fenfation défagréable, ou par un *ftimulus* qui affecte nos organes : femblable à une balance qui penche toujours du côté où le poids eft plus grand.

La fin générale de tous les mouvements eft d'éloigner ce qui irrite, ce qui dérange ou ce qui trouble l'harmonie des fonctions de l'économie animale : ainfi les mouvements violents du cœur dans le commencement d'une fievre-continue, de là petite vérole ou d'autres maladies contagieufes, font déterminés par l'irritation que les caufes morbifiques excitent fur le fyftême des vaiffeaux fanguins. Néanmoins, comme dans certaines occafions l'action la mieux dirigée peut devenir nuifible par fa trop grande énergie, il arrive quelquefois que ces mouvements, au lieu de procurer un bien, tendent plutôt à la deftruction de toute la machine. Mais le plus communément cette faculté eft plus avantageufe que nuifible, car fans elle les caufes fi fréquentes & fi multipliées des maladies, s'accumuleroient dans notre corps, sans que nous puissions nous en appercevoir, ni y apporter du remede : nous serions sans cesse exposés à perdre & la santé & la vie.

En général, il paroît certain qu'il y a dans l'homme un principe sentant, intelligent, qui est également la source de la vie, des sensations, du mouvement & de la raison, & qui, par les loix de son union avec le corps, exerce plus ou moins son pouvoir & son influence sur les organes qu'il met en action, selon les différentes circonstances. C'est ce principe qui agit sur le corps, par l'intervention d'un milieu qui établit sa connexion avec le cerveau & les nerfs. Quoiqu'on n'ait aucune idée de la nature de ce milieu, il nous paroît cependant très-probable qu'il existe, & que, par son moyen, les différentes impressions faites sur certaines parties de notre corps, soit par des causes internes, soit par des causes externes, sont transmises à l'ame ; en conséquence de quoi l'influence nerveuse est déterminée sur tels & tels organes, & devient la caufe de tous les mouvements vitaux & involontaires, de même que de ceux qui font volontaires. Comme principe fentant, l'ame paroît agir néceffairment ; mais, comme principe intelligent, elle agit librement. Dans les mouvements involontaires, elle agit de la premiere maniere ; & dans ceux qui font volontaires, de la feconde.

Les brutes femblent être animées par un principe d'une nature femblable à celle de l'homme, avec cette différence que leur ame ne poffede pas un auffi haut degré de raifon & d'intelligence. Dans les animaux les plus parfaits, comme les chiens, les caftors, les finges, ce principe eft doué d'intelligence auffi bien que de fentiment : leurs actions prouvent non-feulement qu'ils ont de la mémoire, mais encore qu'ils réfléchiffent & qu'ils raifonnent jufqu'à un certain point. Il eft bien étonnant, d'après cela, que Defcartes & plufieurs de fes difciples aient voulu nous perfuader que les bêtes étoient de pures machines.

Dans les brutes d'un ordre infé-

rieur, on obferve moins de réflé-
xion & d'intelligence ; & dans les
dernieres efpeces, à peine les diftin-
gue-t-on des plantes, fi ce n'eft parce
qu'elles nous font appercevoir qu'elles poffedent quelque fentiment, &
qu'elles ont la faculté de fe mouvoir
elles-mêmes.

IIᵉ OBJECTION. Les mouve-
ments vitaux & involontaires des
animaux ne peuvent être attribués
à un principe fentant affecté par une
puiflance ftimulante, comme nous
l'avons expliqué plus haut, par la
raifon que nous n'en avons aucune
confcience.

RÉPONSE. Nous pouvons ne nous
pas appercevoir de cette action : 1°,
parce que l'irritation eft très-légere
& trop petite pour fixer notre attention ; 2°, parce qu'ayant été accoutumés à ces impreffions dès que
nous avons commencé à vivre, nous
les éprouvons, par la fuite, fans nous
en appercevoir.

Tous les jours il nous arrive d'exécuter certaines actions dont nous
avons une véritable perception, &

auxquels nous faifons attention dans les commencements ; mais, par la fuite, la répétition des mêmes actes fe fait fans que nous y penfions. L'impreffion que le fang fait fur les poumons en les traverfant, eft le plus communément fi légere, que nous ne nous en appercevons pas : mais fi cette impreffion augmente, comme cela arrive dans un accès d'afthme, ou après que la refpiration a été fufpendue pendant quelque temps, alors on s'en apperçoit très bien, parce qu'elle eft accompagnée d'une gêne douloureufe. L'action de l'air, des aliments & de la bile fur les inteftins, eft la caufe du mouvement périftaltique de ces organes : ce mouvement fe fait ordinairement fans que nous le fentions ; mais fi le *ftimulus* augmente par l'effet d'un purgatif, ou de quelque humeur âcre contenue dans leurs cavités, alors le mouvement devient très-fenfible.

La force des habitudes eft fi prodigieufe, que lorfque nous avons fait long-temps ufage d'une chofe, nous y devenons infenfibles. Toutes les chofes qui font nouvelles pour nous,

nous affectent plus fort que celles auxquelles nous sommes accoutumés depuis long-temps. Un habitant de la campagne, qui arrive dans une grande ville comme Paris ou Londres, a beaucoup de peine à supporter le bruit des rues; insensiblement ses oreilles s'y accoutument, & il finit par n'en n'être plus affecté.

La même chose semble avoir lieu par rapport à ce qui se passe dans notre corps. Peu de personnes en santé sentent le battement de leur cœur, quoiqu'il touche les côtes : cependant le mouvement d'une mouche sur le visage ou sur une main, leur produit un chatouillement désagréable. La pulsation de l'aorte ne nous est jamais sensible; mais s'il arrive qu'une petite artère batte plus fort, à cause de quelque engorgement, nous nous en appercevons très-bien. De tout ce que nous venons de dire, il faut conclure que ce n'est pas une raison de nier l'influence de l'ame sur les mouvements vitaux & involontaires, parce qu'ils s'operent en nous sans que nous en ayions conscience : & de croire que le sang ne fait aucune impreſſion ſur les parois du cœur, parce que nous n'éprouvons aucune ſenſation particuliere au moment de ſa contraction.

IIIe Objection. Ne pourroit-on pas dire que quoique nous ne ſentions pas les impreſſions que les différents *ſtimulus* font ſur nos organes, nous devons nous appercevoir de l'action de l'ame ſur les nerfs de ces organes ?

Réponse. Pour que l'homme puiſſe avoir la conſcience d'une action, il faut non-ſeulement qu'il en ait la perception au moment qu'elle ſe fait, mais encore qu'il s'en reſſouvienne après qu'elle eſt paſſée. Il arrive tous les jours que nous faiſons telles ou telles actions dont nous ne nous reſſouvenons aucunement, parce que la ſenſation qui les occaſionnoit étoit trop foible, ou que notre attention étoit détournée par quelque objet plus capable de faire impreſſion ſur nous : il ne s'enſuit pas de-là que notre ame n'y ait pas concouru.

Mettant à part toute conſidération métaphysique, nous pouvons prouver *à posteriori* que l'ame peut agir sur notre corps sans que nous en ayions conscience. N'est-ce pas l'ame qui met en jeu nos bras; nos jambes & nos pieds en mouvement pour marcher, quoique le plus souvent cela se fasse sans que nous nous en appercevions? Ne remuons-nous pas très souvent les paupieres pour éloigner certains insectes ou autres corps flottants dans l'air, dans la crainte que nos yeux n'en soient blessés? Cependant ces mouvements, qui viennent certainement de l'ame, se font sans aucune attention de notre part, & sans que nous nous en ressouvenions. Nous avons démontré dans cet Essai que la contraction de la prunelle par l'effet de la lumiere, & celle des muscles de l'oreille interne par l'effet du son, doivent être attribués à l'ame: malgré cela, nous ne sommes aucunement sensibles à ces mouvements. L'érection du membre viril, occasionnée par des pensées lascives, est assurément produite par le pouvoir de l'esprit; cependant le plus souvent nous n'en avons pas plus de confcience que nous n'en avons de la contraction du cœur. La vue d'un mets agréable nous fait venir l'eau à la bouche ; certaines penfées font caufe que nous répandons des larmes : tous ces mouvements font produits par l'ame, & nous n'en avons aucune confcience.

D'ailleurs, lorfqu'en conféquence de certaines idées l'eftomac eft immédiatement affecté de naufées & de vomiffement, on ne peut nier que cela ne doive être attribué à une détermination de l'action nerveufe, opérée par l'ame. Cette opération n'a-t-elle pas lieu fans que nous y faffions la moindre attention, comme fi le vomiffement arrivoit à la fuite d'une prife d'ipécacuanha ou de tarte ftibié? Ainfi le défaut de confcience dans l'exercice de tous ces mouvements, n'eft pas une raifon fuffifante de ne les pas attribuer à l'énergie du principe fenfitif. Ce que nous avons dit de l'eftomac, peut également convenir au mouvement du cœur; car certaines idées préfentes à l'efprit, peuvent augmenter

ou diminuer ſes mouvements ; & il
eſt indubitable que ce n'eſt que par
le moyen de l'ame que ſe fait cette
augmentation ou cette diminution,
ſans que nous en ayions la moindre
connoiſſance. Donc le mouvement
du cœur peut ſe faire par l'influence
de l'eſprit, & nous en même temps
n'y être pas ſenſibles.

IVᵉ Objection. Si les mouve-
mements vitaux & involontaires des
animaux dépendoient de l'ame, ils
devroient être aſſujettis à la volonté,
& nous devrions être capables de les
ſuſpendre ou de les varier ſelon notre
bon plaiſir.

Réponse. Dans toutes les actions qui ſont le réſultat de notre
réflexion, l'homme eſt un agent libre, c'eſt-à-dire qu'il peut ſelon qu'il
le veut, & ſelon les motifs & les
circonſtances, faire telles actions ou
s'en abſtenir. Il n'en eſt pas ainſi des
actions déterminées par les ſenſations
& le ſentiment, & à l'égard deſquelles la raiſon n'a aucune part,
l'eſprit alors eſt un agent néceſſaire,
dans toute la force du mot. De ce

genre font tous les mouvements involontaires des mufcles, dont les fibres font irritées par un *ftimulus* qui
leur eft appliqué. L'impreffion des
objets externes fur les organes qui
leur font appropriés, excite auffi néceffairement & auffi immédiatement
des idées dans l'ame, que certaines
fenfations défagréables produifent
des mouvements correfpondants dans
le corps. Ainfi nous ne pouvons nous
empêcher de voir les objets qui fe
préfentent à nos yeux, ni d'entendre les fons qui frapent nos oreilles : ainfi l'ame ne peut s'empêcher
d'exercer fon pouvoir de mettre en
contraction un mufcle dont les fibres
fenfibles font fortement affectées
par une caufe irritante. On ne peut
pas nier que ce ne foit l'ame qui
voie les couleurs & qui entende le
fon, lorfque les caufes externes qui
excitent ces fenfations font impreffion fur les organes que la nature a
deftinés à cet ufage ; & nous ne
pouvons, par aucun effort de la
volonté, voir des objets & entendre des fons différents de ceux
qui font le réfultat des impref-

fions préfentes. Par conféquent il feroit déraifonnable de prétendre que
les mouvements vitaux & involontaires des animaux ne peuvent pas
être attribués à l'action de l'ame, parce
que la volonté n'a aucun pouvoir fur
eux.

Une action eft appellée libre, lorfque l'agent qui l'a produite eft le maî-
tre de la faire ou de ne la pas faire,
& lorfqu'il a le pouvoir d'en faire
une autre. L'action d'avaler du poifon eft libre, parce qu'on peut l'a-
valer ou non : mais les mouvements
convulfifs de l'eftomac & du diaphragme, qui réfultent de fon action fur l'eftomac, font abfolument
néceffaires, puifque l'ame ne peut,
en aucune maniere, les empêcher,
étant déterminée néceffairement à
exécuter les mouvements de ces organes, par la fenfation défagréable
que le poifon excite fur eux ; de
même qu'une pierre tombe à terre
fi rien ne la foutient, ou qu'un baf-
fin d'une balance penche du côté
que le poids eft plus grand. La feule
différence qu'il y a, c'eft que la caufe
déterminante agit fur un être vivant

dans le premier cas, au lieu que dans
le fecond elle agit fur une matiere
inerte, & qui n'a aucun mouvement
par elle-même.

Les actions qui réfultent néceffairement d'une irritation faite fur les
mufcles, ou d'une fenfation défagréable, ne font pas formées par l'ame
en conféquence d'un raifonnement
antérieur, ou dans la perfuafion qu'elles font abfolument néceffaires à la
confervation du corps ou à la fanté.
Elles ne prennent pas davantage leur
fource dans l'habitude, car les enfants nouveaux-nés les exécutent
auffi bien que les adultes & les hommes les mieux expérimentés. Ces enfants, auffitôt qu'il font nés, mettent en
jeu les mufcles de la refpiration, fans
y avoir été accoutumés auparavant;
ils ferment les paupieres à l'approche
d'une lumiere vive; ils vomiffent
lorfque leur eftomac fe trouve fur-
chargé; ils éternuent, ils touffent,
fi la membrane pituitaire ou la trachée-artere eft irritée; ils rendent
leurs excréments & leur urine, fi
les inteftins ou la veffie font irrités:
or tous ces mouvements ne deman-

dent aucune habitude pour avoir lieu.
La coutume peut bien être capable
de nous faire exécuter tel ou tel mouvement avec une extrême facilité ;
mais elle ne pourra jamais faire en-
forte que tel mouvement, qui originairement eft volontaire, devienne involontaire. Ainfi, comme le docteur
Haller l'a très bien obfervé, contre le
fentiment des difciples de Stahl, les
mufcles des paupieres & ceux qui
fervent à tenir droite l'épine du dos,
quoiqu'ils foient les plus exercés de
toute la machine, excepté dans le
temps du fommeil, continuent néanmoins d'être foumis à la volonté.

Concluons donc que les mouvements que nous faifons, en conféquence d'une irritation quelconque,
doivent être attribués à la conftitution originale de notre individu, &
aux loix d'union que le fouverain
Etre a établies entre le corps & l'ame,
d'après lefquelles celle-ci, fans aucun exercice de la raifon, tâche, par
toutes fortes de moyens, d'éloigner
la caufe d'une fenfation défagréable,
ou les obftacles qui s'oppofent au
libre exercice des fonctions du corps.

Lorfque l'organe n'eft pas extrê‑
mement fenfible, ou que le *ftimulus*
eft très‑petit, ou bien encore que
la partie fur laquelle il eft appliqué
eft éloignée de celle qui doit être
mife en mouvement, nous pouvons
reftreindre l'effet qui doit s'enfuivre
par un effort de la volonté ; mais fi
les nerfs de la partie affectée font plus
fenfibles, plus fufceptibles d'être mis
en action à la moindre impreffion ;
fi le *ftimulus* eft plus actif, & s'il
agit immédiatement fur la partie à
laquelle il eft appliqué ; alors les mou‑
vements qui en réfultent font nécef‑
faires, & ne peuvent être empêchés
par le pouvoir de la volonté : la rai‑
fon en eft que l'ame, dans ce der‑
nier cas, eft plus vifiblement & plus
fortement affectée par l'irritation,
que par aucune idée ni aucun rai‑
fonnement. On peut confirmer ce
que nous avançons par plufieurs faits.
Quand on va à la felle ou qu'on
urine, la contraction des mufcles
du bas‑ventre & du diaphragme eft
volontaire jufqu'à un certain degré,
& peut être retenue autant qu'il nous
plaît, parce que le *ftimulus* non‑feu‑

lement eſt léger, mais encore qu'il eſt appliqué à une certaine diſtance des organes qui doivent ſe contraĉter : il n'en eſt pas ainſi dans un violent téneſme ou une vive ſtrangurie ; le mouvement de ces muſcles devient alors abſolument néceſſaire & convulſif, non que l'ame agiſſe moins dans ce dernier cas que dans le premier, mais à cauſe qu'une ſenſation très-douloureuſe la force à agir malgré la volonté. Si la membrane interne de la trachée-artere n'eſt que foiblement irritée, nous pouvons nous empêcher de touſſer ; mais nous ne le pouvons plus, ſi l'irritation augmente. Quand la cornée ou la conjonĉtive eſt légérement ébranlée par la lumiere, nous avons la puiſſance de ne pas fermer les paupieres ; mais lorſque quelques ſubſtances âcres ſont appliquées à ces parties, les paupieres alors ſe ferment néceſſairement. Quoique la contraction de la prunelle ſoit l'effet de la lumiere ſur la rétine, & non ſur les fibres de l'iris, cependant cette contraĉtion eſt involontaire, à cauſe de l'extrême ſenſibilité de la partie ir-

ritée. Le mouvement du cœur &
celui du canal alimentaire font entiérement néceſſaires, parce que les
nerfs de ces organes ſont très-ſenſibles, & que le ſtimulus eſt immédiatement appliqué ſur leurs fibres.
Quoique l'ame ne puiſſe diminuer les
contractions violentes du cœur, dans
la fievre ; cependant elle a conſcience
du danger qui peut réſulter d'un mouvement du ſang trop impétueux : le
cœur étant plus fortement irrité que
de coutume, le principe ſenſitif, dans
la vue d'éloigner la cauſe irritante,
eſt néceſſairement déterminé à opérer une contraction proportionnée
à la force qui agit ſur lui. Les mouvements des muſcles de la reſpiration peuvent être accélérés, retar-
dés ou entiérement arrêtés, auſſi ſouvent qu'il nous plaît ; parce que le
ſtimulus qui en eſt la cauſe occaſion-
nelle, n'eſt pas immédiatement appliqué à leurs fibres, mais bien aux
poumons qui ſont très peu ſenſibles,
& qui n'ont qu'une très-petite connexion avec ces muſcles. Lorſque le
ſtimulus eſt plus grand, & que le ſang
trouve une très-grande difficulté à

passer par les poumons, & qu'il y a pour, ainsi dire, un danger éminent de suffocation, le mouvement de ces muscles devient nécessaire, & cesse presque d'être soumis au pouvoir de la volonté. Dans une fievre, quand, par un engorgement ou une obstruction, les mouvements des fluides dans le cerveau ou ses membranes sont dérangés, le malade croit voir des choses qui ne sont pas présentes, & entendre des choses qu'on ne dit pas ; il peut, malgré ce dérangement, être convaincu de son erreur, pourvu que le délire soit léger. Si, d'une autre part, nous tâchons en vain de corriger ce jugement par la raison, le désordre étant trop grand, l'impression qui se fait sur l'ame est trop forte pour qu'aucune considération externe ou aucun raisonnement puisse l'éloigner. Alors un emplâtre vésicatoire appliqué aux jambes ou à la plante des pieds, en occasionnant une grande douleur, & en produisant une impression très-forte sur le principe sensitif, parvient quelquefois à faire cesser le délire.

L'objection qu'on fait contre l'influence de l'ame fur les mouvements vitaux, tirée de ce qu'ils fe font involontairement, paroîtra extrêmement foible, fi on fait attention aux confidérations précédentes.

Si donc nous avons trouvé plufieurs mouvements involontaires réfultants de l'opération de l'ame, & qu'on ne puiffe rien conclure contre l'influence de cette derniere, de ce qu'ils font involontaires; & fi les mouvements des mufcles foumis à la volonté, deviennent involontaires auffi fouvent qu'ils font excités à l'action par un *ftimulus* qui leur eft appliqué; il n'eft point étonnant que les mouvements du cœur & du canal alimentaire foient néceffaires, & indépendants de la volonté, puifque ces organes font perpétuellement expofés à l'action d'un *ftimulus*.

Nous ne pouvons admettre le fentiment de M. Lieutaud, qui prétend que les mufcles font foumis à la volonté ou en font indépendants, parce que les nerfs qui vont s'y diftribuer viennent de différentes parties du cerveau, & qu'ils fe croifent ou s'en-

trelacent fouvent dans leur trajet ;
car nous voyons que les mouvements de l'uvée & des mufcles de
l'oreille interne font involontaires,
quoiqu'ils foient deftitués des conditions requifes par ce fçavant médecin. Il faut en dire autant des mufcles
du bras, dont les nerfs, quoiqu'ils
fe croifent, ne laiffent pas que d'ê-
tre dépendants de la volonté.

Vᵉ OBJECTION. L'ame, par fa
nature, ne peut avoir que la perception des idées & la faculté de les
comparer entr'elles; elle eft donc incapable d'effectuer & de diriger tous
les mouvements vitaux & involontaires, qui font fi nombreux.

RÉPONSE. Cette objection eft
principalement tirée de l'opinion qui
fuppofe que les mouvements vitaux
font dirigés par l'ame, en tant qu'elle
eft un agent raifonnable; elle n'a,
par conféquent, aucune force contre
la théorie que nous avons établie. En
effet, foit que l'ame ne puiffe avoir
la perception que d'une idée à la fois
ou qu'elle puiffe en percevoir plufieurs, il eft certain qu'elle peut

éprouver plusieurs senfations dans dif
férentes parties du corps en même
temps ; car nous fçavons très bien
que nous pouvons remuer au même
inftant plusieurs mufcles foumis à la
volonté. Pourquoi ne pourrions-nous
pas, en conféquence de l'impreffion
de différents *ftimulus* appliqués fur
des organes différents, les remuer
alternativement ?

En examinant les mouvements divers des animaux, on obferve une
analogie frappante entre plusieurs, &
une différence remarquable parmi
les autres.

1° Quelques uns des mouvements
volontaires, par la force de la coutume & de l'habitude, fe forment,
après un certain efpace de temps,
fans que l'attention ni la volonté y
participent ; & quoique nous ayions
le pouvoir de les commencer ou de
les arrêter, felon qu'il nous plaît ,
cependant ils deviennent fi indépendants de la volonté, que nous ne pouvons par la fuite les exécuter que
dans un certain cas. Le mouvement
uniforme des deux yeux peut en fournir un exemple,

2° On peut mettre après ceux dont nous venons de parler, les mouvements mixtes, ou ceux qui tiennent le milieu entre ceux qui font volontaires & ceux qui ne le font pas : telle eft la refpiration, ainfi que le mouvement des pàupieres, lorfque quelque chofe irrite la cornée. Ils ont cela de commun avec ceux qui deviennent involontaires par l'habitude, qu'ils font fouvent formés fans que nous en ayions la confcience; mais ils en different, en ce que les premiers dérivent d'un *ftimulus*, & fe font involontairement lorfqu'il augmente jufqu'à un certain point, au lieu que les derniers commencent par un acte de la volonté, & lui font toujours fubordonnés.

3° Les mouvements involontaires & mixtes en général, fe reffemblent en ce qu'ils viennent d'un *ftimulus*, & qu'ils commencent par avoir lieu fans que nous en ayions confcience; mais ils different en ce que les derniers font en partie dépendants de la volonté, au lieu que les premiers en font abfolument indépendants. Quelques-uns de ces deux efpeces

de

de mouvements ne ceſſent jamais &
continuent d'avoir lieu péndant toute
la vie ; d'autres ne ſont produits que
dans certaines occaſions. Les mouvements du cœur, des poumons & du
canal alimentaire, ſont dans le premier cas ; & la contraction de la prunelle, des paupieres & des muſcles
de l'oreille interne, ſont dans le ſecond.

4° Dans certains mouvements involontaires, nous n'avons jamais la
perception de la puiſſance ſtimulante
ni de l'effort de l'ame qui s'enſuit :
le mouvement du cœur & celui des
inteſtins, peuvent être donnés pour
exemple. Dans d'autres, nous avons
la perception de l'irritation & de la
ſenſation déſagréable qui en réſulte,
mais non celle du pouvoir de l'ame.
Tels ſont les mouvements convulſifs
de l'eſtomac, du diaphragme & des
muſcles du bas-ventre dans le vomiſſement, du diaphragme ſeul dans le
hoquet, des inteſtins pendant l'action d'un purgatif, & des accélérateurs de l'urine dans l'éjacuiation de
la ſemence.

5° Quant à ce qui regarde les

k

mouvements mixtes, comme ceux des paupieres, nous sommes senfibles à l'irritation qui les occafionne, quoique nous ayions rarement confcience de l'effort que l'ame fait pour les produire. Dans ceux de la refpiration, nous ne fentons ni le *ftimulus* qui affecte les poumons, ni l'effort de l'ame qui en eft la fuite : cependant nous pouvons, auffi fouvent qu'il nous plaît, les fufpendre ou les varier comme ceux des paupieres. Les contractions du diaphragme & des mufcles du bas-ventre, lefquelles ont lieu dans l'expulfion des matieres fécales & de l'urine, font auffi du genre mixte, & nous avons la confcience du *ftimulus*, & très fréquemment celle du pouvoir de la volonté: cependant, lorfque l'irritation eft très-grande, ces mouvements deviennent convulfifs & involontaires.

6° Il femble que dans tous les ouvrages de la nature, il y a une gradation & une efpece de chaîne qui lie tous les êtres, & qui a lieu entre chaque efpece d'animaux. Celle qui eft la plus élevée, eft immédiatement fuivie d'une autre qui n'en differa

que très peu. Il en eſt de même des
mouvements particuliers au regne
animal. Les mouvements mixtes ſont
ainſi appellés, parce qu'ils forment
une eſpece de chaîne qui lie ceux qui
ſont volontaires à ceux qui ne le ſont
pas.

Il s'enſuit de ce qui a été dit dans
les ſeĉtions précédentes, dans la vue
de prouver l'influence de l'ame ſur
les mouvements vitaux & involontaires; il s'enſuit, dis-je, que le corps
humain ne peut pas être conſidéré
comme une pure machine. Il eſt étonnant que la plupart des phyſiologiſtes aient été ſi long-temps dans l'erreur à cet égard. Comment n'ont-
ils pas vu qu'une machine, quoique
conſtruite de la maniere la plus in-
duſtrieuſe, ne pouvoit pas former
la plupart des mouvements vitaux ;
& que ces fonĉtions étoient au deſſus
du méchaniſme le plus parfait ? Il
s'enſuit, non-ſeulement que le corps
humain n'eſt pas une pure machine,
mais qu'il doit être conſidéré comme
un ſyſtême bâti avec la plus grande
ſageſſe & le plus grand art : ſyſtême
dans lequel la ſtruĉture particuliere

de chaque partie eſt auſſi admirable
que la beauté & l'arrangement du
tout ; mais ſyſtême néanmoins qui
eſt ſubordonné à une puiſſance douée
d'un principe ſenſible & immatériel
à laquelle il eſt uni, & par l'énergie de laquelle chaque fibre eſt vi-
vante & active.

En conſidérant les mouvements
vitaux & involontaires des animaux,
nous avons fait voir qu'ils dépendent tous d'un *ſtimulus*, & que chaque
organe a un *ſtimulus* particulier, au
moyen duquel il eſt mis en mouvement. Nous avons prouvé en outre,
que ces *ſtimulus* ne pouvoient produire leurs effets que par l'entremiſe
de l'ame ; qu'il y avoit un milieu entre les organes & l'ame, qui étoit
l'inſtrument dont ſe ſervoit l'ame
pour opérer tous ces mouvements.
Mais quelle eſt la nature de ce milieu, quelle eſt la ſtructure de la fibre muſculaire, & quelle eſt la maniere dont les nerfs agiſſent ſur cette
fibre ? Ce ſont des queſtions qui ont
été très ſouvent agitées, jamais ré-
ſolues, ſi ce n'eſt par de fauſſes ſpé-
culations & des hypotheſes, le plus

souvent invraisemblables. Nous ne grossirons pas la foule des auteurs systématiques, en faisant de nouvelles hypotheses pour résoudre ces questions. Lorsque les données ne font pas suffisantes, il vaut mieux attendre que de s'expofer à l'erreur.

Pour completter ce que nous avons à dire sur la matiere que nous avons entrepris de traiter, il nous reste quelques recherches à faire, pour découvrir quelle est la raison qui fait que les mouvements vitaux continuent d'avoir lieu durant le sommeil, & pourquoi les muscles, ou quelques-unes de leurs fibres, font encore doués de mouvement quelque temps après la mort ou leur féparation du corps.

CHAPITRE XIII.

Quelle est la raison de la Continuation des Mouvements vitaux pendant le sommeil ?

LA raison pourquoi les organes immédiats de la vie sont agités d'un mouvement alternatif de contraction, pendant que les autres muscles des mouvements involontaires sont seulement contractés dans certaines occasions, est facile à appercevoir d'après ce qui a été dit. Nous avons fait voir que les premiers sont continuellement exposés à l'action d'un *stimulus*, & les derniers seulement en certains temps. Mais puisque, durant le sommeil, les organes des sens sont en repos, & que les muscles volontaires sont relâchés & ne sont aucunement disposés à l'action ; ne pourroit-on pas dire que le cerveau, ayant moins d'influence qu'à l'ordinaire, les mouvements vitaux doivent cesser ou au moins diminuer considérablement ?

La réponse qu'on pourroit faire,

ce feroit de dire que les mouvements vitaux doivent fe faire fans
s'affoiblir ou diminuer, parce qu'ils
font toujours expofés à l'action d'un
ftimulus, foit que nous dormions ou
que nous foyions éveillés. Cette réponfe ne peut pas être bonne, car
la caufe ftimulante peut refter la
même ou même être augmentée, &
malgré cela l'organe peut produire
un mouvement plus foible, parce que
par lui-même il y aura moins d'aptitude. La difficulté que nous devons
donc tâcher de réfoudre, eft de développer pourquoi les organes des
mouvements vitaux n'éprouvent pas
la même chofe durant le fommeil que
ceux des fens, & ne deviennent pas,
comme ces derniers, moins difpofés à remplir leurs fonctions.

Le fommeil femble devoir être attribué à quelque changement dans
cette partie du corps que les anatomiftes ont appellé cerveau, pour
le diftinguer du cervelet. En effet,
cela paroît certain d'après les obfervations qu'on a faites; on a remarqué que fi une perfonne, à la fuite
d'un coup, a une partie du crâne

emportée, le sommeil arrive en conséquence d'une très-légere compression sur le cerveau, tandis qu'une compression semblable sur le cervelet amene, au lieu du sommeil, la mort ou une syncope. Si donc les nerfs qui vont se distribuer aux organes des fonctions vitales, viennent du cervelet & non du cerveau, il est facile de concevoir pourquoi leurs mouvements ne sont point interrompus pendant le sommeil : car les nerfs du cervelet ne sont point affectés alors, & ils ne cessent pas d'être disposés à agir.

Les expériences de Vieussens (*), de Ridley (**) & de plusieurs autres anatomistes, ont fait voir que la respiration & le mouvement du cœur sont entiérement arrêtés par une plaie du cervelet, mais qu'une lésion du cerveau ne produisoit qu'un très-petit changement dans ces mouvements. D'autre part, plusieurs auteurs d'une grande réputation & très-

____

(*) *Nevrographia, Lib. I, cap. 20.*

(**) Anatomie du Cerveau, chap. 17.

dignes de foi, nous affurent qu'ils fe
font convaincus, par des expériences
reitérées, que les mouvements vitaux continuoient encore pendant un
temps affez confidérable, après que
le cervelet avoit été mis en pieces.
Cependant il ne paroît pas, par les
expériences de ces mêmes auteurs,
que les plaies ou bleffures du cerveau occafionnaffent autant d'altération dans les mouvements, que
celles du cervelet. Que conclure de
ces expériences? Que ni le cerveau,
ni le cervelet, ne font néceffaires
aux fonctions vitales? En raifonnant
de la même maniere, il faudroit auffi
conclure que les nerfs ni leur influence, ne font point néceffaires à
l'exercice de ces fonctions, puifqu'elles ont encore lieu pendant un
certain temps après que le nerf intercoftal & les nerfs de la huitieme
paire ont été coupés. Mais on voit
par les expériences que, qui prouve
trop, ne prouve rien. La feule &
vraie conféquence qu'on en doit tirer, eft que le cervelet influe davantage fur les mouvements des organes
deftinés aux fonctions vitales, que

le cerveau ; par conséquent, les organes vitaux tirent leurs nerfs principaux du cervelet.

Mais quoique le cervelet soit la principale source des nerfs vitaux, cependant sa destruction ne doit pas occasionner la cessation subite des fonctions vitales, par la raison qu'en coupant le nerf intercostal & la huitieme paire des nerfs, les branches des nerfs de la moëlle épiniere, & les esprits (si toutefois on peut appeller de ce nom l'influence du cerveau sur les organes) amassés dans les principaux troncs des nerfs & des fibres du cœur, sont suffisants pour entretenir le mouvement pendant quelque temps : il est vraisemblable qu'un homme peut encore faire sentir quelques pulsations. Dans un chien ou un chat, le mouvement se conserve pendant quelques heures, & dans une tortue pendant près de six mois. La différence qu'il y a entre ce dernier animal & les autres, c'est qu'il a la moëlle épiniere beaucoup plus abondante. Le mouvement du cœur dans plusieurs animaux, après qu'il est séparé de leur corps, nous

démontre affez que les plus petits filaments des nerfs ont affez d'influence pour l'entretenir pendant
quelque temps, mais cette influence
ne peut s'étendre bien loin. Les animaux chez lefquels on a trouvé le
cervelet fchirrheux ou corrompu,
ou affecté de toute autre maladie,
ne peuvent pas plus fervir à prouver que les nerfs des organes vitaux
ne viennent pas de ce vifcere, que
ceux dont le cerveau a été trouvé
offifié ; ou que les monftres, nés fans
ce vifcere, ne prouvent que les
nerfs, qui en tirent leur fource, ne
fervent ni aux fonctions des fens,
ni aux mouvements de ces organes.

D'ailleurs, fi les nerfs des fonctions
vitales ne tirent pas leur origine du
cervelet, & fi ceux des organes des
fens & des mouvements volontaires
ne la tirent pas du cerveau ; pourquoi, dans le temps du fommeil,
ceux de ce dernier font-ils plus relâchés & plus engourdis, tandis que
ceux du premier continuent d'agir
avec la même vigueur ? Pourquoi
dans une attaque d'apoplexie, lorfque les mufcles des mouvements vo-

lontaires font à peine excités à l'action par les plus forts ftimulants, & lorfque les organes des fens font incapables d'aucune fenfation, le cœur cependant fe meut comme à l'ordinaire ? Si le cœur, fi le cerveau & le cervelet fourniffent des nerfs au cœur, pourquoi dans l'apoplexie, lorfque plufieurs autres mufcles du corps font affeétés de convulfions, ce vifcere n'eft-il pas lui-même tourmenté de palpitations ? & pourquoi, dans un animal qui vient de mourir, le mouvement du cœur ne fe renouvelle-t-il pas auffi bien après une irritation du cerveau, que du cervelet ou de la moëlle allongée ?

L'excès des liqueurs fortes & fpiritueufes occafionne le fommeil, la ftupeur, & quelquefois une apoplexie réelle ; cela vient de la raréfaétion du fang, de la diftenfion des vaiffeaux, & de la compreffion du cerveau : d'où il fuit que, puifque les fonétions vitales ont encore lieu après que toutes les autres font fufpendues, le cervelet n'eft pas fi-tôt affeété que le cerveau, foit parce que fa fubftance a plus de confif-

tance, foit parce qu'il en differe par
plufieurs autres circonftances. Mais,
dira-t-on, l'épuifement des efprits ou
des forces, peut être regardé comme
une caufe du fommeil, auffi bien que
la compreffion du cerveau ; d'ailleurs,
cet état de fommeil eft néceffaire
pour réparer les forces : cependant
il paroît que les efprits qui fervent
aux fonctions vitales ne s'épuifent
pas. On peut répondre à cette objection, en difant que les fonctions
vitales toujours égales, & fe faifant
toujours d'une maniere uniforme, ne
demandent pas une auffi grande quantité d'efprits que l'exercice des fens
& des mufcles volontaires, dont les
contractions, quoique moins fréquentes, font cependant beaucoup plus
violentes : ou bien que la fécrétion
des efprits fe fait plus vîte dans le
cervelet, d'où il réfulte un furcroît
de forces capables d'opérer la continuation des mouvements vitaux.
Au refte, foit que ces fuppofitions
foient vraies ou fauffes, les organes
des fonctions vitales étant mis en
action par leurs ftimulants naturels,
foit que nous veillions ou que nous

dormions , doivent néceſſairement continuer leurs mouvements pendant toute la vie, ſans interruption, ou au moins auſſi long-temps que le cervelet ou les nerfs qui en tirent leur origine reſtent dans un état ſain , & que les puiſſances ſtimulantes agiſſent de même.

Il eſt certain que les muſcles qui ont des nerfs provenants du cerveau, peuvent être mis en action pendant le ſommeil par un *ſtimulus :* il n'y a donc pas de doute que les organes des mouvements vitaux ne puiſſent ſe mouvoir ſans diſcontinuer, par l'efficacité du *ſtimulus* qui leur eſt appliqué, ſans admettre aucune différence entre leurs nerfs & ceux des autres muſcles ; ſeulement on pourroit prétendre que leur action deviendroit plus foible pendant le ſommeil. Mais comme cela n'a pas été obſervé juſqu'à preſent, il paroît qu'il y a quelque différence entre les nerfs vitaux & les nerfs deſtinés aux fonctions animales, ſoit par rapport à leur origine, ſoit par rapport à leur nature , à laquelle, auſſi bien qu'à l'action conſtamment répétée de leurs ſtimulants, on doit

attribuer la continuation des mou‑
vements vitaux pendant le sommeil.

Ne pourroit-on pas encore dire,
que les organes essentiels de la vie
sont d'une sensibilité très-grande au
stimulus qui leur est appliqué, & que
cela suffit pour que leur mouvement
ne discontinue jamais, même pendant
le sommeil ; au lieu que les autres
parties, quoique également fournies
de nerfs, ne sont pas si sensibles, &
par conséquent moins propres à une
action continue? Y a-t-il une partie
du corps douée d'une sensibilité plus
exquise que la rétine? & y a-t-il un
muscle qui soit autant capable de dif‑
férents dégrés de mouvement, que
le sphincter de la pupille? Cependant
nous n'ignorons pas que dans une at‑
taque d'apoplexie la rétine perd sa
sensibilité, & la pupille le pouvoir
de se contracter, tandis que le cœur
continue de battre avec la même
force.

L'ingénieux Haller est dans l'opi‑
nion qu'il n'y a aucune différence
entre les nerfs des fonctions animales
& ceux des fonctions vitales, soit
quant à leur origine, soit quant à

leur nature ; il se fonde sur ce que les nerfs intercostaux, les nerfs de l'épine qui s'y joignent & la huitieme paire, donnent des ramifications à quelques-uns de ceux des organes des sens & des mouvements volontaires, aussi bien qu'à certaines parties dont les mouvements sont mixtes, c'est-à-dire, tantôt volontaires & tantôt involontaires ; d'où il résulte, selon lui, qu'on ne pourroit pas concevoir comment, dans le même nerf, la partie qui sert au mouvement vital peut rester sans action, tandis que l'autre partie, celle qui sert au mouvement animal, est violemment agitée, & *vice versâ*. Mais ce raisonnement est vicieux, en ce qu'il suppose, 1° que les organes & les muscles destinés aux mouvements volontaires n'ont point de nerfs particuliers ; 2° que ces deux genres de nerfs sont distribués à chaque partie, sur laquelle ils agissent l'un & l'autre.

Quant à ce qui concerne la premiere de ces suppositions, nous avons remarqué plus haut que le cœur étant excité à se contracter alternative-

ment par l'action du *ſtimulus* du ſang
veineux qui revient au cœur, & que
les gros vaiſſeaux artériels étant mus
en partie par la même cauſe, tout
le ſyſtême des petits vaiſſeaux avoit
un mouvement d'oſcillation, prove-
nant de la légere irritation que les
fluides qu'ils renferment font ſur leurs
parois. Or, puiſque tous lesvaiſſeaux
des animaux, tant ceux qui ont un
grand diametre, que ceux qui en ont
un petit, ſont, comme le cœur &
le canal alimentaire, continuellement
agités d'un mouvement vital ; il eſt
très-probable qu'aucun des organes
de ce mouvement n'eſt privé de nerfs
tirants leur origine du cervelet. Ainſi
l'objeſtion faite contre Willis & ſes
ſeſtateurs, qui penſent que la troiſieme, la quatrieme, la cinquieme
& la ſeptieme paires des nerfs reçoivent pluſieurs fibres du cervelet,
eſt très mal fondée. Au reſte ils peuvent s'être trompés, en ce qu'ils ont
cru que ces nerfs contribuoient à
l'exercice des mouvements vitaux.
Nous avons fait voir qu'il n'y a aucun muſcle dans le corps, dont les
vaiſſeaux ne ſoient agités d'un mou-

vement fpontané ; que par conféquent l'opinion que Ridley avoit le premier embraffée, & que Boerhaave a adoptée après, opinion par laquelle ils prétendoient que tous les nerfs avoient des fibrilles du cerveau & du cervelet, étoit deftituée de vraifemblance. Cependant on pourroit fuppofer que les mufcles du mouvement volontaire empruntent la plus grande partie des fibres nerveufes du cerveau ou de la moëlle épiniere, & qu'il n'y a que très peu de fibres qui viennent du cervelet, pour l'entretien des ofcillations de leurs vaiffeaux ; mais que d'une autre part les organes des mouvements vitaux font abondamment fournis de nerfs qui tirent leur origine du cervelet, & qui fervent non-feulement à l'ofcillation des vaiffeaux fanguins, mais encore au mouvement des mufcles de ces organes.

On ne peut affirmer que les nerfs intercoftaux & la huitieme paire, viennent entiérement du cervelet, fans donner quelques fibres par-ci par-là qui tirent leur origine du cerveau : de-là il eft aifé de répondre

à M. de Haller, en difant que les
ramifications que ces nerfs donnent
aux organes des fens & des mouvements volontaires, font feulement
celles qui partent du cerveau. Si on
dit que la premiere paire des nerfs,
qui va fe diftribuer aux organes d'un
de nos fens & à des mufcles foumis
à la volonté, vient entiérement du
cervelet; on peut répondre qu'il eft
extrêmement difficile de s'affurer par
la diffection fi cela eft vrai ou non.
Néanmoins, comme ces nerfs femblent concourir à la formation de
l'intercoftal, & donner des branches
au nez & à d'autres parties auxquelles
ils vont fe diftribuer, nous pouvons
accorder qu'ils viennent en grande
partie du cervelet.

Par-tout où nous avons parlé, dans
le préfent Ouvrage, des nerfs comme
tirant leur origine du cerveau & du
cervelet, nous avons entendu parler
auffi de la moëlle épiniere, qui peut
être regardée comme une continuation de l'un & de l'autre, & comme
poffédant la même nature & les
mêmes ufages; car la moëlle épiniere ne femble pas être uniquement

une prolongation du cerveau & du cervelet ; mais il eſt probable qu'elle prépare un fluide par elle-même, & que c'eſt par cette raiſon que les mouvements vitaux & autres durent encore pendant pluſieurs mois dans une tortue dont on a coupé la tête.

Quoique les deux ſortes de nerfs dont nous venons de parler ſe diſtribuent au même organe, il ne s'enſuit pas de-là qu'ils ne puiſſent pas agir l'un ſans l'autre. Car, ſi l'ame peut déterminer l'écoulement des eſprits ou l'action de quelques fibrilles nerveuſes ſans affecter celles qui leur ſont contiguës, & ſi les impreſſions des objets externes ſont tranſmiſes au cerveau par les nerfs deſtinés au ſentiment, ſans ébranler les fibres nerveuſes renfermées dans la même enveloppe : pourquoi une légere irritation, faite par les fluides contenus dans les vaiſſeaux d'un muſcle, n'exciteroit-elle pas les fibres circulaires de ces vaiſſeaux à une contraction alternative, par le moyen des nerfs qui viennent du cervelet, ſans affecter les nerfs qui tirent leur origine du cerveau, à l'aide deſquels

le muscle se contracte ? Quoique les
nerfs du cerveau & du cervelet soient
renfermés dans une enveloppe commune, ils sont cependant entiérement
distincts les uns des autres : ainsi
il n'y a aucune raison d'imaginer que
les uns ne puissent pas agir, & les autres rester dans l'inaction.

Mais comme la structure intime du
cerveau & du cervelet, leurs usages
divers, & la distribution particuliere
des fibres médullaires, sont des choses encore environnées de ténebres;
il ne seroit pas étonnant si nous nous
perdions, nous & nos lecteurs, dans
des recherches de cette nature. En
attendant que ce que nous avons
avancé dans cette section, concernant
la différence qui peut être entre les
nerfs destinés à l'exercice des fonctions vitales, & ceux des fonctions
animales, soit entiérement prouvé
& complettement établi : nous
avons seulement présenté, en peu
de mots, ce qui nous semble le plus
probable; & nous n'exposons notre
opinion que comme une chose qui
a besoin d'être affermie par des expériences ultérieures & de nouvel-

les observations. *Sequintur probabiliora ; nec ultrà quam id quod veriſſimile occurrit progredi poſſumus, & refellere ſine pertinacia, & refelli ſine iracundia parati ſumus* (*).

(*) Cicer. Diſput. Tuſcul. L. II.

CHAPITRE XIV.

Des Mouvements obſervés dans les Muſcles des Animaux après la mort, ou après qu'ils ont été ſéparés du corps.

PUISQUE le cœur de pluſieurs animaux continue de ſe contracter alternativement pendant quelque temps, après qu'il eſt ſéparé du corps, & que cette circonſtance pourroit être regardée comme une objection invincible contre la théorie que nous avons donnée des mouvements vitaux ; nous allons rechercher en particulier quelle eſt la nature & la cauſe des mouvements que nous voyons fréquemment arriver dans les muſcles après la mort ou leur ſéparation du corps. Nous nous flattons de prouver que cette objection,

au lieu d'être contraire à notre fentiment, ne fert qu'à le confirmer.
Voici l'objection dans toute fa
force ; nous la tirons de M. de Haller , (Primæ Lineæ Phyfiologiæ,
n° 562.) *Sed manifeftò falfum eft,
motus omnes ab anima oriri , & abf-
que ea materiam fore immobilem fegnem-
que maffam. Nam vis contractilis ad
ftimulum quemcumque , ad quam motus
cordis , inteftinorum , & fortè omnis
motus in homine pertinet, ne requirit
quidem animæ præfentiam, fupereft in
cadavere, fufcitatur mechanicis caufis,
calore, flatu; neque deferit fibram ,
quamdiù nondum refrigerata riguit etfi
dudum animam abegerit deftructio cerebri, cordifque, etfi ex ipfo corpore re-
vulfus mufculus, ab omni imaginabili
animæ fede feparatus fit.*

Plufieurs auteurs, dont quelques-
uns font d'un grand nom, ont attribué le mouvement du cœur, après
la mort ou après fa féparation, du
corps, à une certaine propriété particuliere qu'ils lui ont fuppofée (*),
& qu'on ne trouve point dans les

(*) Van Swieten, Comm. in Aphor. Tome I.

autres muſcles. Les obſervations ſuivantes détruiſent entiérement cette
opinion.

1° Une anguille, après avoir été
diſſéquée, & après qu'on lui a eu
ôté le cœur & les autres viſceres,
a continué de mouvoir ſes autres
muſcles ou d'éprouver des ſecouſſes
alternatives de contraction pendant
plus d'une demi-heure ; peut-être
encore plus long-temps, car nous
avons ceſſé de l'obſerver après cet
eſpace de temps. Harvey nous dit
que, dans les anguilles, non-ſeulement le cœur ſe contracte après avoir
été arraché, mais auſſi les autres
parties muſculaires, même après
avoir été miſes en pieces.

2° J'ai ſouvent obſervé qu'une
grenouille ſe retournoit ſur ſon ventre & ſe remuoit encore une heure
après que le cœur & les autres viſceres avoient été arrachés ; & lorſqu'elle étoit en repos, on pouvoit
encore exciter dans ſes muſcles des
contractions convulſives, en les pinçant ou les irritant avec le ſcalpel.

3° Après que le ſternum de cet
animal eſt ſéparé du corps, on voit
encore

encore un tremblement fur fa furface qui dure près d'un quart d'heure,
& qui enfuite peut être renouvellé
en piquant les fibres mufculaires qui
le couvrent avec la pointe d'un canif (*). Le même tremblement s'obferve fur les mufcles d'un bœuf, qu'on
a féparés du corps immédiatement
après avoir été tué, & on peut le
renouveller de la même maniere (**).

4° Dans un jeune pigeon qui vient
d'être tué, après avoir féparé la tête
des vertebres du cou, & coupé les
mufcles du coté gauche de la poitrine, fur lefquels il s'eft répandu du
fang venant du cœur, on remarque
que ces mufcles font agités du mouvement alternatif de contraction &
de relâchement, pendant près de dix
minutes. Ces contractions fe répetent, mais, femblables à celles du
cœur, elles deviennent plus foibles
par degrés, jufqu'à ce qu'elles ceffent entiérement.

Ne pourroit-on pas dire que la

(*) Swencke Hæmatolog. pag. 28.
(**) *Ibid.*

contraction de ces muscles est plus remarquable & dure plus long-temps, à cause du *stimulus* causé par le sang qui s'est répandu sur eux? La chose ne paroît pas tout-à-fait hors de vrai-semblance, d'après ce que nous avons dit plus haut, que les mouvements de la veine cave sembloient continuer plus long-temps que ceux du cœur, par la raison que le sang reste plus long-temps dans cette veine. Ce qui ajoute encore à cette explication un degré de vraisem-blance de plus, c'est qu'ayant ouvert plusieurs pigeons, & n'ayant point laissé épancher de sang, les contrac-tions qu'on a observées sur les mus-cles du thorax ont été bien moins remarquables, & n'ont pas, à beau-coup près, duré si long-temps.

5° Swammerdam nous dit qu'en disséquant des animaux vivants, il avoit observé ces mouvements de contraction, non-seulement sur cha-que muscle séparé du corps, mais encore sur chacune des fibres mus-culaires dont le muscle est composé; & le même genre de mouvement a été remarqué dans les fibres musculaires qu'on avoit enlevées à des hommes auxquels on avoit extirpé des loupes.

6° Le mouvement vermiculaire des inteſtins continue pendant un temps conſidérable, après qu'ils ont été ſéparés du corps. D'où il faut conclure que tous les muſcles des animaux vivants, ſoit qu'ils ſoient ſoumis à la volonté ou non, ſont agités d'un mouvement convulſif, quoique ſéparés du corps auquel ils appartiennent ; & conſéquemment que les palpitations du cœur, quand on l'a arraché du corps, n'arrivent pas par une propriété particuliere à cet organe, & diſtincte de celle des fibres muſculaires des autres muſcles.

Si les muſcles deſtinés aux mouvements volontaires dans un état de pleine ſanté, demeurant en repos lorſque la volonté ne s'y oppoſe pas, ſont cependant agités de mouvements convulſifs, comme le cœur, après avoir été ſéparés du corps ; on n'en peut pas conclure que, parce que le cœur bat après une telle ſéparation, il peut battre auſſi dans le corps fans l'intervention d'aucune autre caufe que celle qui réfulte de fa propre ftructure : au contraire il s'enfuit que les mouvements alternatifs du cœur, dans les animaux vivants, doivent être attribués à une caufe particuliere qui n'agit point fur les mufcles volontaires.

7° Le cœur d'une anguille, qu'on a arraché & divifé en deux, continue fes vibrations environ vingt minutes.

8° Si on enferme le cœur d'une anguille fous le récipient de la machine pneumatique épuifé d'air, après avoir battu une heure, fon mouvement devient languiffant & ceffe tout-à-fait ; alors on peut le renouveller en laiffant l'air pénétrer dans le récipient.

9° J'ai obfervé que le cœur des grenouilles battoit douze, quinze, dix-huit ou trente minutes après avoir été féparé du corps ; & lorfque les pulfations deviennent languiffantes & font fur le point de ceffer, on peut les reffufciter en le pinçant avec de petites tenettes.

10° Les cœurs de grenouilles,

qui, lorfqu'ils viennent d'être féparés du corps, battent de foixante-
quatre à foixante-huit fois dans une
minute, forment quatre-vingt-dix
à cent pulfations, lorfqu'on les ex-
pofe à un léger degré de chaleur ;
mais après qu'on les a retirés d'auprès du feu, les pulfations diminuent
de frequence, & font réduites au
même nombre qu'elles étoient avant
d'être expofées à la chaleur. De-là il
fuit que la chaleur augmente & renouvelle le mouvement du cœur,
même dans les animaux qui ont le
fang froid. Une trop grande chaleur
détruit ce mouvement dans les animaux qui ont le fang chaud & dans
ceux qui l'ont froid, foit en alté-
rant la ftructure de la fibre mufculaire, foit en agiffant fur les fluides,
de maniere à rendre cet organe incapable de mouvement. C'eft par
cette raifon que le cœur d'une grenouille, & celui d'un pigeon, perdent leur mouvement immédiatement après avoir été plongés dans
l'eau bouillante.

11° Les cœurs de viperes font
agités d'un mouvement alternatif de

contraction & de dilatation, plufieurs heures après qu'ils ont été féparés du corps de l'animal.

12° Le cœur d'une vipere, qui battoit feulement vingt-cinq fois en une minute lorfque le docteur Langrish l'eut féparé du corps, après avoir été échauffé par la chaleur de fa main pendant quelque temps, battit quarante-huit fois dans le même temps; & après qu'il eut été expofé à un degré ou deux de chaleur plus grande que le fang humain, fes pulfations monterent à quatre-vingt-fept dans une minute. (*)

13° Ayant coupé la tête à un coq, il en a réfulté auffitôt des convulfions violentes, & en moins de cinq minutes il a paru entiéremment mort. Après avoir ouvert la poitrine, j'ai vu que le cœur battoit encore, mais beaucoup plus foiblement que celui d'une grenouille ou d'une anguille qu'on vient de féparer du corps. Trois minutes après, lorfque le mouvement commençoit à s'affoiblir, je l'ai tiré hors de la poitrine en cou-

____

(*) Cronean, Lectures, n° 150.

pant les gros vaiſſeaux : après que le ſang qu'il contenoit a été entiérement évacué, j'ai remarqué que le mouvement tremblottant de cet organe a auſſitôt ceſſé, & qu'il n'a pas pu être renouvellé, ſoit en ſoufflant un air chaud dans ſa cavité, ſoit en le pinçant dans pluſieurs endroits; mais, en le touchant deux ou trois fois avec un fer chaud, j'ai apperçu ſeulement une ou deux pulſations.

14° Le cœur d'un poulet ſortant de la coquille, bat une heure après qu'on lui a coupé la tête & les os de la poitrine avec une paire de ciſeaux, & l'oreillette conſerve ſon mouvement plus long-temps qué le cœur. Le mouvement des autres parties ſemble ſeulement ſurvivre de quelques minutes à la perte de la tête : celui du cœur peut être renouvellé en l'irritant avec des pincettes. Dans un autre poulet, Boyle a obſervé que le cœur avoit continué ſon mouvement près de deux heures après que la tête avoit été coupée, par la douce chaleur à laquelle on l'avoit expoſé.

l iv

15° J'ai ouvert la poitrine d'un jeune pigeon ; &, quatre minutes après lui avoir coupé la tête, & ayant trouvé l'oreillette droite & les ventricules diſtendus par une grande quantité de ſang ſans aucun mouvement, j'ai laiſſé tomber de ma bouche une goutte de ſalive chaude ſur le cœur ; alors l'oreillette droite a commencé à battre, & a continué ſon mouvement d'une maniere très-ſenſible, & avec une certaine viteſſe, pendant trois minutes. Huit minutes après, le mouvement étant devenu très-foible & très-lent, a été accéléré encore quelque temps en tiraillant cet organe avec des pincettes : dix-huit minutes après, les contractions de l'oreillette ſe ſont affoiblies au point de n'être renouvellées qu'après un intervalle de huit à neuf battements de mon pouls. Cependant en premier elles ſe ſuccédoient l'une à l'autre beaucoup plus vîte que les battements de mon cœur. Au bout de vingt minutes que les contractions eurent entiéremment ceſſé, elles furent auſſitôt renouvellées après qu'on eut rempli la poitrine d'eau

chaude au degré du fang humain,
& durerent environ deux minutes.

16º. Ayant ouvert la poitrine d'un
autre pigeon, trois minutes après
lui avoir coupé la tête & fait une
ligature au cou, l'oreillette droite,
avec une partie de la veine cave qui
y eſt jointe, ont continué de battre ;
mais les ventricules du cœur étoient
en repos. Quelque temps après, lorſque l'oreillette n'avoit preſque plus
de mouvement, je l'ai renouvellé &
redonné ſa premiere activité, en tirant les côtés de la poitrine & les
éloignant l'un de l'autre, & par conſéquent en tiraillant les gros vaiſſeaux qui ſont attachés au cœur. Lorſque le mouvement de l'oreillette a
été très-affoibli, la veine cave battoit encore pluſieurs fois dans l'intervalle qui ſéparoit les battements
de l'oreillette, & elle a continué de
palpiter encore quelque temps après
que le mouvement n'avoit plus lieu
dans la partie que nous venons de
nommer.

17º Immédiatement après avoir
coupé la tête à un pigeon plus jeune
que les deux premiers dont nous

avons parlé, j'ai ouvert la poitrine, & j'ai remarqué que le cœur battoit encore avec une force confidérable, & à chaque fyftole il pouffoit fortement le fang par une plaie que j'avois faite par mégarde. Quand, après un certain nombre de contractions, ce mouvement eft devenu plus foible & plus irrégulier, je lui ai fait reprendre fa premiere vigueur & pouffer le fang par la plaie avec plus de force, en écartant un peu les deux côtés de la poitrine. Enfuite, lorfque le mouvement occafionné par cet écartement a été confidérablement affoibli, les contractions ont été reffufcitées avec une force double, auffitôt que j'ai eu levé la pointe du cœur avec le bout de mon doigt. Six ou fept minutes après l'ouverture de la poitrine, je n'ai obfervé de mouvement qu'à l'oreillette droite & à la pointe, mais plus fenfiblement à la premiere qu'à l'autre. Trois minutes après, lorfque le mouvement ne pouvoit plus être apperçu dans le cœur, l'oreillette continuoit encore de battre, & les battements étoient accélérés en levant la pointe du cœur, & tirant par conféquent les vaiffeaux qui font attachés à fa bafe.

18° Plufieurs jeunes étudiants ayant étranglé un chat, ils lui ouvrirent la poitrine, & obferverent une efpece de tremblement dans le cœur qui ceffa bientôt, mais qui fut facilement renouvellé par le moyen d'un inftrument tranchant avec lequel ils le piquoient. En tirant les nerfs cardiaques en bas, ils remarquerent que le cœur fe remit en mouvement, & le continua pendant un temps affez confidérable, quoique les nerfs ne fuffent plus irrités.

19° Le cœur d'un chat mort depuis quatre heures, reprit fon mouvement alternatif de contraction & de dilatation, en foufflant de l'air chaud dans les ventricules, à l'aide d'un tube de verre introduit dans le canal thorachique. (*)

20° Le mouvement du cœur a été renouvellé de la même maniere

(*) Wepfer, Hiftoria Cicutiæ aquaticæ, pag. 89.

par Brunner, fur un chien mort depuis un certain temps. (*)

21° Le cœur de l'homme a la même faculté de reprendre fen mouvement après être féparé du corps. Le chancelier Bacon rapporte, dans fon ouvrage intitulé *Histoire de la Vie & de la Mort*, fection ix, qu'un malfaiteur ayant été condamné à avoir le cœur arraché & jetté au feu, on avoit obfervé que ce vifcere, étant fur les charbons ardents, avoit fauté plufieurs fois jufqu'à une hauteur confidérable.

22° Lorfque les convulfions qui accompagnent ordinairement l'inftant de la mort ont ceffé, on obferve que tous les mufcles reftent en repos, à moins qu'ils ne foient tiraillés, pincés ou irrités d'une maniere quelconque.

De toutes les expériences que nous venons de rapporter, il s'enfuit :

1° Que les cœurs de certains animaux féparés du corps fe contractent avec plus de force & fe meuvent

____

(*) Experimenta circa Pancreas, pag. 21.

pendant un temps plus long que d'autres. (n° 9, 11, 13.)

2° Que les animaux amphibies, qui n'ont prefque pas de poumons ou qui les ont très-imparfaits, & qui vivent long-temps dans un lieu dont on a pompé l'air, dont le fang eft froid & le mouvement des humeurs lent & embarraffé, montrent des fignes de vie, non-feulement dans le cœur, mais auffi dans d'autres parties, long-temps après qu'on les a féparés du corps ; ce qui ne s'obferve pas chez les animaux qui ont un poumon bien formé, le fang chaud & le pouls fréquent. (n° 1, 2, 4, 14.)

Les animaux dont les parties confervent le mouvement & les apparences de la vie long-temps après qu'elles ont été féparées du corps auquel elles appartenoient, femblent avoir les humeurs ou les folides bien différents de ceux des autres animaux. Leur fang n'eft pas feulement plus froid, mais il eft peut-être encore plus vifqueux & moins évaporable ; & leurs fibres font tellement conftituées qu'il n'eft pas befoin d'un abord continu du fang dans le cœur, ni d'une influence nerveufe fur ce vifcere, pour conferver fon mouvement pendant un temps plus ou moins long. Ainfi les grenouilles, les anguilles, les viperes & les tortues, fe remuent & vivent plufieurs heures après que leur cœur a été arraché ; & les différentes parties de leur corps fe meuvent affez long-temps après que toute communication eft détruite entr'elle & le cerveau.

Le cœur, toutes chofes égales d'ailleurs, conferve fon mouvement plus long-temps chez les jeunes animaux que chez les vieux, après qu'on a intercepté toute communication entre lui & le cerveau. (n° 13, 15, 16, comparés avec les n° 14 & 17.)

Les cœurs des animaux qui continuent de battre plus long-temps après leur féparation du corps, forment des battements plus diftants les uns des autres. (n° 9, 10, 11, 12.) La raifon n'en eft pas difficile à trouver, d'après l'obfervation qu'on a faite, que le fang de ces animaux eſt beaucoup plus froid & la circulation plus lente.

Les mouvements du cœur ſéparé du corps, ſont bien plus apparents que ceux des autres muſcles. (n° 14.)

L'oreillette droite continue encore ſes mouvements après que les ventricules ſont dans un repos parfait. La veine cave & le ſinus veineux droits, le conſervent plus long-temps que l'oreillette droite. (n° 16.)

Le mouvement du cœur & des autres muſcles, lorſqu'ils ſont ſéparés du corps, eſt non-ſeulement augmenté, mais encore renouvellé, toutes les fois que ces parties ſont irritées par la chaleur, bleſſées par un inſtrument tranchant, que leurs fibres ſont tiraillées, &c. (n° 2, 3, 4, 8, 9, 10, 12, 17.)

Le cœur, après avoir ceſſé de ſe mouvoir pendant un temps aſſez conſidérable, l'animal étant mort, peut être de nouveau mis en action en irritant ou ſtimulant ſes fibres ou ſes nerfs. (n° 18, 19, 20.)

Dans les animaux vivants, les muſcles ſoumis au pouvoir de la volonté n'éprouvent point de mouvements

convulfifs, fans qu'un *ftimulus* ne leur
foit appliqué. Ainfi un animal qu'on
vient de priver de la vie, n'a aucune
convulfion, à moins qu'elle ne foit
occafionnée par quelque plaie, ou
toute autre irritation faite fur les
fibres de fes mufcles. (n° 22.)

D'où il s'enfuit que les contractions alternatives des mufcles des
animaux, après leur mort ou la féparation de ces parties de leur corps,
ne peuvent être attribuées à aucune
puiffance innée, par le moyen de laquelle elles aient lieu indépendam-
ment d'aucune caufe externe ; mais
qu'elles doivent être produites par
une puiffance ftimulante, d'une efpece
ou d'autre, laquelle agit immédiatement fur les fibres mufculaires.

Quand le cœur eft féparé du corps
dans un animal nouvellement tué,
la feule maniere d'opérer cette féparation par la diffection, eft capable
d'augmenter fes mouvements & de
les continuer pendant un temps confidérable, par l'irritation qui en réfulte. Lorfqu'on ouvre la poitrine &
le péricarde, la même chofe peut arriver à caufe du tiraillement des fi-

bres & des membranes attachées à ce viscere. (n° 16, 17.) L'impreſſion de l'air eſt ſuffiſante pour produire le même effet; l'agitation continuelle de ſes molécules devient un *ſtimu-lus* dans ce cas.

Donc les mouvements du cœur dans un animal mort depuis peu, ou après que ce viscere a été ſéparé du corps, doivent être attribués ou au ſang qui reſte dans ſes cavités, ou au contact de l'air extérieur, ou à une irritation cauſée par la ſection ou le tiraillement de ſes fibres, ou des parties qui lui ſont attachées.

Dans une ſyncope & dans les animaux nouvellement tués, les inteſtins continuent d'éprouver un mouvement périſtaltique, même après que le cœur à ceſſé de battre. Ce mouvement ne peut être attribué qu'à l'action des puiſſances ſtimulantes, dont la préſence ne ceſſe pas tout de ſuite après la mort de l'animal; telles ſont l'air, la bile & les aliments.

Boyle nous dit que le cœur d'une anguille ayant été placé ſous un récipient, il s'étoit gonflé ſitôt qu'on avoit pompé l'air qui rempliſſoit le récipient, & qu'il avoit battu plus vîte & plus fort qu'auparavant. La raifon de ce phénomene eft évidente par ce que nous avons dit ci deffus, que la diftraction des fibres d'un mufcle, avoit le même effet pour le remettre en mouvement que tout autre *ftimulus*.

Harvey a obfervé que dans le temps de l'incubation, le cœur d'un poulet dont le mouvement étoit languiffant, & alloit ceffer par l'effet d'un air froid, l'avoit repris plus fort & plus vigoureux par l'effet de la chaleur, & qu'il fe contractoit avec plus de force & plus de fréquence, auffi fouvent qu'il étoit irrité avec la pointe d'une aiguille ou quelqu'autre chofe capable de produire le même effet. D'où il s'enfuit, que le mouvement du cœur dans un animal vivant & dans celui qui eft mort, eft excité par la même caufe.

La conclufion qui fe préfente naturellement d'après tout ce qui a été avancé plus haut, eft qu'il y a dans les mufcles des animaux & dans leurs nerfs, quelque temps après leur mort, ou après que ces mufcles ont été séparés du corps, une cause de mouvement, laquelle peut être mise en action par un *stimulus*, ou une irritation quelconque. Comment & par quel moyen cela arrive-t-il ? c'est ce que nous allons tâcher de développer.

Les physiologistes n'ont jamais été d'accord sur l'explication de ce phénomene ; les uns l'ont attribué aux esprits animaux qui restoient dans les nerfs des muscles. Ces esprits, disoient-ils, demeurent pendant quelque temps dans ces parties, & continuent à couler dans les fibres musculaires, par l'effet de l'attraction des tubes capillaires, ou du froid qui resserre ces petits canaux. Il n'est pas possible d'expliquer un mouvement alternatif de contraction & de dilatation par l'action égale & continue des esprits, ni comment il pourroit être excité par des *stimulus* de différents genres.

D'autres ont cru que les battements du cœur, après la mort d'un animal, venoient de l'élasticité de ses fibres, ou de celle des esprits qui y étoient contenus, & qu'ils étoient excités à

former des oscillations en conséquence d'une impulsion donnée, &
que ces oscillations continuoient de
former un mouvement semblable à
celui des vibrations des corps élastiques. (a)

Si les mouvements du cœur ou de
tel autre muscle étoient l'effet de
l'élasticité, comment arriveroient-ils
à l'approche d'un fer rougi au feu,
ou à la suite d'une irritation faite
avec une pince ou la pointe d'un canif? (No 13.) Comment l'eau chaude peut-elle augmenter l'élasticité des
corps ? ne doit elle pas plutôt la diminuer en relâchant les fibres ? Et
enfin, comment se peut-il que des
liqueurs âcres excitent des vibrations
dans un corps élastique, puisqu'elles
ne produisent aucune impulsion? Cette
opinion n'est donc point admissible :
elle est fondée d'un côté sur des suppositions qu'on ne peut pas prouver, & de l'autre, sur une connois-

---

(*) Lancisi, *de Corde prop.* 58 ; Lieutaud,
Elementa Physiologiæ, p. 71, 72 : Senac,
Traité du Cœur, Tome premier, p. 434 &
452.

fance très-imparfaite des loix des corps élastiques, comparées avec celles des fibres animales. Il est inutile que nous nous y arrêtions plus long-temps.

Il paroît par les expériences rapportées ci-dessus, & en comparant les N°s 8, 9, 10 & 11 du chapitre I, avec ce qui a été avancé dans le chapitre 10, que les mouvements du cœur & des autres muscles après la mort, & lorsque ces organes sont séparés du corps, sont l'effet d'un *stimulus* ; que lorsque ce *stimulus* n'a pas lieu, ils ne se meuvent pas ou qu'ils cessent bientôt de se mouvoir, & ne reprennent le mouvement qu'à la suite de quelques irritations ; que les loix que ces mouvements suivent sont parfaitement conformes à celles qui dirigent ceux qui s'exécutent dans les animaux vivants. Nous avons fait voir dans le chapitre dix, que les contractions des muscles dans un animal vivant, résultoient de quelque cause qui pince, tiraille, ou irrite leurs fibres ; & qu'on ne pouvoit les considérer comme l'effet de la structure ou de l'arrangement mécanique de ces organes, & même d'aucune puisfance mécanique, mais que la faculté de fentir ou d'être animé par un principe fenfitif, étoit la véritable caufe de ces mouvements ; d'où il fuit que les mouvements du cœur & des autres mufcles après la mort ou leur féparation du corps, ne peuvent être attribués qu'à la fenfibilité dont ces parties jouiffent. Tant que cette faculté fubfifte, elles font fufceptibles d'éprouver de l'irritation, & par conféquent de former des mouvements alternatifs de contraction & de dilatation. Quand cette faculté s'affoiblit, ou ceffe, alors les puiffances ftimulantes n'ont plus le même effet fur elles, & les mouvements qui en réfultent diminuent à proportion ou ceffent tout-à-fait.

Le grand *Harvey*, dont l'efprit n'étoit dominé par aucun préjugé, ni livré à aucun fyftême favori, mais qui ne jugeoit les chofes que d'après les faits-bien obfervés & les expériences bien faites, & fur lequel l'imagination n'avoit jamais de prife, étoit intimement perfuadé que le mouvement du cœur dans le poulet lorfqu'on l'irritoit par différents *ftimulus*, étoit

l'effet d'un principe fenfitif. Il com-
paroit cet organe à un animal
qui vit, qui fent & qui fe remue de
lui-même.

Le principe fenfitif s'étend à toutes
les parties du corps, les anime toutes, leur donne à toutes la faculté
de fentir avec plus ou moins d'énergie relativement aux circonftances,
& à la ftructure ou l'arrangement plus
ou moins ferré de leurs parties. Chaque partie nerveufe fent, & chaque
partie d'une fibre mufculaire, douée
de fentiment par le moyen des nerfs,
peut fe remuer à la fuite d'une irritation appropriée, auffi long-temps
que cette faculté fubfifte. L'ame qui
étend fon empire jufqu'au dernier re-
plis de la machine, paroît avoir fon
fiege principal dans un centre, où
tous les nerfs vont fe réunir : c'eft là
qu'elle éprouve la perception des impreffions faites fur les organes. Quoique cette perception n'ait pas lieu
dans plufieurs circonftances, l'impreffion ne s'en fait pas moins fur la
partie fenfible, & le mouvement n'en
réfulte pas moins. Comment cette action de la fenfibilité s'opere-t-elle ?

comment l'ame rend-elle les différentes parties du corps capables de
fentir & de fe mouvoir? comment en-
tretient-elle une correfpondance continuelle avec tous les organes de l'é-
conomie animale? C'eft ce que nous
ne fçavons pas, & ce que probablement nous ne fçaurons jamais. Nous
ne pouvons pas douter, d'après les
phénomenes fenfibles & les faits, de
l'influence d'un principe immatériel
exiftant dans le corps humain ; mais
de quelle maniere cette influence
s'opere-t-elle? c'eft ce que nous ignorons.

Nous avions deffein, en commençant cet Effai, de le terminer par un
chapitre, dans lequel nous euffions
fait voir combien la théorie que nous
avons établie fur des expériences convaincantes, étoit capable d'éclairer
la pratique, en faifant mieux connoître la nature des maladies, &
leur vraie méthode de curation. L'a-
bondance de la matiere nous ayant
fait donner à cet Effai plus d'étendue que nous ne croyons lui en donner, nous remettons à un autre temps
ce que nous nous propofions de dire

fur

fur ce fujet. Nous terminerons cet ouvrage par une réflexion d'un tout autre genre.

Ce que nous avons rapporté dans tout le cours de cet Effai, fait voir combien peu eft fondé le reproche qu'on a fait aux médecins, de n'admettre dans le corps humain qu'un principe matériel. Nous avons démontré qu'il eft impoffible d'expliquer avec fuccès les mouvements de l'économie animale, fans admettre un être immatériel & agiffant par fa propre énergie.

FIN de l'Effai fur les Mouvements involontaires des Animaux.

TRAITÉ

DES

MALADIES DES NERFS.

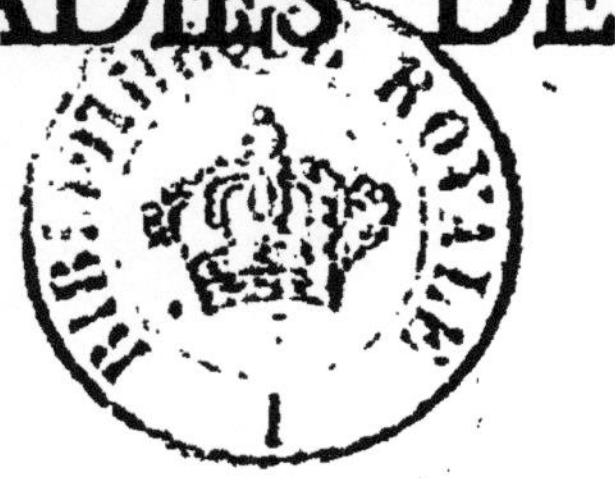

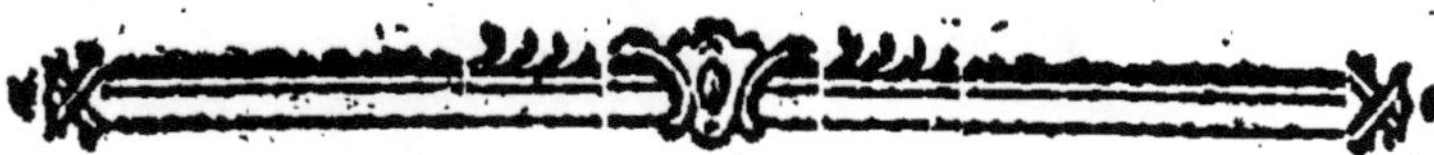

PRÉFACE

DE L'AUTEUR.

LEs maladies qui font le fujet des obfervations que
renferme cet Ouvrage, ont été
traitées par plufieurs Auteurs,
fous les dénominations de *maladies venteufes*, *maladies fpafmodiques*, *maladies hypocondriaques*, *maladies hyftériques*. On
les a aufli appellées en général
maladies nerveufes; mais comme
on a donné communément le
nom de *nerveux* à un grand nombre de fymptômes très-différents
en apparence, & dont la nature
étoit abfolument inconnue, cela
a fait dire fort fouvent que les
médecins ont attribué le caractere de *nerveux*, ou ont donné
le nom de *maladies nerveufes* à
toutes celles dont ils ignoroient

la nature & les caufes. Mon objet, en publiant ces obfervations, eft de montrer que les
médecins ne méritent pas ce reproche, &, en même temps, de
jetter quelque lumiere fur les
maux nerveux, hypocondriaques
& hyftériques.

Comme, dans prefque toutes
les maladies, les nerfs font plus
ou moins affectés, fouffrent plus
ou moins, & qu'il eft très-peu
de maux que l'on ne puifle appeller *nerveux*, en prenant le
mot *nerveux* dans un fens un
peu étendu, on pourroit penfer qu'un Traité fur les maladies
nerveufes devroit renfermer la
plûpart des maux auxquels le
genre humain eft fujet. L'objet
des obfervations fuivantes eft
cependant bien différent. On
s'eft feulement propofé, dans
cet Ouvrage, de traiter de ces

maladies qui méritent le nom de *maladies nerveuses* proprement dites, ou dans la signification étroite du mot *nerveux* ; & parce que ces maladies sont occasionnées, du moins en grande partie, par la délicatesse extraordinaire ou la sensibilité contre nature des nerfs ; & parce qu'on remarque qu'elles attaquent principalement les personnes dont la constitution est telle que nous venons de la représenter, délicate & sensible à l'excès.

La plûpart de ces maladies nerveuses dépendant de la sympathie qui se trouve entre les diverses parties du corps, il nous paroît nécessaire de commencer cet Ouvrage par quelques observations sur la sympathie des nerfs, sujet qui est de la plus grande importance dans la pathologie, tant pour la con-

noiſſance que pour le traitement des maladies.

En raiſonnant ſur la nature
& les cauſes des maladies nerveuſes, j'ai tâché de n'employer
aucune hypotheſe douteuſe;
c'eſt pourquoi je n'ai point eu
recours à la répercuſſion, à la
diſperſion, à la confuſion, aux
combats des eſprits animaux;
toutes opérations qui ne peuvent paſſer que pour imaginaires (a). En effet, nous n'avons
que des probabilités en faveur
de l'exiſtence des eſprits animaux; quant à leur nature & à
leurs propriétés, elles nous ſont
abſolument inconnues. Mais,
quoique la ſtructure infiniment
déliée des nerfs, la nature de
leur fluide & les conditions deſ-

____

(a) Voyez l'Eſſai ſur les Mouvements involontaires des Animaux, qui ſert d'introduction à celui-ci.

quelles dépendent leur faculté de sentir & celle de communiquer le mouvement à tout le corps, soient beaucoup au-delà de notre portée; néanmoins nous sçavons, à n'en pouvoir douter, que les nerfs ont la faculté de sentir, & qu'il est également prouvé par l'expérience, qu'il y a une sympathie générale agissante sur tout le systême de l'économie animale, & qu'il est entre différentes parties du corps une sympathie particuliere & très-sensible. De ce pouvoir qu'ont les nerfs de sentir & d'opérer la sympathie, j'ai essayé de déduire les divers symptômes que l'on doit nommer *nerveux*; & j'ai cru que je ferois mieux d'être fort court sur ce sujet, que de perdre mon temps, & de le faire perdre à mes lecteurs; moi à composer, & eux à lire de subtiles spéculations sur des matieres qu'enveloppent les ténebres les plus profondes.

Si l'on nous objectoit qu'en donnant pour cause aux maladies nerveuses la sensibilité ou la sympathie des nerfs, tandis que nous ignorons en quoi consistent ces facultés attribuées aux nerfs, n'est pas mieux faire que de rapporter ces maladies à une faculté inconnue, ou à des mouvements de flux & de reflux qu'on suppose sans les démontrer; je répondrai seulement que, quoique nous ne puissions pas expliquer pourquoi le chagrin & la joie peuvent produire, par le moyen des nerfs, un mouvement extraordinaire des humeurs dans les vaisseaux des glandes lacrymales ; néanmoins c'est nous conduire à la vérité, & nous faire faire quelques pas dans la science de l'économie animale, des causes des maladies & de leur traitement, de montrer que l'augmentation de la sécrétion des larmes, occasionnée par les passions ou les affections de l'ame, vient de cette cause, c'est-à-dire du mouvement des fluides, produit par la sympathie des nerfs; & n'est pas, selon l'opinion commune, un effet de la compression des glandes lacrymales ou de leurs conduits, par les muscles qui les environnent. Et, pour monter des petites choses aux grandes, quoique Newton n'ait pas prétendu expliquer la cause de la pesanteur, cependant il a fait de grands progrès dans l'astronomie physique, lorsqu'en faisant usage de ce seul principe, il a expliqué les divers mouvements des planetes, & fait abandonner les tourbillons imaginaires de Defcartes, qui avoient été inventés, mais fans fuccès, pour rendre raifon des phénomenes du fyftême folaire.

Dans la partie pratique de cet Ouvrage fur les maladies des nerfs, je me fuis renfermé principalement dans ce que l'expérience a appris ; & je n'ai confeillé que les remedes dont j'ai moi-même fait ufage avec fuccès, ou dont ceux en qui je puis avoir une pleine confiance m'ont attefté les bons effets.

Plufieurs des fujets que j'ai traités étant fort obfcurs, on ne s'attend pas, fans doute, que j'en donne une explication auffi claire que l'on pourroit le faire en écrivant fur des matieres

moins difficiles; & ce fera, j'efpere, une raifon pour que les
habiles médecins voient avec
indulgence les défauts qui peuvent fe trouver dans les obfervations fuivantes. Mais fi, avec
toutes leurs imperfeâions, ces
obfervations font de quelque
utilité pour donner aux plus
jeunes praticiens, & à tous ceux
qui ont peu d'expérience, une
notion plus claire de la nature
de ces maladies que l'on a communément nommées *nerveufes*,
hypocondriaques & *hyftériques*,
ou en quelques occafions pour
les conduire heureufement dans
le traitement ; j'aurai atteint le
but que je me fuis propofé ; &
je ferai fuffifamment récompenfé
de mes peines, par la fatisfaction
que j'aurai en penfant que mon
travail n'a pas été tout-à-fait

inutile au Public, dont l'avantage doit être le motif de tout
homme qui écrit.

Hoc opus, hoc ſtudium, parvi properemus
& ampli,
Si patriæ volumus, ſi nobis vivere chari.

TRAITÉ
DES MALADIES
DES NERFS.

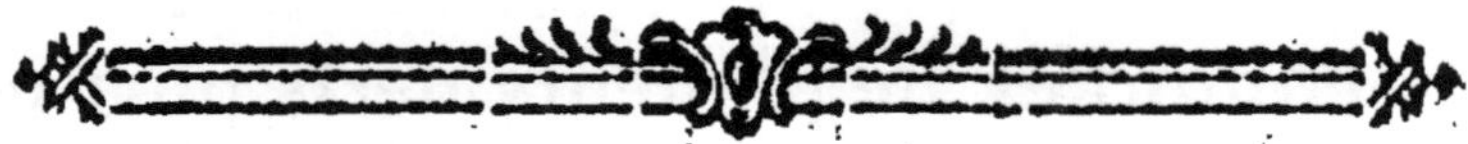

CHAPITRE PREMIER.

De la Nature, de la Structure, de l'Usage & de la Sympathie des Nerfs.

JE pense qu'avant de traiter les matieres qui font l'objet principal de cet ouvrage, & de rapporter les observations qui en forment la plus grande partie, il est à propos de présenter ici des connoissances préliminaires & quelques remarques sur la structure, l'usage & la sympathie des nerfs.

§. I. Les nerfs sont de petits cor

A vj

dons qui prennent leur origine du cerveau & de la moëlle épiniere, & qui se distribuent à toutes les parties du corps. Ils ne paroissent être que les prolongements de la substance médullaire des parties dont ils viennent; & leur force, ainsi que leur fermeté, sont dues aux membranes ou tuniques, ainsi qu'au tissu cellulaire qui les enveloppent.

§. II. Les nerfs qui ont le plus de grosseur, (§. I.) sont évidemment composés de plusieurs nerfs plus petits, qui conservent une direction parallele entr'eux. On observe même, en examinant avec attention, que ces petits nerfs sont entiérement distincts depuis le point de leur origine jusqu'à celui où ils se terminent, sans qu'il y ait entre leurs ramifications ou branches aucune espece de communication semblable à l'une de celles que l'on remarque par-tout dans le système des arteres & des veines.

§. III. Les plus petits filets de nerfs, dont on puisse reconnoître la trace par la dissection, sont encore composés de filaments nerveux plus petits; de maniere que nous ne pouvons nous former d'idée de la fineſſe d'un filet nerveux élémentaire.

§. IV. Quoiqu'il ſemble probable que ces nerfs, (§. III.) qui font une continuation ou les prolongements de la ſubſtance médullaire du cerveau & de la moëlle épiniere, en apportent un fluide, néanmoins la petiteſſe extrême de leurs canaux, & la ſubtilité du fluide qui y coule, ne nous permet pas de nous en aſſurer ; & elles ſont tellement hors de la portée de la meilleure vue, aidée des plus excellents inſtruments propres à en augmenter la force, que nous ignorons abſolument la nature & les propriétés de ce fluide des nerfs.

Nous ne ſçavons point avec certitude ſi le fluide nerveux a ſeulement pour uſage de nourrir & d'entretenir les nerfs, ou s'il n'eſt pas le *medium*, l'inſtrument par le moyen duquel les nerfs exécutent toutes leurs fonctions.

§. V. Les nerfs communiquent le ſentiment & la faculté du mouvement à tout le corps.

Puiſqu'il n'eſt pas néceſſaire que l'opium entre dans les vaiſſeaux ſanguins & foit mêlé immédiatement avec le fang, & qu'il fuffit que cette fubftance foit appliquée aux diverfes parties du corps, pout diminuer ou détruire la faculté qu'elles ont de fentir & de fe mouvoir, phénomene que l'opium opere feulement en agiffant fur les extrémités des nerfs auxquelles on l'applique, il s'enfuit que les nerfs font les inftruments de la fenfation, & néceffaires pour que le mouvement s'opere. On pourroit encore prouver la même chofe par plufieurs autres expériences (*a*) & raifonnements; mais, comme l'action des nerfs eft un point de fait dont tout le monde convient, il eft fuperflu de faire ici l'expofition détaillée des preuves qui fervent à démontrer plus particuliérement cette vérité phyfiologique.

§. VI. Toute partie du corps, qui a des nerfs, a plus ou moins de fentiment (*b*); mais il n'y a que quelques-

---

(*a*) Voyez les *Effais de la Société d'E-dimbourg*, Tome II.

(*b*) On doit excepter quelques parties, comme les os & les cartilages. Quoiqu'il fe

unes de ces parties que leur ſtructure rende capables de quelque mouvement ; & ce ſont les muſcles & les organes qui ſont en partie muſculaires, ou qui tiennent de la nature du muſcle ; ce ſont encore les vaiſſeaux ſanguins, qui, à en juger par les effets des véſicatoires & des autres ſtimulants qu'on y a appliqués, paroiſſent évidemment être doués de l'irritabilité, ou de la faculté de ſe reſſerrer & de ſe relâcher alternativement.

§. VII. On n'obſerve que deux eſpeces de mouvement dans le corps des animaux, pendant leur vie; ſçavoir, le mouvement volontaire, & le mouvement involontaire. Pour que le premier, c'eſt-à-dire le mouvement volontaire, s'exécute, non-ſeument le pouvoir nerveux eſt néceſſaire; mais il faut encore qu'il y ait une libre communication, par le moyen des nerfs, entre le cerveau & les parties qui doivent être miſes en mouvement. Le ſecond mouve-

---

trouve des nerfs dans ces parties, cependant elles n'ont point de ſentiment tant qu'elles ſont dans leur état naturel ou ſain.

ment, ou le mouvement involontaire, continue encore durant un certain temps; mais, à la vérité, il est fort foible; il continue, dis-je, à se faire même dans les muscles qui se trouvent sans connexion ni communication avec le cerveau, parce qu'elles ont été entiérement détruites. On a conclu d'un tel phénomene, que cette espece de mouvement est indépendante des nerfs, & est due à une faculté particuliere ou propriété qui réside dans les fibres musculaires, ou dans cette substance visqueuse, ce *gluten* qui unit les éléments ou les fibrilles dont les muscles sont composés (*a*). J'ai démontré par des raisonnements & des expériences (*b*), que cette conséquence n'est nullement fondée ; c'est pourquoi je me contenterai, pour le mouvement, de faire la réflexion suivante, sur une observation rapportée précédemment. Puisqu'une dissolution d'o-

____

(*a*) Voyez *Acta Gottingensia*, Vol. II.
(*b*) Voyez *Edimburgh physical Essais;*
Vol. II ; & mes *Essais physiologiques.*

pium qu'on applique fur l'extrémité
des filets nerveux, & qui n'a point
été mêlée avec le fang, ou qui n'eft
pas parvenue, par aucune autre voie,
dans le cerveau ou dans les mufcles,
les affecte néanmoins de maniere
que, non-feulement elle détruit la
puiffance qu'ont les nerfs d'opérer le
mouvement volontaire dans les animaux, mais qu'elle rend encore leurs
mufcles incapables d'être mis en contraction par les plus forts ftimulants (a) ; il s'enfuit évidemment que
le mouvement involontaire, auffi
bien que le mouvement volontaire,
dépendent de quelque action ou influence des nerfs (b).

Mais, quoi qu'il en foit, on peut
légitimement conclure, en voyant
le mouvement du cœur, ainfi que
celui des autres mufcles, continuer
encore après qu'ils ont été féparés
du corps, que la contraction des
mufcles qui éprouvent quelque irri-

(a) Voyez l'*Effai fur les Mouvements involontaires*.

(b) Voyez cette opinion, prouvée plus
au long, dans *Edimburgh phyfical Effays*,
Vol. II.

tation, n'eſt pas due à ce que les fibres faites en tubes ou tuyaux ſont diſtendues & acquierent un plus grand diametre, en recevant dans leur cavité, au moment de leur action, une plus grande quantité du fluide nerveux, qu'il n'y en avoit l'inſtant précédent. Mais ce fluide des nerfs ne peut-il donc pas agir autrement qu'en cauſant une diſtenſion dans les fibres muſculaires ? ou doit-on ſeulement regarder les fibres des muſcles comme étant dans un état particulier qui les rend propres à recevoir l'impreſſion du principe vital qui produit tous leurs mouvements (*a*) ?

––––––––––––––––––––

(*a*) Puiſque c'eſt l'opinion dominante parmi les phyſiologiſtes, que la contraction des muſcles eſt due à ce que leurs fibres creuſes ou les tuyaux fibreux dont ils ſont formés, acquierent, dans l'action muſculaire, un diametre plus grand que celui qu'ils ont avant ou après, parce que le fluide nerveux y eſt porté & reçu en abondance, on ne trouvera pas ſans doute hors de propos que je rapporte ici, le plus briévement qu'il ſe pourra, les principaux arguments qui rendent du moins peu vraiſemblable l'opinion la plus reçue.

§. VIII. Comme les nerfs font des continuations ou prolongements de

1. Autant qu'il nous eft poffible d'en juger par des expériences, les mufcles ont moins de groffeur durant leur contraction qu'auparavant. En effet, fi on ôte le cœur des grenouilles de dedans leur corps, il diminue certainement de volume pendant qu'il fe contracte ; & il femble que cette contraction n'eft pas produite parce que leurs fibres ou leurs vaiffeaux fe rempliffent d'un fluide qui les groffit, les diftend, mais que ce phénomene vient de ce que les parties élémentaires, ou les fibrilles dont les mufcles font compofés, s'approchent de très-près les unes des autres, & fe touchent beaucoup plus étroitement qu'ils ne faifoient auparavant.

2. La petiteffe extraordinaire des nerfs, ou leur fineffe, ainfi que la fécrétion & la circulation très-lente de leur fluide, rendent très-difficile à prouver ou très peu vraifemblable l'opinion qui fuppofe que le mouvement mufculaire eft dû à la diftenfion des fibres qui compofent les mufcles ; diftenfion opérée, dit-on, par l'influx extrêmement prompt du fluide nerveux. D'ailleurs, nous n'avons aucune raifon pour croire que le fluide nerveux augmente le diametre des fibres mufculaires, par une efpece de raréfaction ou d'efferefcence.

3. Les mufcles deviennent plus tendineux à mefure que le corps s'éloigne du moment

la fubftance médullaire, foit du cerveau, foit de l'épine, il eft proba-

---

de fa formation, c'eft-à-dire que les fibres de ces parties organiques dégénerent, par leurs extrémités, en filets ou cordons folides ; & ce phénomene arrive plutôt aux fibres des mufcles qui font très-exercés : cependant, fi la contraction d'un mufcle étoit produite par un gonflement occafionné dans fes fibres par un fluide quelconque qui y aborde à chaque contraction, plus on feroit mouvoir fréquemment ce mufcle, moins auffi feroit-il difpofé à devenir tendineux, parce qu'il recevroit plus fouvent un fluide.

4. Si les fibres qui compofent les mufcles font creufes & de forme cylindrique, ou faites en véficules, on peut démontrer qu'il n'eft pas poffible, dans le premier cas, qu'elles cedent d'une plus grande quantité qu'un cinquieme, &, dans le fecond cas, qu'elles fe raccourciffent de plus que du tiers de leur longueur, au moment où elles reçoivent le fluide nerveux dans leurs cavités ; mais nous fçavons que la différence qui s'obferve aux fphincters de la prunelle, de l'anus, de l'eftomac & de la veffie, fi on les examine tous entre leur plus forte contraction & leur plus grande diftenfion, eft beaucoup moins confidérable que les proportions que nous avons accordées ci-deffus.

5. La contraction réguliere alternative qu'on voit continuer dans le cœur des grenouilles, durant cinq ou fix heures après

ble qu'ils font, du moins en partie, nourris par les vaiſſeaux qui ſont étendus ſur les prolongements de la pie-mere qui enveloppent les nerfs, ainſi que le cerveau reçoit ſa nourriture des arteres de la pie-mere. Si cela eſt vrai, nous pouvons aiſément

---

même qu'on leur a coupé la tête & détruit la moëlle de l'épine, & durant une demi-heure ou plus après que le cœur eſt ſéparé du corps, démontre évidemment qu'il n'eſt pas néceſſaire, pour que la contraction des muſcles s'opere, qu'ils reçoivent un fluide envoyé par les nerfs; car, quoique l'on puiſſe ſuppoſer que les eſprits, ou le fluide nerveux, qui ſont reſtés dans les nerfs du cœur, occaſionnent quelques contractions de ce muſcle, cette quantité ne peut pas être ſuppoſée ſuffiſante pour produire pluſieurs centaines de diſtenſions de ſes fibres creuſes.

Si les objections que nous venons de faire, ne renverſent pas entiérement l'opinion la plus généralement reçue, au moins elles ſerviront à me juſtifier de ce que, dans ce Traité ſur les maladies nerveuſes, je n'ai pas employé les termes de *mouvement irrégulier*, de *dérivation augmentée*, de *répercuſſion*, de *confuſion* ou de *trouble des eſprits animaux*, pour expliquer les ſymptômes des maladies nerveuſes, hypocondriaques ou hyſtériques.

comprendre comment les nerfs perdent leur action lorsqu'ils se trouvent entiérement privés de sang artériel ; &, d'un autre côté, comment il arrive que les nerfs agissent encore en partie, quoique le cerveau soit ossifié ou pétrifié.

Quelques auteurs ont pensé que la nutrition des animaux se fait principalement par le moyen du fluide nerveux; se fondant, dans leur opinion, sur ce qu'il est d'observation que les parties dont les nerfs font détruits ou entiérement privés de leur action diminuent de volume, ou maigrissent.

Mais quiconque réfléchit sur la petitesse & la finesse presque inconcevable des nerfs, & combien est subtil le fluide qui doit venir du cerveau (a) aux différentes parties du corps par de semblables canaux, aura peine à se persuader que la nutrition & l'accroissement du corps puissent se faire par ce fluide. Le dessèchement qu'éprouvent les muscles qui sont tombés en paralysie complette, ne prouve

____

(a) Voyez *physiological Essays*, p. 22.

pas que la nutrition s'opere par le moyen du fluide nerveux; car nous fçavons, par des expériences certaines & des obfervations, que le mouvement des fluides, dans les plus petits vaiffeaux, dépend, en grande partie, de l'action des nerfs de ces vaiffeaux; & que, dans le cas où le fluide nerveux vient à manquer, les fluides ou ne circulent pas dans toute l'étendue de ces vaiffeaux, ou du moins la circulation eft très-lente. De-là il arrive que les parties du corps, auxquelles ces nerfs fe diftribuent, étant fans action, & pour ainfi dire comme mortes, elles ne prennent pas autant de nourriture que fi elles étoient dans un état fain (*a*).

§. IX. Les différentes parties de notre corps reçoivent des nerfs, non-feulement la faculté de fentir & celle de fe mouvoir, mais encore une fympathie très-déterminée, qui eft ou générale, & s'étendant à tout le fyftême de l'économie animale, ou

---

(*a*) Voyez *phyfiological Effays*, p. 49.

particuliere, c'est-à-dire, s'exerçant entre certaines parties principalement.

§. X. Chacune des parties sensibles du corps a une sympathie avec tout le corps : elle sera suffisamment démontrée par les faits suivants.

L'eau froide, versée sur une partie du corps qui est chaude, produit une contraction ou un resserrement subit de tous les vaisseaux & des pores de la peau ; & ce moyen réussit assez fréquemment pour arrêter de petites hémorragies.

Les émanations de certaines subs-tances agissant sur les organes de l'odorat lorsqu'on les flaire, donnent, dès le même instant, une nouvelle force vitale, & de la vigueur à tout le corps.

Il est aussi des émanations qui af-fectent tellement quelques femmes délicates & très-sensibles, qu'elles les font tomber en syncope, & leur donnent des convulsions.

On peut exciter diverses passions en employant différents airs de mu-sique ; d'autres airs peuvent les cal-mer : on prétend même que l'on a

quelque-

quelquefois guéri des maladies avec la musique seule (*a*).

Des histoires tragiques, ou la vue d'un combat, font quelquefois une telle impression sur des personnes délicates & sensibles, qu'elles tombent en syncope, & ont des convulsions (*b*).

Lorsque le cerveau est blessé, enflammé, en suppuration, ou qu'il a un autre mal quelconque, pourlors presque chaque partie du corps éprouve quelque accident; & souvent on voit s'ensuivre des vomissements, des tremblements, des convulsions, la paralysie, &c.

On remarque dans les animaux qui

(*a*) Histoire de l'Académie des Sciences, année 1717.

(*b*) Quoique, dans les cas que nous venons de donner pour exemples, ce qui arrive au corps soit dû aux passions ou à la maniere dont l'esprit est affecté; cependant, comme l'esprit ne reçoit d'impression des objets extérieurs que par le moyen des nerfs optiques & auditifs, ces phénomenes peuvent être présentés comme des exemples de la sympathie générale qui s'étend à tout le système nerveux.

font morts récemment, que tous les muſcles du tronc & des extrémités entrent dans des convulſions fortes, quand on inſinue une ſonde dans la moëlle de l'épine.

Lorſque l'eſtomac eſt dans un état parfaitement ſain, & que la digeſtion ſe fait comme il convient, les eſprits nerveux ſont tels qu'ils doivent être pour remplir leur deſtination ; & le corps eſt alors léger, diſpos, & dans un état agréable. Mais quand ce viſcere ne fait pas ſes fonctions comme il faut, la langueur, la foibleſſe, la mélancolie, l'inſomnie, des ſonges pénibles & inquiétants, le cochemar, &c. en ſont les ſuites & les effets.

Une nourriture qui eſt agréable au goût, d'excellent vin, ou d'autres liqueurs ſpiritueuſes, ne ſont pas plutôt parvenus dans l'eſtomac d'une perſonne qui tombe en foibleſſe d'inanition, qu'ils communiquent une nouvelle force vitale & de la vigueur à tout le corps. D'un autre côté, il y a des poiſons qui occaſionnent de violents accidents, des vomiſſements, des foibleſſes, des tremblements, des

convulfions, la ftupidité, le pouls intermittent, la difficulté de refpirer,
le froid des extrémités, & d'autres
fymptômes.

Une épingle enfoncée dans les
membranes de l'eftomac a occafionné
de la fiévre, le délire, & de violentes convulfions (a). On voit fouvent
que des vers qui caufent de l'irritation, foit à l'eftomac, foit à une partie des inteftins, donnent lieu à des
fymptômes morbifiques dont la di-
verfité a de quoi furprendre.

Les accès d'épilepfie ont eu quelquefois pour caufe un os rude, rabo-
teux, capable de bleffer, ou une
fubftance cartilagineufe, qui irritoient
les nerfs du gros orteil du pied ou le
gras de la jambe. La bleffure d'un
tendon ou d'un nerf a occafionné
de la fiévre, du délire, des tremblements, de violentes convulfions, le
tétanos, la mort même.

On pourroit, fi cela étoit néceffaire, rapporter beaucoup d'exemples de cette fympathie générale qui
agit fur toutes les parties du corps.

____

(a) Hildan, *Cent.* 11, *obf.* 34.

Mais il n'y a rien qui mette cette matiere dans un plus grand jour, & qui démontre la sympathie avec plus d'évidence, & sans replique, que les effets de l'opium. En effet, si l'on injecte une dissolution d'opium dans l'intestin rectum d'un chien, l'animal devient, au bout de peu de minutes, paralytique des extrémités postérieures ; il y a aussi de la stupeur & des convulsions (a). Quelques jours après cette expérience, si l'on fait à ce même chien une semblable injection dans la cavité du bas-ventre, & en perçant les téguments ; pour l'ordinaire, l'animal devient paralytique dans le moment même, & il meurt au bout de peu de minutes (b).

Si l'on injecte une dissolution d'opium, soit dans l'estomac, soit dans les intestins des grenouilles, ou même quand on en applique sur les muscles du ventre, dépouillés de leur peau : il s'ensuit dans ces parties une foiblesse semblable à celle qui ac-

---

(a) Voyez *physical Essays of Edimburgh*, t. 2, p. 297.
(b) *Ibid.* p. 298.

compagne la paralyſie, puis de la ſtupeur, & enfin la mort. Cependant la nature de ces animaux eſt telle que l'opium ne les fait pas mourir en auſſi peu de temps qu'il tue les chiens (*a*).

Il paroît par ces expériences, non-ſeulement que les nerfs ſur leſquels on applique immédiatement l'opium, deviennent incapables de s'acquitter de leurs fonctions, mais encore que le cerveau, la moëlle de l'épine & tout le ſyſtême nerveux ſont affectés de la même maniere que les nerfs, & cela uniquement par l'action de l'opium ſur les nerfs qu'il touche; car les effets de l'opium ſur les chiens ſont trop prompts pour qu'on puiſſe adopter la ſuppoſition que les parties les plus ſubtiles de ce poiſon ſe mêlent au ſang, & ſont, par ce moyen, portées juſque dans le cerveau. Qui plus eſt, ſi l'on injecte une diſſolution d'opium dans l'eſto-mac & les inteſtins des grenouilles, après même qu'on leur a ôté le cœur, & conſéquemment que la circula-

---

(a) *Ibid.* Vol. II, p. 281-291.

tion du sang ne se fait plus, l'injection produit le même effet que lorsque ces animaux sont entiers (a).

§. XI. Outre cette sympathie générale, (§. X,) qui s'exerce dans
tout le corps, il y a encore une sympathie particuliere & très-remarquable entre plusieurs des organes du
corps, par le moyen de laquelle il
s'exécute dans des parties saines, &
le corps étant en santé, plusieurs
phénomenes qui étonnent. C'est par
cette sympathie que la douleur, les
mouvements convulsifs, & d'autres
symptômes morbifiques, sont souvent
produits dans des parties qui n'ont
aucune connexion prochaine avec
celles qui sont affectées immédiatement.

Pour rendre ce que je viens de
dire plus sensible, je vais rapporter
plusieurs exemples ; je commencerai
par la tête, & je parcourrai les parties du corps, en suivant l'ordre où
elles se présentent en descendant.

____

(a) Voyez *Edimburgh physical Essays*,
Vol. II, p. 281 & 302. *Essay on the vitals
motions of animals*, édit. 2, p. 413.

*Phénomenes qui font l'effet de la fympa-
thie, rapportés aux différentes parties
qui femblent étre affectées primitivement.*

[*a*] LA TÊTE.

Les violentes douleurs de tête qui,
le plus communément, ont leur fiége
dans les membranes du cerveau ou
le péricrâne, font fréquemment accompagnées du mal d'eftomac & de
vomiffements.

Le ris fardonique, les mâchoires
ferrées l'une contre l'autre, un tétanos univerfel, ont été les fuites
d'une bleffure au côté gauche de la
tête, cette bleffure ayant coupé le
mufcle temporal *.

Il y a plufieurs maux de tête dans
lefquels la lumiere & le bruit font
mal aux yeux & aux oreilles.

Les bleffures du cerveau, & les
violentes contufions & commotions
de ce vifcere occafionnent, pour
l'ordinaire, des vomiffements bilieux.

____

* Hildanus, *Centur. v, obferv. 9.*

Il y a de telles impreſſions faites ſur le *ſenſori n commune* par des objets extérieurs qui donnent, ſoit un regard morne, ſtupide, ſoit un regard farouche & hagard.

Le chagrin, l'inquiétude ou la peur diminuent la ſécrétion de la ſalive, ôtent l'appétit, & occaſionnent quelquefois la diarrhée.

La grande ſympathie qui eſt entre le cerveau & le cœur, eſt démontrée par les effets remarquables & prompts des paſſions ſur le cœur *.

[b] LES YEUX.

Lorſqu'il y a inflammation, cataracte, ou goutte-ſereine à un œil, il arrive ſouvent que l'autre œil eſt bientôt après attaqué du même mal.

Le reſſerrement de la prunelle de l'œil ne s'opere pas parce que la lumiere agit ſur l'iris en l'irritant,

---

* Il me ſemble que les paſſions de l'ame agiſſent plus ſur l'eſtomac & les plexus des nerfs qui ſe trouvent dans la région épigaſtrique, que ſur le cœur proprement dit. Cette remarque eſt importante dans la pratique. (*Note de l'Editeur.*)

mais feulement par la fympathie qui fe trouve entre cette membrane & la rétine *.

Il y a une telle fympathie entre les deux prunelles, que, même dans les cas de goutte-fereine, on remarque que la prunelle de l'œil malade fuit les mouvements de celle qui eft faine.

Nous fermons les deux paupieres, foit que nous le voulions, foit que nous ne le voulions pas, toutes les fois que quelque chofe menace d'of-fenfer un de nos yeux.

Une lumiere éclatante qui frappe fubitement nos yeux, occafionne quelquefois l'aveuglement.

Hippocrate a remarqué que la vue inattendue d'un ferpent rend le vi-fage pâle **.

Lorfqu'une perfonne qui a faim voit un aliment qu'elle aime, elle a une excrétion de falive plus abon-dante qu'elle n'étoit avant d'avoir vu cet objet.

Le bâillement & le vomiffement

---

* Voyez *Effai fur les Mouvements vitaux des animaux*, édit. 2, §. VII.
** *Liber de Humoribus*.

B v

se font assez souvent par cela seul qu'on voit ou qu'on entend quelqu'un bâiller ou vomir.

[c] LES OREILLES.

Le bruit d'une lime, ou un autre son rude, fait éprouver aux dents, chez bien des gens, une sensation très-désagréable.

Le bruit d'un couteau qu'on aiguise, a, dit-on, causé une hémorragie des gencives *.

Un grand bruit auquel on ne s'attend pas, par exemple, un coup de canon ou un coup de fusil, nous font fermer au même instant les paupieres.

Comme il arrive fréquemment qu'on a de la douleur dans les oreilles lorsque le gosier est enflammé, on remarque qu'une irritation dans le conduit-auditif fait tousser, & quelquefois même excite le vomissement **.

On a vu une petite boule de verre de la grosseur d'un pois, qui étoit en-

---

* *Boyle*, sur l'Utilité de la Physique expérimentale, part. 2.

** Pechlin, *Observ. medic.* lib. 2, n. 45.

foncée dans l'oreille gauche, caufer une douleur qui fe faifoit fentir conftamment du même côté de la tête, avec perte de fentiment au bras & à la jambe gauche, fuppreffion de regles, & accès d'épilepfie.

[d] LE NEZ.

Les émanations de l'eau de la reine de Hongrie, ou de l'efprit-de-vin flairé avec force, font venir beaucoup de falive dans la bouche, & quelquefois arrêtent la toux qui étoit annoncée par un chatouillement.

Il fuffit qu'une perfonne qui a faim fente l'odeur d'un aliment qu'elle aime, pour que la falive lui coule dans la bouche en abondance.

Les médicaments qui font éternuer augmentent, & la fécrétion de l'humeur des narines, & celle de la férofité que féparent les vaiffeaux lacrymaux.

Après que l'on a fenti l'odeur des fels volatils, ou que l'on a mangé quelque aliment avec de la moutarde trop forte, trop piquante, il arrive

----

* Hildan. *Cent.* 1, *obferv.* 4.

souvent que l'on reffent de la douleur au-deffus des fourcils. On remarque auffi que, quand on boit en hiver un grand coup d'eau très-froide, on éprouve une fenfation douloureufe à la partie du front qui eft immédiatement au-deffus du nez.

Lorfque l'on applique fur le nerf olfactif quelques fubftances âcres, le diaphragme, ainfi que les mufcles intercoftaux & abdominaux, entrent en convulfion.

M. Boyle parle de plufieurs perfonnes qui ont été purgées par la feule odeur d'une potion purgative *; & nous avons déja dit ci-deffus, que, chez quelques-unes des perfonnes qui ont une telle fenfibilité, ce phénomene ne s'obferve plus lorfque le nerf olfactif a perdu la faculté de diftinguer les odeurs, ou d'en être affecté, comme il arrive dans un rhume de cerveau, ou lorfque les membranes qui tapiffent le nez font obftruées, engorgées ou viciées d'une autre maniere.

---

* Voyez *Boyle*, Utilité de la Phyfique expérimentale, part. 2.

[e] Les Dents.

Une dent qui eſt gâtée occaſionne quelquefois des douleurs vives à une dent ſaine, quoique celle-ci ſe trouve éloignée de la premiere ; & la douleur qu'on reſſentoit à la dent ſaine ceſſe auſſi-tôt que la dent gâtée eſt arrachée, ou que ſon nerf eſt détruit.

Les douleurs de dents s'étendent ſouvent à toute la partie oſſeuſe de la joue, gagnent ce côté-là de la tête, la gorge, & même affeⱦent l'oreille du côté correſpondant.

L'irritation qui ſe fait aux genci-ves, tandis que les dents ſortent, cauſe pour l'ordinaire aux enfants des vomiſſements, la diarrhée, de la toux, de la fiévre & des convulſions.

[f] La Trachée-Artere.

L'irritation produite ſur la trachée-artere, ou ſur quelqu'une de ſes ramifications, fait touſſer, ou met en convulſion les muſcles qui ſervent à exécuter le mouvement qu'on nomme *expiration* ; & les nauſées, le vomiſſement, les convulſions ſont quelquefois la ſuite d'une irritation de ces mêmes parties qui eſt vive ou long-temps continuée.

[g] LES POUMONS.

La ſympathie des poumons avec le diaphragme & les muſcles inter-coſtaux eſt évidente, quand on conſidere leur mouvement, ne fût-ce que dans la reſpiration ordinaire & naturelle, mais encore plus lorſque la reſpiration ſe fait difficilement ; ce qui arrive toujours, lorſque le ſang a de la difficulté à circuler dans les vaiſſeaux pulmonaires.

[h] LE DIAPHRAGME.

Si le diaphragme ſe trouve enflammé, l'eſtomac, le cerveau, les muſcles du viſage ſont affeſtés ſympathiquement ; c'eſt ce que nous autoriſent à croire le délire, le vomiſſement & le rire ſardonique qui accompagnent cette maladie.

[i] L'ESTOMAC & LES INTESTINS.

Lorſque l'eſtomac & les inteſtins ne ſont pas dans un état ſain, qu'ils contiennent des vents ou quelque humeur nuiſible, il arrive quelquefois

que le cerveau eſt tellement affecté
que l'on perd la raiſon. D'autres fois
ces mêmes cauſes produiſent des vertiges ou étourdiſſements, des maux
de tête, des migraines, le clou hyſtérique, des palpitations, le pouls intermittent, de la difficulté de reſpirer,
des feux qui ſe portent ſubitement
au viſage, des ſueurs, &c.

Quand on a fait une débauche de
boiſſons capables d'enivrer, ou qu'on
a pris une forte doſe d'opium, les
yeux perdent leur vivacité.

Les maux de tête que l'on reſſent
après avoir mangé avec excès, viennent principalement de l'eſtomac ; ce
qui eſt prouvé parce que la douleur
ſe diſſipe dès qu'on a bu quelques
verres de bon vin.

Le dérangement de l'eſtomac occaſionne quelquefois la diminution de
la vue *. Je connois une femme à laquelle tous les objets qu'elle regarde
ſemblent enveloppés d'un brouillard
épais, toutes les fois que ſon eſtomac
eſt ſurchargé de quelque acide : auſſi
éprouve-t-elle que le vomiſſement

---

* Lommii *Obſervat. med.* lib. 2.

& les poudres abforbantes ou améres font toujours les meilleurs remedes qu'elle puiffe prendre pour rétablir fa vue.

Une autre femme, qui a la vue tendre, reffent rarement des douleurs ou un mal confidérable à l'eftomac, fans que fa tête foit affectée, & que fes paupieres ou fes yeux s'enflamment à quelque degré.

Environ une demi-heure après avoir pris quinze ou vingt grains d'extrait de ciguë, j'ai fouvent éprouvé une foibleffe de vue & des éblouiffements, avec des vertiges & une foibleffe générale, mais principalement des mufcles de la jambe & du bras; de maniere que, quand j'effayois de marcher, j'étois fujet à chanceler comme une perfonne qui a trop bu de vin ou d'autre liqueur fpiritueufe.

Les mouvements convulfifs de l'eftomac & des inteftins s'étendent fouvent jufqu'à la gorge, où ils caufent de la difficulté de refpirer & un fentiment de fuffocation : d'un autre côté, une irritation qu'éprouve le gofier ou le pharynx, excite des vomiffements.

Les naufées, ou les fenfations défagréables qu'éprouve l'eftomac, rendent le pouls plus vif & plus petit,
excitent des fueurs, & augmentent
quelquefois beaucoup la fécrétion de
la falive ou de l'urine.

Lorfque l'eftomac eft vuide, &
éprouve la fenfation de la faim, la
falive coule dans la bouche en bien
plus grande abondance qu'après
qu'on a fait un grand repas, ou lorfque l'on manque d'appétit pour un
aliment.

L'inflammation de l'eftomac &
des inteftins eft accompagnée, dans
fon commencement, d'un friffon qui
fe fait fentir dans tout le corps, &
d'un grand froid aux pieds & aux
mains.

Les évacuations par en haut ou par
en bas, qui durent long-temps, occafionnent de violentes crampes aux
mufcles des jambes & des cuiffes ; &
les douleurs vives de colique font
quelquefois fuivies de la paralyfie des
extrémités.

Un peu de liqueur fpiritueufe, ou
de quelque excellent vin, fuffit fouvent pour faire ceffer, ou éloigner

pendant un certain temps, le tremblement des mains ; & cet effet n'eſt dû qu'à l'action de ces liqueurs ſur l'eſtomac, & non pas à leur mélange avec le ſang, parce qu'il ne peut s'être fait en un auſſi court eſpace de temps qu'il s'en écoule entre le moment de l'uſage du remede & celui de ſon ſuccès.

La ſympathie particuliere de l'eſtomac avec le diaphragme & les muſcles du ventre, eſt démontrée par les mouvements convulſifs qu'ils éprouvent dans le vomiſſement & le hoquet.

Une douleur ſpaſmodique, qui ſe fait ſentir vivement dans l'eſtomac ou les inteſtins, rend ſouvent le pouls beaucoup plus lent que le pouls naturel.

L'inflammation des inteſtins eſt fréquemment accompagnée de vomiſſements & de ſuppreſſion d'urine.

Les maladies convulſives, appellées *opiſthotonos* & *tétanos*, ſont ſouvent occaſionnées, dans les climats chauds, par la préſence du méconium, ou d'une autre humeur âcre

retenue dans les inteſtins des enfants.

Les demangeaiſons au nez, qui
ſont un ſymptôme fort ordinaire
de la préſence des vers dans le bas-
ventre, ſemblent indiquer une ſympathie particuliere entre cette partie
& les inteſtins. Pluſieurs autres
ſymptômes que les vers produiſent,
& que nous aurons occaſion d'expo-
ſer dans la ſuite, démontrent qu'il
y a une ſympathie fort étendue &
très-décidée entre l'eſtomac, ainſi
que les inteſtins, & pluſieurs autres
parties du corps.

[k] LE FOIE.

Les pierres, qui produiſent de
l'irritation ſur les conduits biliaires,
occaſionnent fréquemment des nauſées & des vomiſſements.

L'inflammation du foie eſt, pour
l'ordinaire, accompagnée de vomiſſements, de hoquets, & ſouvent
de douleurs entre les vertebres du
cou & le haut des épaules. J'ai vu,
dans deux cas où il y avoit ſuppu-
ration au foie, les malades ſe plain-

dre de foiblesse & de défaut de senti-
timent au bras, à la cuisse & à la
jambe du côté droit.

[*l*] LES REINS ET LES URE-TERES.

On voit souvent l'inflammation
des reins, & la présence des calculs
dans les ureteres, produire des nausées, le vomissement, la constipa-
tion, & l'enflure ou le gonflement
des intestins.

Une pierre, qui se trouve dans le
bassinet des reins ou dans l'uretere,
donne de fréquentes envies d'uriner,
& de l'ardeur à l'extrémité de l'u-
retre.

Lorsqu'un des reins est enflammé,
la sécrétion de l'urine ne se fait qu'en
très-petite quantité dans l'autre rein;
ce qui vient probablement du resserrement spasmodique qu'éprouvent
les vaisseaux sécrétoires de ce viscere.

Quand une pierre se trouve en-
gagée dans un des ureteres, il arrive
quelquefois que le testicule du même
côté est retiré ou remonte en en-

haut , & acquiert plus de volume: dans ce cas, on y reſſent de la douleur tandis qu'on eſt debout.

[m] LA VESSIE ET L'INTESTIN RECTUM.

L'irritation au col de la veſſie ou à l'extrémité du rectum, produit une contraction durable du diaphragme & des muſcles abdominaux.

La difficulté d'uriner fait naître le téneſme ou les épreintes ; & les épreintes produiſent la difficulté d'uriner.

Les douleurs que l'on reſſent aux hémorroïdes ſont quelquefois accompagnées du mal d'eſtomac, de foibleſſe & d'abattement. Lorſqu'il ſe trouve une pierre dans la veſſie, ou un ulcere, on reſſent une douleur vive à l'extrémité de l'uretre, principalement auſſi-tôt après que l'on a uriné. J'ai eu, il y a quelques années, un malade attaqué d'un ulcere à la veſſie : tandis que l'urine couloit, non-ſeulement il reſſentoit une douleur vive au bout de la verge ; mais, ce qui eſt moins commun, la douleur deſcendoit le long

des cuiſſes & des jambes, & ſe faiſoit ſentir à la plante des pieds,
comme s'il eût tenu ſes pieds nus
ſur des charbons ardents.

[n] LES PARTIES DE LA GÉNÉ-
RATION DANS LES HOMMES.

Lorſque le temps de la puberté
eſt arrivé, il ſe fait un changement
très-ſenſible, non-ſeulement dans la
voix, mais auſſi dans tout le corps ;
& il eſt probablement dû à l'action
de la ſemence ſur les nerfs des parties génitales, à une eſpece de *ſtimulus*. Ce qui nous porte à le croire,
c'eſt que nous ſçavons certainement que d'autres ſtimulants qui
touchent les nerfs du nez ou de l'eſtomac, ou communiquent en un
inſtant une nouvelle vigueur à tout
le corps, ou produiſent une ſtupeur
& une foibleſſe générale, ſuivant
la nature de la ſubſtance dont on
s'eſt ſervi.

Cette contraction des véſicules
ſéminales, qui en fait ſortir la liqueur dans le temps du coït, a pour
cauſe la ſympathie qui eſt entre ces
véſicules & le gland ; & lorſque la

membrane qui tapiſſe la partie inférieure de l'uretre eſt chatouillée par la ſemence, les muſcles accélérateurs de l'urine ſont déterminés à entrer en convulſion,

[o] LA MATRICE.

La grande diverſité des ſymptômes que l'on obſerve dans les maladies hyſtériques, eſt cauſe que l'on a attribué à la matrice une ſympathie beaucoup plus étendue que celle des autres parties du corps, excepté celle du cerveau. Aſſurément ces ſymptômes, que l'on croit produits par la matrice, viennent beaucoup moins fréquemment de ce viſcere qu'on ne l'a imaginé; néanmoins le vomiſſement qui, en général, accompagne l'inflammation de la matrice; les nauſées, l'appétit déréglé qui ſuivent la conception; la contraction du diaphragme & des muſcles de l'abdomen, dans le temps de l'accouchement; le mal de tête, la chaleur & les douleurs au dos; les coliques des inteſtins, qui ſe font ſentir lorſque le temps de l'écoulement des regles approche ; ces fymptômes, dis-je, font des preuves fuffifantes de la fympathie qui eft entre la matrice & plufieurs autres parties du corps. Mais il n'y a point de partie du corps qui foit auffi fort affectée par les différents états de la matrice, que l'eft le fein, qui acquiert plus de volume immédiatement avant chaque apparition des regles, & qui revient à fon volume ordinaire dès que cette évacuation périodique eft ceffée. Les changements que le fein éprouve dans le temps de la groffeffe & après l'accouchement, font encore plus confidérables.

[*p*] Les Extrémités.

Il fuffit à quelques perfonnes fenfibles de porter des fouliers trop étroits, pour avoir mal à la tête ; cependant des finapifmes appliqués à la plante des pieds, ou des véficatoires aux jambes, fouvent diminuent, quelquefois même font ceffer entiérement le délire.

Dans des cas de conftipations opiniâtres, l'eau froide, verfée fur les pieds & les jambes, a quelquefois

procuré

procuré des felles ; ce que plufieurs autres remedes n'avoient pu opérer précédemment. Marcher fur de la pierre, du carreau ou autre matiere froide, produit le même effet chez bien des gens.

Le chatouillement à la plante des pieds peut faire entrer en convulfions, non-feulement les mufcles des jambes, mais même ceux de tout le corps.

Une bleffure faite à la plante du pied, par un clou *, a caufé un opifthotonos ; avec des convulfions qui fe répétoient tous les jours. On a vu le ris fardonique produit par une violente douleur aux doigts du pied **. Il arrive quelquefois, après l'amputation de quelqu'une des extrémités, & à la fuite de déchiremens des membranes & des nerfs, que les mâchoires font fermées de maniere à ne pouvoir plus s'ouvrir.

On pourroit encore rapporter

---

* *Nova acta Academ. natur. curiof.* Tom. I, p. 16.

** Hoffman, *Syftem. med,* Tom. III, feƈt. 1, cap. 5, n. 30.

beaucoup d'autres exemples de sympathie, que l'on a remarqués dans
le corps humain, soit lorsqu'il est
sain, soit lorsqu'il est malade ; mais
ce qu'on en vient de lire est bien
suffisant quant à présent, d'autant
plus que j'aurai, dans la suite de cet
ouvrage, de fréquentes occasions
de traiter le même sujet.

§. XII. Toute sympathie, tout
consensus suppose du sentiment, &
conséquemment ne peut se faire que
par la médiation des nerfs, qui sont
les seuls instruments au moyen des-
quels s'opere la sensation (§. V.)
On peut, à ce qu'il semble, donner
une démonstration complette de
cette proposition, par les expériences suivantes. Lorsque l'on blesse les
pattes de derriere d'une grenouille,
immédiatement après lui avoir coupé
la tête, il ne se fait aucun mouvement dans les muscles de la jambe,
ou du moins il est infiniment petit.
Mais quand on serre fortement une
des pattes du même animal, ou qu'on
le blesse avec un canif, dix ou quinze
minutes après que la tête de la grenouille a été coupée, il survient,

pour l'ordinaire, les plus fortes convulſions, non - ſeulement dans les
jambes & les cuiſſes, mais encore
dans le tronc ou le corps proprement dit ; & quelquefois la grenouille s'agite de façon à changer
de place. Dans la premiere expérience, l'irritation produite ſur les
pattes, auſſi-tôt après que l'animal
a perdu ſa tête, ne devient-elle pas
incapable de faire naître aucun
mouvement dans les muſcles de ſes
jambes & de ſes cuiſſes, parce qu'il
ſouffre alors une plus grande douleur, qui a pour cauſe l'irritation
récente de la tête coupée ? au lieu
que les muſcles des extrémités poſ-
térieures, auſſi-bien que ceux du
tronc, ſont mis en action, quand on
offenſe ou bleſſe les pattes de derriere quinze minutes après que la
tête eſt coupée, parce que la douleur que ſouffre le corps de ce que
la tête vient d'être coupée, eſt pour
lors tellement diminuée qu'elle n'empêche point l'animal de ſentir très-
vivement.

Mais de plus, il paroît évidemment prouvé que toute ſympathie

eſt l'effet du ſentiment, &, par conſéquent, qu'elle eſt produite par les nerfs, parce que les changements ou altérations qui arrivent dans le corps, & qui ſont occaſionnés par la ſympathie des différentes parties, diminuent, ou même ceſſent entiérement, toutes les fois que le ſyſtême nerveux eſt aſſez fortement affecté par quelque cauſe que ce ſoit, pour que l'action de celle-ci ait plus d'intenſité que les ſenſations qui cauſent les changements ou altérations dont il s'agit.

C'eſt ainſi que l'on guérit une perſonne du hoquet, en faiſant naître dans ſon ame la terreur, la crainte, la ſurpriſe, ou toute autre paſſion violente.

Une irritation qui ſe fait ſentir dans le nez n'occaſionne pas d'éternuement, ſi le premier effort, qui annonce l'éternuement commençant, eſt accompagné d'une douleur aiguë dans quelques-uns des muſcles du dos ou des côtés, produite par un rhumatiſme.

L'eau de la reine d'Hongrie, ou les eſprits volatils que l'on flaire avec force, & qui pénetrent dans le nez, empêchent souvent de touffer, quoiqu'on fente déja le chatouillement qui précede la toux. L'opium, que l'on a pris par la bouche ou en lavement, affoiblit tellement dans les nerfs la faculté de fentir, que l'un de ces remedes feul diminue, ou même fait ceffer les vomiffements fympathiques caufés par la préfence d'une pierre dans les reins ou les ureteres, ainfi que les contractions violentes du diaphragme & des mufcles abdominaux, produites par des épreintes, ou par la difficulté d'uriner.

En fuppofant que la circulation du fang fe faffe encore après une entiere abolition de la faculté de fentir, tant dans le cerveau que dans les nerfs, il n'y auroit pas plus de fympathie entre les parties du corps d'un animal qui feroit dans cet état, qu'entre les parties qui compofent une machine hydraulique. Comme en pareil cas le mouvement des fluides feroit purement méchanique, les changements qui arriveroient dans quelqu'une de fes parties feroient le ré-

fultat du feul méchanifme ; & conféquemment ils différeroient infiniment de la fympathie, fonction de
l'économie animale qui ne peut être
expliquée au moyen des principes
méchaniques, attendu qu'elle dépend
du fentiment.

§. XIII. Ces fympathies, qui ont
été attribuées par quelques auteurs
au tiffu cellulaire, aux vaiffeaux fanguins, aux membranes & à ce que
les parties fympathiques étoient fi-
milaires ; ces fympathies, dis-je,
examinées avec l'attention convenable, paroîtront ou venir des nerfs,
ou ne pas mériter le nom de *fympathie.*

Quant au tiffu cellulaire, comme
cette membrane n'a dans fon état
naturel & fain que peu de fenfibilité,
ou même qu'elle en manque tout-à-
fait, il s'enfuit que de toutes les parties organiques du corps, elle eft la
moins propre à être l'inftrument de
la fympathie. Les cellules du tiffu
cellulaire ont, à la vérité, une libre communication entr'elles ; &
c'eft par cette voie que l'air, l'eau,
la matiere purulente, ou toutes au-

tres humeurs paſſent d'une partie du corps à une autre, ſoit dans le voiſinage, ſoit dans des endroits du corps très-éloignés de celui où étoit le mal primitif ; & ces exemples de métaſtaſe ou dépôt ſont très-communs. Mais il ne ſeroit pas raiſonnable d'attribuer ces phénomenes à la ſympathie ; car elle n'a pas lieu dans les exemples précédents, plus que dans le cas où l'on obſerve qu'une éponge, un morceau de ſucre, ou toute autre ſubſtance poreuſe, donne accès & paſſage, par les pores dont elle eſt compoſée, à un fluide quelconque (a).

Le ſyſtême des vaiſſeaux ſanguins ne nous fournit pas plus de phénomenes qu'on puiſſe attribuer à une vraie ſympathie, que le tiſſu cellulaire, dont nous avons prouvé ci-deſſus l'inſuffiſance pour cette fonction : on doit ſeulement remarquer

---

(a) Cependant on peut regarder le tiſſu cellulaire comme le lieu où arrivent les plus fréquents effets de la ſympathie des nerfs, eu égard au mouvement des humeurs. (*Note de l'Editeur.*)

qu'il y a quelques exemples de sympathie qui peuvent être l'effet des nerfs appartenants à ces vaisseaux; &, dans ce cas même, le nerf est l'instrument de la sympathie, & non le vaisseau sanguin. Les changements qui arrivent à la circulation, & les symptômes morbifiques qui sont produits ou dissipés par la force avec laquelle le sang se porte sur différentes parties du corps; la contagion vénérienne par l'absorbtion de l'humeur vérolique, ou la communication du mal vénérien par le moyen du pus ou d'autres humeurs, & leur transport ou métastase à des parties éloignées de celle qui a reçu la contagion, ne sont pas, à proprement parler, des exemples de sympathie. Mais on ne doit les regarder que comme des effets de la circulation des fluides, & de la communication établie entre les diverses parties du corps par le système des vaisseaux; au lieu que les changements produits dans le mouvement du sang & les divers organes sécrétoires, par les différentes affections de l'ame, ou les passions, sont indubitable-

ment l'effet de la sympathie, non
d'une sympathie qui s'exécute par
le moyen des vaisseaux sanguins,
mais de celle qui, pour se faire, a
besoin du cerveau & des nerfs,
comme on le verra dans la suite de
cet ouvrage.

Les divers exemples de sympathie
que l'on croit être l'effet de la continuité des membranes, sont, à proprement parler, produits par les nerfs
même qui se distribuent dans ces membranes, & pour leur usage ; car où il
n'y a ni nerfs ni sentiment, on ne
peut pas prouver qu'il y ait une pareille sympathie. Si la chaleur & la
douleur qui se font sentir à l'extrémité de l'urètre chez ceux qui ont
une pierre ou un ulcere dans la vessie,
ainsi que la demangeaison au nez,
qu'on éprouve quand il y a des vers
dans les intestins, & tout autre symptôme semblable, n'étoient produits
que parce que les membranes, qui
sont continues d'une partie à l'autre,
se trouvent affectées dans un point
de leur étendue, le gosier & l'œsophage devroient souffrir plus que le
nez ; la partie supérieure de l'uretre, &

C v

celles qui en font moins éloignées, devroient caufer plus de douleur que fon extrémité. D'ailleurs, fi ces fympathies étoient dues uniquement à la continuité des membranes, quelles douleurs ne fouffriroit-on pas à la veffie dans le cas d'une gonorrhée, accompagnée d'une grande irritation & de vives douleurs proche l'extrémité de l'urètre ?

Quoique la furdité ait été guérie quelquefois par les purgations, on ne peut cependant pas alléguer cet heureux fuccès, pour perfuader qu'il y a une fympathie entre les oreilles & les inteftins, & qu'elle eft produite par la continuité des membranes qui tapiffent la furface interne de ces parties ; c'eft comme fi l'on vouloit prouver qu'il y a fympathie entre les yeux & les inteftins, parce que l'on guérit fouvent les ophtalmies en faifant prendre des purgations. Dans l'un & l'autre cas, l'effet falutaire eft principalement dû à ce que les purgatifs, en attirant par leur irritation les humeurs dans les inteftins, leur font abandonner la partie fur laquelle elles agiffoient ; ce qui prouve cette

théorie, c'eſt que ſouvent les véſicatoires appliqués à la tête, apportent à la ſurdité & à l'ophtalmie un
ſoulagement encore plus prompt que
les purgatifs.

La ſympathie, qui s'obſerve entre
le ſein ou les mamelles, & la matrice, a été attribuée par pluſieurs auteurs à la reſſemblance de la ſtructure
de ces organes, ou des liqueurs dont
ils opèrent la ſécrétion. Mais quand
même il y auroit plus de reſſemblance qu'il n'y en a effectivement,
entre le ſein & la matrice, tant par
rapport à leur ſtructure, que relativement à leurs ſécrétions ; néanmoins,
s'il n'y avoit entr'elles aucune connexion par le moyen des vaiſſeaux
ſanguins, ou ſi les nerfs n'établiſſoient
pas quelque ſympathie entr'elles, il
ſeroit difficile de comprendre comment l'état de l'une de ces parties
pourroit ſe faire ſentir à l'autre, au
point où nous le remarquons tous les
jours ; & on auroit encore plus de
peine à expliquer comment le chatouillement qu'éprouve une de ces
parties, communique à l'autre une

fenfation d'un genre particulier. La reffemblance de ftructure entre les mufcles des jambes & des bras, entre les tefticules & entre les glandes parotides, eft infiniment plus grande que celle qui fe trouve entre la matrice & les mamelles ; perfonne cependant ne prétend qu'il y ait autant de fympathie entre ces dernieres parties, qu'entre les premieres.

§. XIV. Quoiqu'il femble démontré par ce qui a été dit ci-deffus, que toute fympathie, proprement dite, qui exifte entre les différentes parties du corps, ne s'exécute que par le moyen des nerfs, on trouvera cependant bien de la difficulté à expliquer en particulier tous les phénomenes de fympathie qui s'obfervent, foit en fanté, foit en maladie.

L'opinion qui a eu le plus de partifans, eft que les fympathies font produites par les communications qui fe trouvent entre les nerfs, & fpécialement par la connexion que les nerfs intercoftaux, ou grands fympathiques, ont avec la cinquieme, la fixieme, la huitieme paire des nerfs de la moëlle allongée, & avec la plûpart des nerfs qui fortent de la moëlle de l'épine (*a*).

***

(*a*) Hippocrate connoiſſoit la ſympathie générale qui eſt entre les parties du corps; & Galien a fait un traité particulier des maladies qui ont pour cauſe la ſympathie; mais ces ſçavants hommes, bien loin d'avoir la moindre idée que les affections ſympathiques fuſſent produites par le moyen des nerfs, attribuoient les maux de tête, qui ne viennent pas d'un vice dans cette partie, à des vapeurs ou fumées qui y montent de l'eſtomac ou de la matrice. On eſt porté à croire, que les auteurs qui font venus dans la fuite, & même juſqu'à Fernel & Sennert, n'ont preſque fait que copier ce qu'avoit dit Galien ſur ce ſujet. André Dulaurent, qui écrivoit vers l'an 1600, attribue la ſympathie qui eſt entre les mamelles & la matrice, en partie au nerf intercoſtal qui envoie quelques rameaux de nerfs aux organes de la génération, & en partie à la veine azygos, qui ſe termine dans la veine ſpermatique gauche. Selon lui, le vomiſſement qui accompagne l'inflammation des reins, eſt produit en partie par les nerfs que les reins reçoivent du plexus ſtomachique, & en partie par leur membrane externe, qui eſt la continuation de celle qui couvre le fond de l'eſtomac. Gaſpar Bauhin explique la ſympathie qui s'obſerve entre les narines & les parties

On a cru que d'après ce principe il étoit aifé de fuivre & d'expliquer les divers phénomenes, tant de la fympathie qui eft entre les diverfes parties du bas-ventre, que de celle qui s'obferve entre ces mêmes parties & la tête, le cou, la poitrine & les extrémités ; mais, quoique cette théorie paroiffe plaufible au premier

---

externes du bas-ventre, par la communication qu'il y a entre les veines épigaftriques, & les veines mammaires. Riolan, qui fleuriffoit avant le milieu du dix-feptieme fiécle, n'a pas, tout fçavant qu'il étoit, perfectionné ni augmenté ce qu'on fçavoit fur la fympathie ; & Riviere, fon contemporain, donne cinq caufes des maladies & fymptômes fympathiques, fçavoir : la connexion, la fituation, le voifinage des parties, avec leurs reffemblances tant de ftructure que d'ufage. Willis, qui a publié une defcription du cerveau & des nerfs, plus exacte que celle des anatomiftes qui l'avoient précédé, a le premier travaillé à expliquer les différents phénomenes de fympathie qui s'obfervent entre les diverfes parties du corps, par la connéxion ou la communication de leurs nerfs. Cette doctrine a été enfuite mife dans un plus grand jour par Vieuffens ; & la plus grande partie des écrivains modernes l'ont embraffée.

coup d'œil, & qu'on puiſſe, en effet, expliquer par ſon moyen beaucoup d'exemples frappants de ſympathie, néanmoins un examen plus réfléchi & plus ſévere fait voir que cette maniere de rendre raiſon des ſympathies par les nerfs, eſt ſujette à des difficultés inſurmontables.

[a] Puiſque chaque nerf en particulier paroît être abſolument diſtingué des autres nerfs, non-ſeulement à ſon origine, c'eſt-à-dire lorſqu'il ſort de la ſubſtance médullaire du cerveau & de la moëlle de l'épine, mais même dans tout le trajet qu'il fait pour ſe rendre à la partie où il ſe termine, (§. II;) il s'enſuit que les divers actes de ſympathie qui s'obſervent entre les différentes parties du corps, ne peuvent être l'effet d'aucune communication ou anaſtomoſe de leurs nerfs, & par conſéquent, qu'il ne peut être d'aucune utilité pour nous, dans ce moment, d'obſerver ſcrupuleuſement & en détail les nombreuſes connexions & communications que les nerfs intercoſtaux ont avec la cinquieme, la ſixieme & la huitieme paire des nerfs

de la moëlle allongée, & avec ceux de la moëlle de l'épine.

Mais, afin qu'on ne nous objecte point que le cours des filaments nerveux qui paffent dans des ganglions, eft fi difficile à fuivre qu'on ne peut démontrer évidemment fi ces nerfs ne fe confondent point ou ne communiquent point les uns avec les autres dans leur paffage à travers ces corps ganduleux, il eft néceffaire de rapporter ici quelques-uns des meilleurs arguments qu'on emploie pour prouver que la fympathie des différentes parties du corps ne dépend d'aucune union ou anaftomofe qui foit entre leurs nerfs.

[b] S'il y avoit quelque anaftomofe ou une vraie communication entre les nerfs du même tronc, ou de différents troncs, foit dans les ganglions, foit ailleurs; il eft naturel de penfer qu'il y auroit néceffairement de la confufion dans nos fenfations, auffi-bien que dans les mouvements de nos différents mufcles. En effet, les impreffions que les objets extérieurs font fur les nerfs, fe communiqueroient à d'autres nerfs que ceux

qui les ont reçues ; ce qui se feroit dans l'endroit où il y a union ou communication entre les uns & les autres. Le changement occasionné par ces impreſſions ſur chaque nerf, à ſon origine dans le cerveau ou la moëlle de l'épine, pour faire mouvoir un muſcle en particulier, auroit également lieu dans tous les nerfs avec leſquels celui ſur lequel s'eſt faite l'impreſſion a quelque communication par le moyen des ganglions, ou d'une autre maniere.

[c] Rien ne prouve qu'il y ait aucune ſympathie entre les nerfs qui viennent du même tronc par le moyen des membranes qui les enveloppent. Si la dure-mere étoit douée de ce degré de ſenſibilité & de cette faculté d'oſcillation qui lui ont été attribués par pluſieurs auteurs, l'opinion dont il s'agit ici ne paroîtroit point du tout invraiſemblable & difficile à prouver ; mais, comme les membranes du cerveau & leurs prolongements, qui accompagnent & enveloppent les nerfs, ne paroiſſent poſſéder, dans leur état naturel, qu'une eſpece de ſentiment bien foi-

ble, & pour ainſi dire ſourd (*a*), & d'ailleurs que ces mêmes membranes manquent abſolument d'une action ou d'un mouvement qui leur ſoit propre, nous n'avons aucune raiſon pour penſer que les divers phénomenes de ſympathie qui s'obſervent entre les différentes parties du corps, ſoient produits par la ſenſibilité des membranes des nerfs, ou par aucune faculté qu'elles aient d'agir & de ſe mouvoir.

[*d*] Nous pouvons nous aſſurer qu'il y a une ſympathie très-marquée entre pluſieurs parties du corps, dont les nerfs n'ont certainement pas la plus petite communication, les uns avec les autres. On obſerve, par exemple, que la vue n'eſt pas ſi bonne ou ſi claire, quand l'eſtomac eſt dé-

______

(*a*) Quoique les expériences du ſçavant M. de Haller ne prouvent point que les membranes qui enveloppent les nerfs ſoient parfaitement inſenſibles, néanmoins elles font voir avec évidence, que, quand ces parties ſont dans leur état naturel & ſain, elles ne ſont pas le ſiége d'un ſentiment douloureux ni vif. Voyez *Acta Göttingenſia*, Vol. II; *Phyſiological Eſſays*. Edit. 2.

rangé & ne fait pas bien ses fonctions ; que plusieurs personnes éprouvent des nausées, des envies de vomir, en voyant quelqu'un vomir ; que la salive vient à la bouche d'une personne qui, ayant faim, voit un aliment qui lui plaît (a). Ces phénomenes sont autant de preuves qu'il y a une sympathie entre la rétine, l'estomac & les glandes salivaires, quoi-

---

(a) Dans les exemples que je viens de rapporter, les changements qui se font dans l'état de l'estomac & des glandes salivaires sont produits par l'intervention ou la médiation du cerveau & du principe sensitif ; ce qui porte à penser ainsi, c'est qu'il y a des personnes qui, en s'occupant fortement l'esprit d'aliments pour lesquels ils ont du goût, ou de médicaments qui leur répugnent, éprouvent la plûpart des mêmes effets que s'ils voyoient & sentoient ces aliments ou ces médicaments. Puisqu'une impression faite sur le nerf optique est capable d'occasionner, par le moyen du cerveau, ou des vomissements, ou une excrétion de salive plus abondante que le moment précédent ; pourquoi les impressions faites sur les autres nerfs ne produiroient-elles pas de la même maniere diverses autres sympathies ? Mais nous aurons, dans la suite, occasion de traiter plus au long cette matiere.

qu'on ne connoisse aucune communication entre les nerfs optiques & ceux des autres parties.

On a vu la surdité causée par certains sons; & cependant la portion molle du nerf auditif ne paroît avoir, après qu'elle est sortie du crâne, aucune communication avec la portion dure du même nerf, ni avec aucun autre nerf.

Quoique les nerfs optiques soient unis à la selle du Turc, néanmoins, & nous l'avons démontré plus haut, leurs fibres ne se croisent point, ne se confondent pas, & n'ont point entr'eux de vraie communication (a); ce qui n'empêche pas qu'il n'y ait entre les deux yeux une très-étroite sympathie.

On ne voit entre les nerfs des deux reins aucune connexion; cependant, lorsque l'un de ces visceres glanduleux est le siége d'une inflammation, ou qu'il y a de l'irritation causée par une pierre, il arrive fréquemment que

____

(a) Voyez Vesal. Anat. corp. hum. lib. iv, cap. IV; & Santorin, Observ. anatom. p. 63.

la fécrétion de l'autre rein eft beaucoup diminuée.

Nous fçavons certainement que les différentes ouvertures ou les divers diametres que prend la prunelle, felon que la lumiere qui agit fur l'œil eft plus ou moins forte, font l'effet de la fympathie qui eft entre la rétine & l'uvée ; cependant les nerfs optiques, & ceux qui font étendus fur l'uvée, n'ont aucune communication entr'eux, dans tout leur trajet, depuis le cerveau jufqu'aux yeux. On ne peut pas non plus fuppofer qu'il s'établiffe une fympathie entre les nerfs de la rétine, & les nerfs de l'uvée, dans l'efpace que ceux-ci parcourent entre la rétine & la choroïde, parce que dans cette étendue il n'y a entre ces nerfs ni anaftomofe ni aucune autre efpece d'union.

Les nerfs qui fe diftribuent à l'uvée des deux yeux n'ont aucune connexion entr'eux ; & néanmoins nous obfervons la fympathie la plus marquée entre les mouvements des deux prunelles.

Il eft poffible de faire entrer en convulfion la plûpart des mufcles du corps, en chatouillant la plante des pieds ou les côtés ; & même il y a des perſonnes que l'on pourroit faire mourir en continuant long-temps ce chatouillement. On ne peut attribuer avec vraiſemblance ces mouvements convulſifs à la connexion qui eſt entre les nerfs intercoſtaux & les nerfs de l'épine ; car, ſuppoſé que cette cauſe eût lieu, il s'enſuivroit que l'eſtomac & les inteſtins ſouffriroient au moins autant que le diaphragme & les muſ-clès du tronc.

[e] Si la ſympathie qui eſt entre les viſceres du bas-ventre & les au-tres parties du corps, eſt l'effet de la communication qu'ont entr'eux les nerfs de ces parties, par le moyen des nerfs intercoſtaux ou grands ſym-pathiques ; pourquoi n'y a-t-il pas auſſi de la ſympathie entre toutes ces parties dont les nerfs viennent des intercoſtaux ou communiquent avec eux ?

Pourquoi, dans l'inflammation des reins, l'eſtomac ſouffre-t-il pas que les inteſtins ? & pourquoi les poumons & les autres parties ne ſont-ils point du tout affeçtés dans cette maladie ?

Pourquoi l'irritation que caufe une pierre qui eft dans la veffie, occafionne-t-elle, pour l'ordinaire, des naufées & des vomiffements ; puifque la veffie, ainfi que les reins, ont leurs nerfs particuliers qu'ils reçoivent de la huitieme paire & des nerfs intercoftaux ?

Pourquoi l'irritation qui fe fait dans le nez n'occafionne-t-elle que l'éternuement, & non pas la toux ni le hoquet, & n'excite-t-elle point à vomir, & ne purge pas par en bas ?

Pourquoi des véficatoires appliqués depuis l'oreille jufqu'au fommet de l'épaule, ne produifent-ils pas de mouvement convulfif ou quelque autre fymptôme contre nature dans le diaphragme, puifque la connexion que les nerfs phréniques ou diaphragmatiques ont avec la deuxieme & la troifieme paire des nerfs cervicaux, eft beaucoup plus grande & moins éloignée que celle qu'ils ont avec les nerfs du nez (a) ?

____

(a) La douleur qui fe fait fentir entre les vertebres du cou & le haut des épaules, & qui accompagne quelquefois l'inflammation

Si le délire, qui en général accom‑
pagne l'inflammation du diaphragme,
étoit, comme on l'a prétendu, l'effet
de la connexion, quoiqu'éloignée,

---

du foie & du diaphragme, a été attribuée à
la connexion qui se trouve entre les nerfs
phréniques & la deuxieme & troisieme paire
des nerfs cervicaux. Mais cependant, si cela
étoit vrai, pourquoi ce symptôme se ren‑
contreroit-il si rarement dans l'inflammation
du diaphragme; que la plûpart des auteurs
n'en parlent point ? & pourquoi n'arrive‑
roit-il pas de dérangement dans les fonctions
du diaphragme & ses mouvements, lorsque
la seconde & la troisieme paire des nerfs
cervicaux sont irritées par des vésicatoires,
l'extirpation de certaines tumeurs, ou d'autres
causes ? Il n'est pas facile de dire quelle peut
être la cause de cette douleur au cou & au
sommet des épaules, qui, pour l'ordinaire,
se fait sentir quand il y a inflammation au
foie; mais il me semble que l'on a une bonne
raison de douter que la douleur vienne d'au‑
cune connexion ou liaison entre le nerf dia‑
phragmatique & ceux de la seconde & de la
troisieme paire cervicales. Quelques-uns
des plus anciens médecins attribuent ce symp‑
tôme à la pesanteur du foie, qui, quand il est
enflammé & enflé, tire en bas, & distend les
membranes dont la poitrine est tapissée.
Voyez Pison, *de cognoscendis & curandis Mor‑
bis*, Lib. III, *cap. 25.*

qui

qui fe trouve entre le nerf diaphrag-
matique & la cinquieme paire de nerfs,
qui envoie des filaments nerveux à la
dure-mere :

Pourquoi l'inflammation des poumons, de l'eftomac & des inteftins,
n'eft - elle pas accompagnée de ce
fymptôme, c'eft-à-dire du délire, auffi
fouvent & à un degré auffi confidérable qu'on remarque qu'il fe trouve
dans l'inflammation du diaphragme,
puifque la cinquieme paire des nerfs
a une connexion plus immédiate avec
le nerf intercoftal qu'avec les nerfs
diaphragmatiques ?

Pourquoi l'irritation, faite fur les
fphincters de l'anus ou de la veffie,
occafionne t-elle une contraction continue des mufcles du diaphragme &
du bas-ventre, plutôt qu'un mouvement alternatif de ces parties, comme
il arrive dans la toux & le hoquet,
qui viennent de ce que la trachée-artere ou l'orifice gauche de l'eftomac
eft le fiége de quelque irritation ?

Puifque le diaphragme a de la fympathie avec le nez, les poumons, la
matrice, l'inteftin rectum & la veffie ;
pourquoi ces parties ne fouffrent-elles

pas réciproquement, lorfque le diaphragme eft enflammé, ou dans tout
autre état contre nature qui le fait
fouffrir ?

Si la fympathie, qui eft entre le nez
& le diaphragme, dépend, non pas
des nerfs olfactifs, mais d'un rameau
nerveux que la cinquieme paire envoie au nez :

Pourquoi ce qui fait éternuer ne
caufe-t-il pas des mouvements convulfifs dans les mufcles du vifage,
[quoique la cinquieme paire leur
fourniffe auffi des rameaux de nerfs,]
de même qu'il occafionne des mouvements fpafmodiques du diaphragme,
dont les nerfs n'ont qu'une conexion
éloignée avec la cinquieme paire des
nerfs, par le moyen des intercoftaux (a) ?

(a) Lorfqu'on empêche qu'un éternuement, qui fe préparoit, ne fe faffe, en fer-
rant entre un des doigts & le pouce la partie du nez qui eft proche l'angle interne
de chaque œil ; cet effet n'eft pas produit,
comme quelques-uns l'ont imaginé, par la
compreffion faite fur les nerfs que la branche ophtalmique de la cinquieme paire envoie au nez ; car on peut arrêter un éter-

Pourquoi une grande irritation, qu'éprouvent, dans les maux de dents, quelques-uns des filets de la cinquieme paire des nerfs, ne produit-elle pas le mouvement convulsif dont l'éternuement est l'effet ?

Si les larmes que fait couler le chagrin ou le plaisir, étoient, ainsi que le prétend Willis, un effet de la communication qui se trouve entre la cinquieme paire des nerfs, qui fournit de nerfs les glandes lacrymales & les nerfs intercostaux qui se distribuent aux parties qui environnent le cœur (a); pourquoi ces affections de l'ame n'augmentent-elles pas l'excrétion de la salive, aussi-bien que celle des larmes ?

Si le désordre, ou l'altération que produisent certains sons dans le mouvement du cœur, est dûe, comme

---

nuement qui est au même point, & assez promptement, en appuyant avec force un des doigts sur le front. Que l'on emploie l'un ou l'autre moyen, on empêche l'éternuement par le même effet, sçavoir par la sensation incommode que l'on fait naître, en comprimant très-fort le nez ou le front.

(a) *Anat. cerebri.*

l'a cru *Vieuffens*, à la fixieme & à la huitieme paire des nerfs, qui font compofées en partie de fibres médullaires forties d'un faifceau de nerf particulier envoyé par le cervelet (*a*) ; pourquoi les mufcles, qui reçoivent auffi leurs nerfs de la fixieme paire & de la portion dure de la feptieme paire, ne feroient-ils pas affectés par les fons comme les premiers, puifque ces derniers nerfs ont à leur origine une connexion auffi étroite avec la portion molle du nerf auditif, que l'eft celle de la huitieme paire (*b*) avec cette même portion molle ? Ou pourquoi, dans les violentes palpitations de cœur, les nerfs auditifs ne font-ils pas tous affectés ? Quoi qu'il en foit, je regarde comme certain que les altérations dans le mouvement du cœur, occafionnées par des objets externes qui agiffent, foit fur les organes de la vue, foit fur ceux de l'ouie, ne font point l'effet d'aucune communication de leurs nerfs avec

---

(*a*) Vieuffens, *Nevrograph.* Lib. III, cap. 4.
(*b*) *Idem*, *Ibidem*, Lib. I, cap. 12.

ceux du cœur ; mais elles font produites par des impreffions faites fur
le *fenforium commune* ; & c'eft de
cette partie, & par fon action, que
naiffent les affections de l'ame (*a*).

Si la fympathie qu'on obferve entre les différentes parties du corps,
fe fait par le moyens des nerfs qui
viennent du même tronc ; pourquoi
la même fympathie n'exifte-t-elle pas
entre les divers mufcles du pied,
de la jambe & de la cuiffe, comme
entre les reins & l'eftomac, ou entre le nez & le diaphragme ?

Enfin, fi l'irritation que reffent
dans le canal des aliments une femme
hyftérique, occafionne quelquefois
chez elle des convulfions dans les
jambes, & que ce phénomene foit
l'effet de la communication qui fe
trouve entre les nerfs intercoftaux
& les deux dernieres paires de nerfs
lombaires ; pourquoi l'eftomac & les
inteftins n'éprouvent-ils pas les mêmes fpafmes ou mouvements convulfifs pendant les violentes dou-

---

(*a*) Voyez ci-deffous, §. 17.

leurs de la goutte qui a son siége aux genoux, ou aux pieds? Je doute que l'on puisse faire à ces questions une réponse satisfaisante, en adoptant pour principe, que la sympathie dépend de la communication ou connexion des nerfs.

§. XV. Si donc on ne peut expliquer les divers phénomenes de la sympathie par aucune union ou anastomose qui soit entre les nerfs, dans le trajet qu'ils font depuis le cerveau dont ils sortent, jusqu'aux différents organes où ils se terminent; & s'il y a plusieurs exemples remarquables de sympathie entre des parties dont les nerfs n'ont absolument aucune connexion, il s'ensuit que toute sympathie doit être rapportée au cerveau même & à la moëlle de l'épine, qui donnent naissance à tous les nerfs.

Mais, pour donner une preuve plus précise, que la sympathie dépend du cerveau, nous observerons qu'elle cesse entre les différentes parties, dès le moment que leur communication avec l'origine des nerfs se trouve interrompue. Ainsi, quoique dans un

animal qui vient de mourir, la tuni-
que muſculaire de l'eſtomac puiſſe
être miſe en contraction en l'irritant,
cependant une ſemblable irritation
n'eſt pas capable de produire auſſi-
tôt le même effet ſur le diaphragme.
Il en eſt de même, lorſque l'on pique
quelqu'un des muſcles de la jambe
d'une grenouille : la plûpart des muſcles de la jambe & de la cuiſſe entrent en contraction, même après
que l'on a coupé la tête à cet animal,
pourvu que la moëlle de l'épine ſoit
reſtée entiere ; mais, lorſque cette
ſubſtance médullaire eſt détruite ou
emportée, les fibres du muſcle que
l'on a irrité ont, à la vérité, un
foible tremblement, mais les muſcles environnants demeurent dans
un repos parfait.

Il y a plus encore ; la douleur, la
peur & d'autres paſſions, en empêchant pluſieurs mouvements ſympathiques, ſemblent nous indiquer que
la cauſe de cette ſympathie qui
exiſte entre les parties des animaux,
doit être rapportée à l'origine des
nerfs. En effet, puiſque certaines affections de l'ame, ou paſſions pro-

duites par l'action des objets externes fur les organes des fenfations,
occafionnent des mouvements extraordinaires ou d'autres effets dans
le corps , & cela uniquement en
agiffant fur le cerveau ; pourquoi les
impreffions faites fur les nerfs dans
toutes les autres parties du corps,
ne produiroient-elles pas également,
par le moyen ou la médiation du
cerveau, divers mouvements &
d'autres effets dans des parties du
corps éloignées des nerfs qui ont
reçu l'impreffion ? L'analogie eft évidente.

Enfin, quoiqu'il paroiffe très-vrai-
femblable que beaucoup de mouvements fymphatiques , obfervés tous
les jours par les médecins , viennent réellement de l'irritation qui fe
fait fur les nerfs dans différentes parties du corps ; néanmoins , lorfqu'on
irrite le nerf qui va à un mufcle, il ne
fe fait de mouvement dans aucune
partie , excepté dans le mufcle auquel ce nerf fe diftribue (a). Confé-

____

(a) Haller, *Mémoires fur la nature fenfible
& irritable*, Tome I, p. 237.

quemment, ne paroît-il pas fort probable que les divers mouvements sympathiques que l'irritation produit chez les animaux, tant en santé qu'en maladie, ne font point l'effet d'aucune connexion ou union de leurs nerfs, mais bien plutôt d'une senfation particuliere excitée dans certains organes, & communiquée par ce moyen au cerveau ou à la moëlle de l'épine ? Car, fi les chofes n'étoient pas ainfi, pourquoi, par exemple, le diaphragme n'éprouveroit-il pas des convulfions dans les cas où les nerfs qui vont à la veffie, ainfi qu'à l'inteftin *rectum*, font le fiége de quelque irritation, comme il lui en arrive, lorfque ces parties reffentent elles-mêmes une irritation extraordinaire ?

Si les fympathies qui s'obfervent entre les différentes parties du corps, font occafionnées par des fenfations d'une efpece particuliere, qui naiffent dans ces parties, & qui fe communiquent de-là jufqu'au cerveau; nous pouvons concevoir aifément pourquoi une irritation faite fur l'inteftin *jejunum*, n'affecte pas le diaphragme de la même maniere qu'une irritation que reffent l'inteftin *rectum* : car, quoique le *jejunum* n'ait pas moins de fenfibilité que le *rectum*, & que les nerfs de ces deux portions des inteftins n'aient également qu'une connexion affez éloignée avec les nerfs du diaphragme ; néanmoins les fenfations produites par le même *ftimulus*, ou irritant, font très-différentes, foit qu'il agiffe fur l'inteftin *jejunum*, foit qu'il agiffe fur l'inteftin *rectum* ; d'où il s'enfuit que le cerveau ou le *fenforium commune* eft affecté bien différemment dans ces deux cas.

Une irritation que reffentent les nerfs du vifage, n'occafionne pas le mouvement convulfif des mufcles de la refpiration, femblable à celui dont l'éternuement eft l'effet, parce qu'elle ne fait pas naître cette efpece particuliere de fenfation que produit quelque fubftance irritante appliquée aux narines. Le diaphragme qui éprouve un mouvement continu de contraction, lorfque l'extrémité de l'inteftin *rectum* ou le col de la veffie font le fiége de douleurs fort violentes ; ce même muſcle, dis-je, n'a que des convulſions alternatives ou intermittentes, quand l'orifice gauche de l'eſtomac eſt irrité ; ce qu'il faut attribuer à ce que l'irritation de ces diverſes parties produit des ſenſations très-différentes.

En outre, lorſque le conduit auditif eſt irrité, parce qu'on y a introduit une plume ou toute autre choſe capable d'irriter, il arrive ſouvent que cela ſuffit pour faire touſſer, ſur-tout quand, en s'expoſant au froid, la membrane qui tapiſſe la trachée-artere eſt devenue plus ſenſible qu'elle ne l'eſt communément. Mais, lorſque le conduit auditif eſt le ſiége de douleurs violentes, parce qu'il y a inflammation à cette partie, alors la toux ſympathique n'a pas lieu. On peut conclure de ces phénomenes, que la ſympathie qui eſt entre le conduit auditif & les organes de la reſpiration, dans le premier cas que nous avons rapporté, n'eſt l'effet d'aucune connexion qui ſoit entre leurs nerfs, ni même d'une cauſe

méchanique ; mais cette fympathie
eft dûe à un fentiment particulier ; &
on doit la rapporter au *fenforium commune*, qui eft le lieu où toute fenfation
eft portée : c'eft lui qui commande
& produit prefque toujours l'effet que
nous nommons *la fympathie*.

C'eft par la même raifon que ni
les injections irritantes, faites avec
le fublimé corrofif diffous dans l'eau,
ni l'introduction de la fonde dans
l'urètre, n'occafionnent pas les mouvements convulfifs alternatifs des
mufcles accélérateurs de l'urine,
quoique la femence, qui irrite les
nerfs de l'urètre beaucoup plus doucement, produife cet effet.

Enfin, pour terminer ce fujet, quoiqu'en chatouillant les côtés ou la
plante des pieds, il arrive fouvent
que le corps entre en convulfion ;
cependant on n'éprouve rien de femblable, quand ces mêmes parties
font ou enflammées ou bleffées ; de
cette différence d'effets, il fuit évidemment que ces mouvements convulfifs font occafionnés par une fenfation particuliere que fait naître le
chatouillement, & qu'ils ne dépen-

dent nullement d'aucune sympathie
qui soit entre les nerfs qui se distribuent aux côtés & à la plante des
pieds, avec ceux des autres parties
du corps, & qui s'opere en conséquence d'une connexion entr'eux.

§. XVI. Quoique, d'après ce qui a
été dit jusqu'ici, il paroisse probable que toute sympathie qui s'o-
pere par le moyen des nerfs dépende du cerveau ; cependant nous
ne prétendons pas, en nous servant
de ce principe, expliquer d'une
maniere satisfaisante tous les divers
exemples de sympathie que l'on remarque dans les animaux, parce que
plusieurs de ces phénomenes peuvent dépendre d'un état, tant du
cerveau, que des autres parties instruments de la sympathie, qui soit
tel qu'il ne tombe pas sous nos sens,
& que nous ne le distinguions pas
de l'état ordinaire (a).

____

(a) Si on nous objectoit qu'il est aussi difficile de rendre raison de la sympathie qui se
trouve entre les nerfs, en supposant que cette
opération admirable des nerfs ne se fait qu'à
leur origine dans le cerveau, qu'en faisant

La sympathie qu'on observe entre chaque nerf en particulier & l'en-

---

usage, pour l'expliquer, des points de connexion & des moyens de communication que
l'on remarque dans le chemin que font les
nerfs pour se rendre à leur destination; je
repondrois que mon dessein, en exposant
toutes ces observations, n'a pas été d'expliquer comment les différentes parties du corps
se trouvent douées par le moyen des nerfs,
soit de la faculté de sentir, soit de la propriété
sympathique; mais que je me suis proposé de
faire tout mon possible pour découvrir la
vraie origine de la sympathie des nerfs; &
c'est le cerveau, ainsi que la moëlle de l'é-
pine, que je regarde comme cette origine.
Ce seroit sans succès que l'on feroit de plus
grandes recherches sur ce sujet, à moins que
l'on ne fût parvenu préalablement à connoître la structure la plus délicate & les connexions des diverses parties du corps, & que
l'on ne fût mieux instruit des loix de l'union
du corps avec l'ame; ce seroit, dis-je, sans
succès que l'on chercheroit à quelle espece
de faculté sensitive ou de sentiment, doit être
rapportée comme à son premier principe la
sympathie des nerfs, en supposant, selon notre
opinion, qu'elle se fait à leur origine dans le
cerveau; car si la sympathie ne se trouve pas
sans sentiment, (§. XII.) & si le sentiment
ne peut pas être, non plus que l'intelligence,
une propriété de la matiere; de quelque façon que celle-ci soit modifiée; il s'ensuit que

semble du syſtême des nerfs (*a*), s'opere, ainſi que tout le monde en convient, par la médiation du cerveau, & n'eſt l'effet d'aucune connexion ou communication entre les nerfs qui viennent de ce viſcere : malgré cela, je vais rapporter une expérience que je regarde comme la plus propre à reſoudre les difficultés, s'il y en avoit encore ſur ce ſujet.

Quand on met de la teinture d'*opium* ſur les muſcles abdominaux d'une grenouille dont on a détruit le cerveau & la moëlle de l'épine, cette liqueur n'arrête pas le mouvement du cœur auſſi promptement

---

la ſympathie dépend d'un principe qui n'eſt point méchanique ; & que, de ſuppoſer qu'elle eſt uniquement l'effet d'une ſituation particuliere, d'un arrangement ou de la connexion des fibres médullaires du cerveau, ou qu'elle eſt produite par l'union des nerfs qui viennent de ce viſcere, ſont des idées auſſi peu vraiſemblables que d'imaginer que la penſée puiſſe être le réſultat d'un mouvement dans les molécules qui compoſent l'eſprit animal ou le fluide nerveux, ou toute autre matiere déliée qui circule dans le cerveau.

(*a*) Voyez ci-deſſus, §. X.

que fi l'application eût été faite,
le cerveau & la moëlle de l'épine
étant entiers (a). Cette expérience
eft une preuve claire que la faculté
qu'a l'*opium* de détruire le mouvement des parties auxquelles il ne
touche point, s'opere uniquement
par la médiation du cerveau & de
la moëlle de l'épine, & non pas
par toute autre communication dont
les nerfs foient les inftruments.

Lorfque l'on met de la teinture d'*o-
pium* fur les mufcles du bas-ventre
d'une grenouille à laquelle on a ôté
le cerveau & la moëlle de l'épine,
il eft vrai que le mouvement de fon
cœur ceffe plutôt que cela ne feroit
arrivé fi elle n'eût pas été privée
de ces parties. On ne doit pas rapporter ce phenomene à l'action de
l'*opium* fur les nerfs qu'il touche ; il
arrive plutôt, parce que quelques-
unes des molécules plus déliées de
cette fubftance font reçues ou pom-
pées par les vaiffeaux veineux ab-

____

(a) Voyez *Effais de Médecine d'Edimbourg*, tom. 2.

forbants (*a*), & portées avec le fang jufqu'au cœur.

La vie & la force, qui, le plus fouvent, fe communiquent en un inftant à tout le corps, au moyen des efprits volatils que l'on fait ref-pirer par le nez & flairer, ou des médicaments cordiaux qui parvien-nent dans l'eftomac, doivent, ainfi que les phénomenes de l'*opium,* être regardés comme l'effet de quelque irritation ou impreffion qui fe com-munique au cerveau, par le moyen des nerfs du nez & de l'eftomac. L'eau-de-vie que l'on boit agit de la même maniere, lorfqu'elle produit le tremblement des mains ; & comme ces accès d'épilepfie, qui font occafionnés par quelque irrita-tion violente faite fur les nerfs des bras, des jambes & des doigts du pied, ne commencent qu'après qu'une fenfation d'une efpece particuliere s'eft étendue depuis la partie qui a été le fiége de l'irritation jufqu'à la

---

(*a*) Voyez *Nouveaux Effais de Médecine d'Édimbourg,* vol. 2 ; & *Phyfiological Effays of* Whytt.

tête ; nous pouvons conclure avec assurance, que ces mouvements sympathiques viennent du cerveau, & non d'aucune connexion que les nerfs des parties affectées puissent avoir avec les autres nerfs du corps, par le moyen des nerfs intercostaux ou grands sympathiques (*a*).

Qu'une irritation extraordinaire, faite sur quelque partie sensible,

---

(*a*) Le docteur Hilary a remarqué, dans la colique des peintres ou des plombiers, que quand les douleurs des intestins ont duré long-tems, & qu'enfin elles commencent à diminuer, on ressent de la douleur à l'extrémité des épaules & aux muscles voisins, avec une sensation extraordiniare, une espece de frémissement dans l'étendue de la moëlle de l'épine, qui de-là s'étend bientôt jusqu'aux nerfs des bras & des jambes, & que ces membres deviennent d'abord foibles, & ensuite entiérement paralytiques. *Voyez* Hilary *on the Epidemical diseases of barbadoes.* Cette observation ne me semble pas propre à prouver que la paralysie des extrémités, qui est souvent un des effets de la colique des peintres, dépende d'une communication qui soit entre les nerfs des intestins & ceux des membres, mais plutôt que cette maladie a son siége dans la moëlle de l'épine qui est affectée avant les membres.

produife, principalement chez les perfonnes délicates, des mouvemens convulfifs de prefque toutes les parties du corps, par l'intervention du cerveau; cela n'eft pas plus étonnant que de voir l'*opium*, qui agit fur les nerfs de l'eftomac & des inteftins, ou des mufcles abdominaux, détruire entiérement la faculté de fentir & le mouvement dans tout le fyftême nerveux (*a*).

§. XVII. Il n'y a rien qui produife dans le corps des changements plus prompts & plus furpenants, que les diverfes paffions ou affections de l'ame. Cependant elles n'agiffent que par la médiation du cerveau, & elles mettent dans le plus grand jour la fympathie du cerveau avec chacune des parties du fyftême nerveux.

Telle eft la conftitution & la difpofition des différents organes dont eft formé l'animal, que certaines idées ou affections qui naiffent dans l'ame par quelque caufe que ce foit, font

____

(*a*) Voyez les *Effais de Médecine d'Edimbourg*, Tom. II.

toujours accompagnées de mouvements corefpondants ou de fenfations dans le corps ; & de tels mouvements font occafionnés par quelque changement que fait naître l'ame ou le principe fenfitif dans le cerveau & les nerfs (*a*). Mais quel eft ce changement ? & comment produit-il ces effets ? C'eft ce que nous ignorons. Il nous eft également difficile de dire pourquoi la honte fait monter le feu & le rouge au vifage, tandis que la peur eft accompagnée de pâleur. Ces effets, & beaucoup d'autres des différentes paffions, doivent être rapportés à la difpofition naturelle & originelle de notre organifation, ou aux loix de l'union qui eft entre l'ame & le corps.

Mais, quoique nous foyons obligés d'avouer notre ignorance fur ces

––––––––––––––––––––––––––––––––

(*a*) Par le principe fenfitif, j'entends l'efprit ou l'ame dans l'homme ; & ce principe qui, chez les brutes, reffemble à celui de l'homme par certains effets. Voyez l'*Effai fur les mouvements involontaires des animaux*, à la tête de cet ouvrage.

matieres, néanmoins, par les con-
noiſſances certaines que nous avons
de l'action des nerfs, nous recon-
noiſſons aiſément que le changement qu'éprouvent ces organes occaſionne un grand nombre de ces
effets qui ſont produits par les paſſions.

Si la force du cœur, & la ré-
gularité avec laquelle il ſe contracte,
dépendent en grande partie de l'é-
tat de ces nerfs, les nerfs n'ont pas
moins d'influence & d'action ſur le
ſyſtême artériel pour entretenir la
circulation; & ils ſont en particulier la cauſe de ces contractions alternatives qui tiennent les plus petits vaiſſeaux dans une agitation continuelle; & deſquelles dépend, pour
la plus grande partie, le mouvement des fluides que contiennent ces
vaiſſeaux (a).

____

(a) J'ai fait voir par pluſieurs faits de différentes eſpeces, auſſi-bien que par l'analogie, (Voyez *Phyſiological Eſſays*, édit. 2,
p. 35,) que les plus petits vaiſſeaux auxquels
il ſemble que la force directe du cœur ne
parvient point, ont une faculté d'agir ou un
mouvement qui eſt déterminé par la ſeule ir-

Après que l'on a porté à l'excès
l'action des nerfs ; il arrive souvent
que les autres muscles du corps sont

---

ritation que produisent les fluides en passant
dans ces vaisseaux, & que les mouvements
de vibration ou d'oscillation de ces vaisseaux
augmentent de beaucoup en fréquence & en
force, lorsque l'irritation est plus forte qu'à
l'ordinaire, ou lorsque les nerfs sont vivement affectés, comme il arrive dans de violentes passions, ou par d'autres causes.

L'inflammation des yeux, qui vient en très-
peu de temps quand des substances âcres
agissent sur ces organes, l'inflammation de
la peau par les vésicatoires & les sinapismes,
& l'augmentation de sécrétion qui se fait dans
le nez & les glandes salivaires, lorsqu'on
tient dans la bouche ou que l'on met dans
les narines des substances capables d'irriter
ces parties ; ces phénomenes, dis-je, ne
peuvent s'expliquer qu'en se représentant une
augmentation considérable de mouvement
dans les petits vaisseaux des parties que je
viens de nommer. Que la circulation des
fluides dans les plus petits vaisseaux dépende
infiniment de l'action des nerfs sur eux, cela
a été demontré par le docteur Nuck, qui a
observé que la sécrétion des glandes diminue
beaucoup, ou même s'arrête entiérement,
lorsque leurs nerfs sont obstrués ou comprimés un peu fort *.

* *Adenograph. Curiof. p. 16.*

attaqués, foit de mouvements convulfifs alternatifs, foit d'un fpafme continu. C'eft donc avec fondement que l'on penfe que le cœur & le fyftême des vaiffeaux font affectés de la même maniere, & que fi l'action des nerfs eft beaucoup affoiblie, ou même, en quelque façon fufpendue, les vaiffeaux fe relâcheront, la circulation deviendra languiffante, & il s'enfuivra une foibleffe générale.

L'augmentation de la force du cœur, & quelquefois même de celle de tous les mufcles du corps, que caufe la fureur ou un emportement violent, doit être attribuée à la plus violente action dont les nerfs foient capables; tandis que le tremblement & la foibleffe, qu'occafionne la peur, viennent d'une caufe contraire, de l'inaction des nerfs.

Les palpitations de cœur, caufées par la frayeur, paroiffent être l'effet de la trop grande quantité de fang qu'un fpafme foudain, ou une contraction vive des veines, fait refluer vers le cœur. Ce fymptôme eft auffi occafionné en partie parce que le cœur a acquis plus d'irritabilité, ou parce que son mouvement souffre quelque autre altération ; ce qui est l'effet d'une violente agitation dans le système nerveux.

La rougeur & le feu que fait monter au visage le sentiment de la honte, sont vraisemblablement l'effet de ce que la vîtesse de la circulation est augmentée dans les petites-arteres de ces parties. En effet, la rougeur & la chaleur qui se répandent dans la physionomie, me paroissent être plutôt la suite d'un mouvement accéléré du sang dans ces vaisseaux du visage, que d'une stagnation de ce même fluide, causée par la compression ou l'état spasmodique des veines, qui ne produiroient qu'un rouge livide & moins de chaleur : d'ailleurs, nous sçavons que les yeux deviennent extrêmement rouges en un instant, & la peau en peu de temps, lorsqu'on augmente le mouvement des petits vaisseaux de ces parties, en appliquant sur elles des substances fort âcres.

Quelques personnes deviennent pâles dans l'excessive fureur, & cet effet

effet dépend peut-être d'un fpafme
ou d'une contraction continue des
petites arteres du vifage, ce qui
fait que le mouvement du fang eft
ralenti dans ces vaiffeaux.

La pâleur du vifage, qui accompagne la frayeur, peut avoir encore
une autre caufe que celle qui a été
indiquée ci-deffus ; je veux dire
qu'elle eft quelquefois l'effet du
manque d'action des nerfs. Ainfi,
quoique les petits vaiffeaux n'é-
prouvent pas alors de fpafme, comme
dans la fureur, ils font cependant,
en grande partie, dépourvus de leurs
contractions alternatives qui font la
principale caufe de la circulation du
fang dans ces vaiffeaux. Mais l'abord
du fang au cœur, que la terreur rend
bien plus confidérable qu'il ne l'eft
dans l'état ordinaire, paroît une
preuve que les veines, au moins, fe
contractent en un inftant.

La diminution de la tranfpiration
infenfible, qui eft un des effets des
paffions qu'accompagnent la trifteffe & la mélancolie, peut reconnoître pour caufe le manque du degré de force que le cœur & les arte-

res doivent avoir, pour que cette importante fonction de l'économie animale s'exécute comme il convient. Et la diarrhée, qui est une suite de la peur, peut être un des effets de la suppression de la transpiration qui se porte pour lors sur les intestins, ou de la foiblesse & du relâchement qu'on remarque que la peur & le chagrin produisent dans le canal des aliments.

L'augmentation de la sécrétion des larmes dans le chagrin, & l'écoulement considérable d'une urine limpide ou sans couleur, symptôme que l'on voit souvent être occasionné par la peur & le chagrin, sont dûs à l'augmentation de mouvement que ces passions produisent dans les petites arteres & les conduits excrétoires des glandes lacrymales, ainsi que des reins.

Les yeux éteints, que l'on observe dans la tristesse, & la vivacité que l'on y remarque dans la joie, dépendent de la diminution ou de l'augmentation du mouvement des fluides dans les petits vaisseaux de cet organe, & en particulier de la connée ; effets qui font dûs au mouvement de vibration augmenté ou diminué par le changement que ces différentes paffions occafionnent dans les nerfs des yeux.

D'après les mêmes principes, on expliqueroit avec facilité les divers autres effets produits par les paffions ; mais ce que l'on a déja lu, fuffira pour montrer de quelle maniere on peut raifonner fur ce fujet.

§. XVIII. La remarque que l'on a faite dans beaucoup de parties du corps, que les nerfs entourent les arteres & les veines comme de petites cordes, a donné lieu de penfer que les changements fubits que font les paffions dans le mouvement des fluides, dépendent de ce que ces petits vaiffeaux font contractés, ferrés par de femblables ligatures. Mais cette opinion, quoiqu'adoptée par des auteurs de la plus grande réputation, étant foumife à un examen plus approfondi, ne paroît pas pouvoir s'accorder avec ce que nous fçavons de certain fur la nature & les ufages des nerfs.

Chaque partie du corps, qui a la

faculté de se contracter, est redevable de cette action, soit à sa structure musculaire, soit à son élasticité (a); mais, outre que les nerfs ne sont nullement de la nature du muscle, on a encore fait voir, qu'ils sont du nombre des parties organiques du corps qui ont le moins d'élasticité. D'ailleurs les nerfs, dans leur état naturel, sont mollement couchés sur le tissu cellulaire qui enveloppe les arteres, & ils ne sont jamais tendus. On trouvera, si on en fait l'expérience, que les troncs de ces branches de nerfs qui entourent les grosses arteres & les grosses veines, doivent se raccourcir d'une quantité considérable, avant que ces vaisseaux puissent être resserrés d'une maniere sensible. Je ne connois pas d'exemple d'aucun mouvement produit par une contraction des nerfs; leur action ne con-

____

(a) La faculté qu'une partie a de se contracter ne peut être due qu'à la structure musculaire, car l'élasticité ne donne aux parties que le pouvoir de se remettre dans le même état où elles étoient auparavant, & non pas celui de se contracter. (*Note de l'Editeur.*)

fiſtant point en un raccourciſſement, ni à acquérir une tenſion plus forte dans un temps que dans un autre, mais plutôt à fournir aux fibres muſculaire ce qui paroît leur être immédiatement néceſſaire pour ſe contracter, ſoit de la force, ſoit un fluide.

Enfin il paroît, par les expériences, que les nerfs ſont abſolument incapables de contraction. Il n'y a rien qui donne lieu à un effort plus ſubit & plus violent des fonctions des nerfs, que l'irritation du cerveau, de la moëlle de l'épine ou des nerfs; c'eſt ce que démontrent ſuffiſamment les violentes convulſions qui agitent les muſcles & les organes muſculaires, lorſque ces parties ſont offenſées : mais, en pareilles circonſtances, on n'a jamais remarqué que les nerfs mêmes ſoient devenus plus courts qu'auparavant, ou aient éprouvé aucun changement ſenſible dans leur état. Ainſi l'illuſtre M. de Haller a eu raiſon de conclure, après beaucoup d'expériences, que les nerfs ne ſont point doués de la propriété qu'il nomm   ſtabilité, ou de la faculté

de fe contracter, quand on les irrite (a).

Quand même on fuppoferoit que
les filets nerveux ferrent les vaiffeaux
fanguins, comme feroient de petites
cordes roulées fur un corps rond,
idée qu'ont adoptée avec complai-
fance plufieurs auteurs ; néanmoins,
après y avoir réfléchi, nous ferons
convaincus que les changements
produits dans le corps par les diverfes paffions, ne peuvent pas s'expliquer au moyen de ce ferrement
des vaiffeaux par les nerfs.

Ainfi, la rougeur & le feu qui montent au vifage quand on éprouve le
fentiment de la honte, ne peuvent
être l'effet de la conftriction des

____

(a) Il eft, je crois, à propos de remarquer
ici, que, quoique M. Haller ait embraffé la
doctrine des réfeaux nerveux, & qu'il l'ait
foutenue plus que tout autre auteur, il a cependant abandonné avec franchife cette
opinion, lorfqu'il a vu qu'elle n'étoit confirmée par aucune des nombreufes expériences
qu'il a faites fur des animaux vivants. Voyez
Mémoires fur la nature fenfible & irritable,
Tom. 1, p. 238.

veines temporales, ou jugulaires, par
les cordons nerveux qui font autour
d'elles des circonvolutions (*a*) ; car
cette action des nerfs ne feroit pas
paroître le teint fleuri, mais cause-
roit une rougeur d'une espece différente, & qui ne feroit accompagnée
que de fort peu de chaleur.

On peut raisonner de même sur
l'érection. La compression des veines
de la verge par les nerfs de ces
vaisseaux, ne peut pas expliquer
d'une maniere satisfaisante son érection (*b*) ; qui est plutôt l'effet de la
circulation du sang, accélerée dans
les arteres, que d'une obstruction ou
d'un empêchement que le sang trouve à son retour par les veines de la
verge (*c*). Il y a également lieu
de croire que les petites arteres de
la verge peuvent, en conséquence
d'une affection de l'esprit, éprouver
certains mouvements extraordinai-

____

(*a*) *Voyez* Vieuffens *Nevrographiæ* lib. iij,
cap. 4.
(*b*) Duvernoy, *Act. Petropol.* tom. ij.
(*c*) Voyez plus haut, l'essai sur les mouvements involontaires des animaux §. VI ; &
Albini *Annotat. Academ.* ij, cap. 18.

res ; & que l'odeur, la vue, ou même
le seul souvenir d'un aliment agréable produisent des changements semblables dans les vaisseaux excrétoires
de la salive, chez les personnes qui
ont faim.

La contraction convulsive du plexus rénal, occasionnée par la crainte,
pourroit rendre l'urine plus limpide,
en resserrant & diminuant le diametre
des vaisseaux sécrétoires des reins ;
mais aussi, d'après le même principe,
l'urine devroit être en moins grande
quantité : c'est cependant le contraire
qui arrive.

Je crois devoir ajouter ici, pour
ceux qui, d'après la maniere dont je
me suis exprimé précédemment, re-
garderoient comme impropres &
manquant de justesse les expressions
que j'ai appliquées aux nerfs, telles
que les suivantes, *mouvements aug-*
mentés, convulsions ou *contractions*
spasmodiques des nerfs ; je crois, dis-
je, devoir ajouter que plusieurs habiles écrivains ont déja employé fréquemment les mêmes termes, &
que ce sont ceux qui m'ont paru les
plus propres à me faire entendre.

§. XIX. Dans beaucoup de mouvements fympathiques les plus remarquables, foit en fanté, foit en maladie, nous pouvons reconnoître d'une maniere diftincte une intention fage.

La contraction de la prunelle, lorfqu'une trop forte lumiere offenfe les yeux, & la contraction des paupieres, quand des corps un peu gros menacent de les bleffer ;

Le vomiffement qui furvient, lorfqu'il y a dans les reins & dans les ureteres quelque pierre qui dérange leurs fonctions ;

La toux qui eft la fuite d'une irritation dans le conduit auditif ;

La contraction continue des mufcles du bas-ventre & du diaphragme, dans les cas d'épreinte ou de ténefme, de difficulté d'uriner, & durant les douleurs de l'accouchement ;

Les contractions alternatives des mêmes mufcles dans l'éternuement, la toux & le hoquet ;

Le mouvement augmenté des organes de la refpiration, dans les accès d'afthme ;

La fécrétion abondante des larmes & de la falive, lorfque quelques fubf-

E v

tances irritantes touchent les yeux, ou font reçues dans la bouche, & l'abord extraordinaire d'humeurs à chaque partie qui eſt le ſiége d'une irritation continuée quelque temps;

Tous ces phénomenes, & beaucoup d'autres encore, ſont les effets des efforts que fait la nature, pour délivrer le corps de ce qui lui eſt nuiſible : & il y a chez tous les animaux un grand nombre d'exemples très-ſenſibles qui prouvent l'exiſtence d'un agent occupé de ſa propre conſervation. On ne peut donc, du moins à mon avis, rapporter ces mouvements qui ſe font dans l'animal, à aucune connexion ou communication entre les nerfs ; mais ils doivent être attribués au cerveau lui-même, & à ce principe ſenſitif, qui anime notre organiſation entiere, & qui fait en tout temps des efforts pour débarraſſer le corps de tout qui lui occaſionne de la douleur, ou l'empêche de ſe trouver dans la tranquillité & le bien-être.

En outre, lorſque les efforts de la nature, dans les corps animés, ne ſont pas capables d'éloigner la cauſe

de leur mal, par exemple, lorſqu'il
y a une violente inflammation à l'eſtomac, ou quand une pierre conſidérable ſe trouve dans les reins ou dans
la veſſie, il arrive ſouvent que ces
efforts même deviennent nuiſibles,
& augmentent le mal qu'ils ſem-
bloient s'être propoſé de diſſiper.
Ainſi que dans beaucoup d'autres
cas ſemblables, où les meilleures choſes peuvent devenir nuiſibles quand
elles ſont portées à l'excès, on obſerve que cet effort que fait la nature
pour délivrer le corps, ou ſeulement
quelques-unes de ſes parties, de ce
qui lui eſt nuiſible, a quelquefois
tant de violence & d'impétuoſité,
qu'il en réſulte les plus fâcheuſes
ſuites ; mais il ſe trouve vrai, en
général, que ce principe ou agent,
occupé de la conſervation de ſoi-
même, eſt d'une très-grande utilité,
puiſque, ſans ſon action, nous con-
ſerverions ſouvent dans nos corps
des cauſes capables de nous faire périr en plus ou moins de temps.

Nous ne pouvons pas regarder
l'ame comme agiſſante, ſoit par ignorance, ſoit avec un mauvais deſſein,

E vj

lorfqu'elle fait quelquefois naître dans le corps des mouvements capables d'augmenter fon mal, & qui, par l'événement, font plus nuifibles qu'utiles; car ces mouvements n'arrivent pas, ainfi que l'ont imaginé les partifans de Stahl, en conféquence d'un plan concerté & raifonné dans l'ame, ni d'un fentiment intime que la confervation du corps demande de tels mouvements; mais ils font plutôt une fuite immédiate de fenfations incommodes & douloureufes qui déterminent la nature à agir (a).

§. XX. On remarque divers phénomenes de fympathie (b) qui paroiffent avoir pour caufe principale le voifinage des parties (c). Peut-

---

(a) Voyez ce point de doctrine mis dans un plus grand jour, par le même auteur, dans l'*Effai fur les mouvements involontaires des animaux.*

(b) Il feroit plus exact de dire, divers phénomenes analogues à ceux qui font produits par la fympathie: ce terme eft pris ici dans un fens très-impropre. (*Note de l'Editeur.*)

(c) Il y a des parties du corps qui peuvent fouffrir ou fympathifer avec d'autres;

être faut-il mettre dans ce genre de sympathie ;

Celle qui se trouve entre le col de la vessie & l'extrémité de l'intestin *rectum* ; sympathie qui fait que les

par la seule raison de la proximité, quoique leurs nerfs n'aient aucune sympathie particuliere les uns avec les autres. C'est ainsi que la douleur fait naître de l'inflammation, non-seulement dans les vaisseaux qui sont affectés immédiatement, mais encore dans ceux qui sont contigus à ceux-ci. Qui plus est, une obstruction considérable, quoiqu'accompagnée de peu d'inflammation, & même sans inflammation, peut, dans certains cas, occasionner des affections sympathiques dans les parties voisines, par le changement qu'elle cause à la circulation du sang dans les vaisseaux de ces parties.

Lorsqu'il y a à l'un des doigts une inflammation causée par une blessure sous l'ongle, ou par quelque matiere âpre qui s'y trouve retenue, la main & quelquefois le bras deviennent enflés & enflammés. Ces symptômes ne sont pas seulement les effets de la douleur qui donne lieu à une dérivation ou à un abord plus considérable des fluides vers les vaisseaux du doigt malade, & de la main ; ils reconnoissent aussi pour cause une espece d'inflammation qui s'étend le long du bras, en suivant les enveloppes ou membranes des nerfs qui se distribuent aux doigts,

épreintes & les difficultés d'uriner, portées chacune à un certain degré de force, s'excitent réciproquement l'une l'autre;

Le vomissement qui est occasionné par l'inflammation du foie;

La douleur, l'enflure & l'inflammation de la main & du bras, dans les cas de panaris;

L'augmentation de sensibilité de la rétine, produite par l'inflammation de la conjonctive ou de la cornée;

La douleur & l'enflure du visage, causées par le mal aux dents; & la douleur d'oreille, occasionnée par l'inflammation de la partie postérieure de l'arriere-bouche;

La suppression d'urine, produite par l'inflammation des intestins ou du mésentére, ou par un violent accès de colique néphrétique dans l'un des reins.

La sympathie qui est entre le larynx & le pharynx, & entre divers autres organes, reconnoît peut-être, en grande partie, la même cause, je veux dire la proximité.

On peut encore attribuer au voisinage des parties ces sympathies qui font fouvent occafionnées par des tumeurs dures, qui compriment ou qui irritent les nerfs contigus à ces tumeurs (*a*). C'eft ainfi qu'une tumeur dure, placée à un côté du cou, a occafionné une fenfation douloureufe près de l'extrémité du rayon, un peu au-deffus du poignet. Le même phénomene arrive, quand une pierre defcend le long de l'uretere ; le tefticule du même côté s'enfle & remonte près du pubis. Selon toute apparence, ces effets font dûs à l'irritation qu'éprouvent les nerfs du tefticule dans le trajet qu'ils font fur le mufcle pfoas, par-deffus lequel paffent les ureteres. Mais il eft à propos d'obferver que la pefanteur des yeux & l'affoupiffement, qui furviennent après que l'on a beaucoup mangé, & qu'on a bu abondamment des liqueurs fortes, ou pris de l'*opium*; fymptômes que l'on a attribués à la compreffion de la troifieme paire de nerfs, produite par la diftenfion d'une branche de la carotide interne qui

---

passe sur ce nerf près de son origine ;
il est, dis-je, à propos d'observer
que ces symptômes sont dûs uniquement au changement arrivé aux
nerfs de l'estomac ; changement qui
a pour effet de diminuer la sensibilité de tout le systême nerveux.

Les douleurs de l'estomac & des
intestins, que les femmes ressentent
quand leurs regles sont supprimées,
& presqu'aussi-tôt qu'elles ont conçu,
ne reconnoissent - elles pas pour
cause, & la sympathie particuliere
qui est entre les nerfs de ces organes, & en partie le changement
qui se fait alors dans la quantité
augmentée du sang, qui, ne trouvant
pas de passage & de sortie libre par
les vaisseaux de la matrice, se jette
sur l'estomac & les intestins ? En
effet, le prompt soulagement que
procure une petite évacuation de sang
par les veines hémorrhoïdales, ne
montre-t-il pas que beaucoup de maladies sont occasionnées ou guéries
par un petit changement fait dans la
distribution du sang aux différentes
parties du corps ?

La douleur de tête, que l'on ressent quelquefois parce qu'on est chaussé avec des souliers étroits, doit peut-être s'attribuer plutôt à ce que le sang est déterminé à se porter en plus grande abondance aux vaisseaux du péricrâne, qu'à aucune sympathie particuliere qui soit entre les nerfs de cette partie & ceux des pieds. L'effet qu'ont les sinapismes appliqués à la plante des pieds, de diminuer le délire, est dû principalement à la douleur qu'ils font naître ; douleur qui, en affectant tout le système nerveux, diminue la perception de l'irritation dont le siége est dans le cerveau ou dans ses membranes, & qui est la cause du délire : de-là vient aussi que les sinapismes ont produit des effets aussi salutaires, quand on les a appliqués au jarret ou à d'autres parties sensibles, que lorsqu'on les a mis sous la plante des pieds.

§. XXI. Enfin nous voyons dans les maladies une variété de sympathies anomales que nous ne pouvons expliquer, ni par le voisinage des parties, ni par la connexion ou la communication entre les nerfs, ni par le soin que prend la nature, & les efforts qu'elle fait pour procurer la santé & la conservation du corps ; efforts qui sont si sensibles dans quelques mouvemens sympathiques, qu'on juge qu'ils ont également lieu en santé comme en maladie.

On peut rapporter à la derniere espece de sympathie la purgation, par l'odeur seule d'une potion purgative ; la sensation ou plutôt la douleur pungitive que quelqu'un ressentoit au sommet de l'épaule gauche, quand il grattoit un bouton qui étoit un peu au-dessous du côté extérieur du genou droit (a); la douleur brûlante que des personnes qui avoient un ulcere à la vessie, ont éprouvée à la plante des pieds, quand ils urinoient ; le ris sardonique qui est la suite de certaines blessures aux pieds, & le serrement des mâchoires qu'un spasme tient fermées après une amputation. Quelle raison peut-on apporter de ce qu'après qu'on a coupé le bras

____

(a) *Voyez* Hales *Statical Essays*, vol. 11.

ou la jambe, les muscles qui élevent la mâchoire inférieure sont
dans l'état spasmodique que nous
venons d'exposer, plutôt que tout
autre muscle ? Je conviendrai qu'on
pourroit s'attendre à voir quelque
symptôme de cette espece occasionné par l'irritation des nerfs du
tronc, ou par une humeur âcre
pompée par les vaisseaux absorbants
d'un ulcere, & portés au cerveau
avec le sang; mais, dans les deux
cas rapportés, pourquoi n'y a-t-il
que le muscle temporal & le muscle masséter qui soient affectés ou
qui agissent ?

Je regarde comme très-vraisem-
blable que les sympathies anomales
précédemment exposées, & beaucoup d'autres, dont les causes me
paroissent être également obscures,
viennent de cette sympathie générale qui embrasse & fait correspon-
dre tout le système nerveux, &
qui, dans certains cas, le fait souffrir tout entier, quoiqu'il n'y ait
d'autre cause que la foiblesse extraordinaire ou la sensibilité, la délicatesse d'un organe particulier, &

quoique les autres parties du corps ne soient pas affectées à un degré sensible. Les observations que l'on va lire, comparées ensemble, serviront à mettre cette idée dans un plus grand jour.

Une femme d'un âge moyen s'étoit foulé le pied droit & la cheville : quelques semaines après cet accident, non-seulement elle se plaignit d'une douleur & d'une roideur dans ces parties ; mais elle ressentit encore dans tout le corps une tension & une sensibilité semblables à celles qui sont la suite d'un coup ; elles étoient, à la vérité, peu considérables.

En second lieu, aussi souvent que l'on étendoit un des pieds d'un garçon de neuf ans, au point de l'amener à faire presque une ligne droite avec la jambe, & par conséquent en étendant considérablement ses ligaments & ses tendons ; il étoit, dès le moment, tourmenté d'une toux convulsive très-violente, qui continuoit sans interruption aussi long-temps que l'on tenoit le pied de l'enfant dans cette situation.

Quant à la premiere obſervation, on conviendra fort aiſément que la roideur & la ſenſibilité éprouvées par cette femme dans tout ſon corps, viennent de cette ſympathie générale qui s'opere entre toutes les parties du corps, par la médiation du cerveau. Il eſt vrai néanmoins que cette ſympathie n'auroit pas produit un ſemblable effet, s'il n'eût été préparé & favoriſé par la déli-cateſſe particuliere du ſyſtême nerveux de cette femme.

Dans le ſecond cas qui regarde le jeune garçon, la toux convulſive qu'occaſionnoit l'extenſion du pied, ne pourroit avoir eu pour cauſe aucune ſympathie particuliere établie entre ce membre & les poumons, & qui fût la ſuite de quelque connexion ou communication entre leurs nerfs, puiſque des nerfs de pluſieurs autres parties qui ont une connexion ou égale, ou plus grande encore avec ceux qui ſe diſtribuent & ſervent aux mouvements du pied, n'étoient affectés d'aucune maniere, Conſéquemment on doit attribuer cette toux convulſive à une délicateſſe particu-

liere ou à une fenfibilité extraordinaire des poumons. Il fera donc arrivé, par un effet de cette fympathie générale qui s'étend à tout le
fyftême nerveux, que les poumons
auront éprouvé une fenfation incommode, auffi fouvent que les ligaments & les tendons de la cheville
& du pied auront fouffert quelque
extenfion. Et néanmoins cette fenfation n'a produit ni défordre ni
mouvement fympathique dans les
autres parties du corps, parce qu'elles ne fe trouvoient pas alors dans
cet état de délicateffe maladive ou
de fenfibilité exceffive.

J'ajouterai, comme une nouvelle
preuve de ce que je viens de dire,
que j'ai connu une femme dont l'eftomac étoit extrêmement délicat,
laquelle, dans les temps où ce vifcere fe trouvoit plus malade qu'à
l'ordinaire, étoit prête à vomir toutes les fois qu'elle s'efforçoit de
boire de l'eau. D'ailleurs, chez plufieurs malades attaqués d'une gonorrhée virulente avec écoulement, fenfibilité & beaucoup d'irritabilité dans
l'urètre, j'ai obfervé que toutes les

fois que ces malades boivent deux
ou trois verres de vin, immédiatement après ils reſſentent leur eſtomac dans un dérangement & un mal-
aiſe extraordinaires. Cette ſympathie ſinguliere entre l'eſtomac & l'u-
rètre, a toujours ceſſé de ſe faire
ſentir auſſi-tôt que ce dernier organe eſt devenu parfaitement ſain.

On remarque que ce ſont ſeulement les perſonnes dont le ſyſtême
nerveux eſt d'une délicateſſe ſinguliere ou exceſſive, qui éprouvent des
mouvements convulſifs ou des ſpaſmes généraux & violents, occaſionnés par les affections de l'ame ou
les paſſions, par les dérangements
qui arrivent dans les premieres voies,
& par pluſieurs autres cauſes. Lors
donc qu'une irritation qu'éprouve
une partie quelconque produit un
mouvement ſympathique extraordinaire dans un organe éloigné du
ſiége de l'irritation, & avec lequel
il a moins de connexion ou de communication par le moyen, ſoit des
nerfs, ſoit des vaiſſeaux ſanguins,
qu'avec pluſieurs autres parties qui
cependant ſont pour lors dans un

état contre nature : en pareil cas,
n'avons-nous pas raison de conclure
qu'un semblable mouvement sympathique est occasionné par une délicatesse ou une mobilité singuliere
de cet organe éloigné ; & que si les
autres organes du corps, capables
de mouvement, se fussent trouvés
au même degré de délicatesse & de
sensibilité , ces personnes auroient
eu des convulsions ou des spasmes
qui, s'ils n'eussent pas été univer-
sels, auroient du moins été beaucoup plus généraux ?

Mais, en supposant même que nous
n'eussions pas expliqué d'une maniere satisfaisante la cause de beaucoup de sympathies extraordinaires
& anomales, ni même présenté des
conjectures probables sur cette matiere ; ne peut-on pas dire que la
même infortune nous arrive chaque
jour, dans les recherches que nous
faisons sans succès pour découvrir
les opérations les plus cachées de la
nature ? Nous trouvons par-tout, &
même dans l'examen des choses ina-
nimées, des difficultés insolubles,
des obstacles insurmontables. Qu'y
a-t-il

a-t-il donc d'étonnant que, dans le corps humain, cette machine si curieuse, si composée, si artistement & délicatement construite, il s'exécute beaucoup d'opérations que nous ne puissions pas expliquer ? Plus nous pousserons loin nos recherches, plus nous étudierons la nature, plus aussi nous aurons lieu d'être convaincus de notre ignorance, & plus nous reconnoîtrons combien il y a peu de proportion entre ce que nous sçavons & ce qui nous reste à connoître des ouvrages du Créateur !

Nous ne comprenons que difficilement ce qui se passe sur la terre, & nous ne discernons qu'avec peine ce qui se passe devant nos yeux.

LA SAGESSE, chap. ix, ⍦. 16.

CHAPITRE II.

Des Maladies nerveuses, hypocondriaques & hystériques, en général.

§. I. LEs nerfs sont sujets, ainsi que toutes les autres parties du corps, à diverses maladies qui ont pour cause, soit un vice de leurs tuniques & de leur substance médullaire, soit un vice dans le cerveau & dans la moëlle épiniere dont tous les nerfs tirent leur origine.

§. II. Les tuniques des nerfs peuvent être obstruées, enflammées, comprimées par des tumeurs dures, ou irritées par des humeurs âcres.

Quant à leur substance médullaire, si un simple filet nerveux, en le considérant, abstraction faite de toutes les membranes ou tuniques qui l'entourent, est un canal d'un diametre infiniment petit, nous pouvons concevoir qu'en conséquence des divers états du corps, ce filet nerveux se

trouve auſſi être, en divers temps,
à différents degrés de tenſion ou de
fermeté, de relâchement ou de mol-
leſſe : & par cela ſeul, l'action des
nerfs peut être conſidérablement altérée.

§. III. Le canal nerveux peut encore être obſtrué ; mais il eſt plus
vraiſemblable que ces obſtructions
ſoient formées par quelque cauſe
externe, que par l'enflure ou une
tumeur quelconque de la ſubſtance
médullaire dont les parois du nerf
ſont faites ; ou par la viſcoſité &
l'épaiſſiſſement du fluide que le nerf
contient.

Dans les plus petits vaiſſeaux artériels, le ſpaſme ſeul peut former
ſouvent des obſtructions ; mais il
n'y a pas d'apparence que cela ait
lieu dans les vaiſſeaux nerveux ;
car, quoique les nerfs communiquent à toutes les autres parties la
faculté de ſe mouvoir, cependant
rien n'indique qu'ils aient eux-mêmes aucun mouvement.

§. IV. Si la partie médullaire des
nerfs eſt ſimple ou ſimilaire, & n'eſt
pas formée de vaiſſeaux, ainſi que

le font les autres parties du corps, elle ne peut pas être fujette aux obftructions ni aux inflammations ; mais il eft poffible que les fubftances âcres produifent fur elle une irritation qui la faffe beaucoup fouffrir.

§. V. Quant au fluide dont on fuppofe que les nerfs font remplis, comme nous ignorons abfolument quelle eft fa nature, foit dans l'état fain, foit dans l'état maladif, nous ne pouvons jamais reconnoître diftinctement dans quel cas les maladies des nerfs viennent d'un vice de ce fluide, quoiqu'on ne puiffe douter que l'action des nerfs ne doive être confidérablement altérée, toutes les fois que le fluide nerveux eft vicié.

§. VI. Lorfque le cerveau ou la moëlle de l'épine font obftrués, comprimés, irrités, ou fouffrent un mal quelconque, les nerfs font également, pour la plûpart, dans un état maladif & contre nature, comme s'ils étoient affectés originairement & primitivement.

§. VII. Il feroit fort peu utile de raifonner plus long - temps fur des vices dont le siége est dans le cerveau ou dans les nerfs, & qui sont capables de produire des maladies, puisque la finesse de ces parties organiques est un obstacle qui nous empêche & de découvrir avec un peu d'exactitude, avant la mort, & de vérifier, après la mort, quelle a été la cause qui a occasionné ces maladies. Une autre raison de ne pas nous étendre davantage sur ce sujet, c'est que nous n'avons aucun moyen, aucuns signes pour distinguer, entre les symptômes morbifiques, ceux qui viennent d'un vice dans les tuniques, de ceux dont la cause existe dans la substance médullaire, ou dans le fluide des nerfs. Mais quelles que soient les ténebres répandues sur les causes immédiates des maladies des nerfs, néanmoins leurs effets peuvent se réduire à quelques altérations on changements opérés, tant dans la sensibilité, que dans la puissance de se mouvoir, que les nerfs communiquent aux différentes parties du corps.

§. VIII. La faculté sensitive des nerfs peut, ou se trouver trop vive, émouffée, dépravée, ou manquer entiérement ; & leur feconde faculté, dont l'exercice eft néceffaire pour produire le mouvement mufculaire, peut être ou affoiblie, ou entiérement détruite.

§. IX. Dans le cas où le fentiment des nerfs eft trop vif, fi on vient à appliquer fur les nerfs des différents organes certaines fubftances, elles feront naître dans le corps des fenfations incommodes ou douloureufes, & des mouvements violents ou irréguliers ; cependant ces mêmes fubftances, appliquées de la même maniere quand les organes font dans un état plus ferme & plus fain, n'occafionneroient que la plus légere incommodité, & le plus petit dérangement dans les fonctions, ou même ne produiroient aucun mauvais effet.

Dans un tel état de fenfibilité du fyftême nerveux, les paffions de l'ame, les fautes contre le régime ; les promptes alternatives du chaud & du froid, ou de la pefanteur & de l'humidité de l'atmofphere, feront naître très-facilement des fymptômes morbifiques ; de maniere qu'avec une telle conftitution, on ne jouira pas d'une fanté ferme, ou qui foit conftante ; mais, pour l'ordinaire, on éprouvera une fucceffion continuelle de douleurs plus ou moins grandes.

§. X. Suppofons l'état oppofé dans lequel tous les nerfs, ou feulement plufieurs nerfs, font dépourvus du degré de fenfibilité qu'ils doivent avoir dans leur état naturel, quoique le corps, en général, ait alors moins de difpofition à être affecté par les caufes dont j'ai parlé ci-deffus ; néanmoins, comme quelques-uns de ces organes ne feront pas fuffifamment irrités par les agents ou les ftimulants auxquels la nature a donné le pouvoir de les mettre en mouvement, l'action de ces parties demeurera imparfaite. Ainfi, lorfque les nerfs des inteftins font moins difpofés qu'à l'ordinaire, à être affectés par leurs ftimulants naturels, l'irritation que produifent les aliments, l'air & la bile, ne font capables d'exciter qu'un mouvement périftaltique languiffant ; ce qui fait

qu'en pareil cas on devient conftipé.

Quand la rétine n'a pas le degré
de fenfibilité qu'elle doit avoir, on
voit les objets moins diftinctement;
&, lorfque les nerfs auditifs ont
perdu quelque portion de leur fenfibilité qui eft fi exquife, l'oreille
ne peut pas diftinguer, avec précifion, les différents tons de la mufique.

§. XI. Lorfque le fentiment des
nerfs de quelqu'un des organes du
corps devient contre nature, ou eft
dépravé, il arrive quelquefois que
les plus incommodes fenfations &
les fymptômes les plus effrayants
font occafionnés par l'application
de certaines fubftances, qui, dans
l'état de fanté, n'auroient produit
aucune efpece de dérangement. Dès-
lors nous pouvons concevoir les effets furprenants que caufent, chez
beaucoup de perfonnes délicates,
certaines odeurs, certains aliments
& médicaments.

§. XII. Ce fentiment extraordinaire ou dépravé des nerfs ne confifte pas toujours en une fenfibilité

trop exquife ; car l'eau occafionne de violentes convulfions dans l'hy-drophobie, tandis que les nourri-tures folides n'affectent point du tout de la même maniere le pharynx & l'œfophage ; & il y a tel fujet chez lequel une petite quantité de miel fera naître des tranchées plus vio-lentes que beaucoup de médicaments connus pour être des purgatifs les plus forts.

§. XIII. Quand il arrive à quel-ques-uns des nerfs de perdre tout-à-fait la faculté de fentir, les orga-nes, ou les parties auxquelles ces nerfs fe diftribuent, deviennent ab-folument infenfibles. Lorfque tous les nerfs des fens ou des organes du fentiment, & ceux par lefquels s'exé-cute le mouvement volontaire, font affectés de la même maniere, c'eft-à-dire, ont perdu toute action, tan-dis que le cœur & les mufcles de la refpiration continuent de faire leurs fonctions, on nomme cet état de maladie une apoplexie.

§. XIV. Si le pouvoir qui réfide dans les nerfs fe trouve à un de-gré plus confidérable que celui qui leur est nécessaire pour opérer le mouvement, les muscles auxquels ils se distribuent peuvent seulement acquérir par-là plus de force & de fermeté, que lorsque tous les nerfs le possedent dans un égal degré; c'est pourquoi l'augmentation de ce pouvoir nerveux est à peine regardée comme une maladie. Les seules choses qui donnent lieu à l'exercice d'un tel pouvoir, sont, ou l'effort que commandent la volonté, les passions & les affections de l'ame; ou celui qu'occasionne l'action de quelque stimulant sur le cerveau ou les nerfs. C'est à ces deux dernieres causes, les passions & le cerveau ou les nerfs irrités, que l'on doit attribuer tous les mouvements dépravés & irréguliers qui s'observent dans le corps, & non pas à aucune altération ou dépravation de la puissance même des nerfs, qui ne paroît occasionner des maladies, que quand elle est ou affoiblie, ou entiérement détruite. Ainsi le tétanos, ou la contraction spasmodique extraordinaire de quelque muscle, n'a pas pour cause l'augmentation de la puiſſance qu'ont les nerfs de faire naître le mouvement, ſans laquelle les muſcles ne peuvent agir; mais ce ſpaſme eſt l'effet d'un effort extraordinaire du pouvoir nerveux, mis en action par quelque irritation ou affection extraordinaire du cerveau & des nerfs.

§. XV. Lorſque la faculté qu'ont les nerfs de faire mouvoir les muſcles diminue, tout le corps devient foible à proportion de la diminution de cette faculté.

§. XVI. Quand cette puiſſance par laquelle les nerfs produiſent le mouvement muſculaire leur manque, il s'enſuit, ou une paralyſie particuliere, ou une paralyſie générale : elle eſt générale, lorſque cét état eſt celui de tout le ſyſtême nerveux ; & elle eſt ſeulement particuliere, s'il n'y a qu'une partie des nerfs privée de cette fonction. Dans le cas où quelques muſcles ſont privés de l'influence ou de l'action des nerfs, la paralyſie n'eſt pas le ſeul mal dont ils ſoient attaqués : bientôt après ils perdent de leur volume, ils maigriſſent, parce que la circulation des fluides n'eſt point en-tretenue avec la même force qu'à l'ordinaire, dans les plus petits vaiſ-ſeaux, lorſqu'elle n'y eſt pas vidée par le pouvoir nerveux (a).

§. XVII. Il ſera à propos d'ob-ſerver ici, que, comme il n'y a preſque point de partie du corps où il ne ſe trouve des nerfs, & fort peu auſſi qui ſoient tout-à-fait ſans ſentiment, il eſt néçeſſaire que les nerfs ſouffrent, non-ſeulement lorſ-qu'eux-mêmes, ou le cerveau & la moëlle de l'épine, ſont affeſtés idio-pathiquement ou primitivement, mais encore lorſque les autres par-ties ſont malades. Voilà d'où vient la difficulté, peut-être même l'im-poſſibilité d'indiquer un *criterium* cer-tain, ou des ſignes évidents au moyen deſquels on puiſſe diſtinguer les ma-ladies nerveuſes de celles de tout au-tre genre.

Toutes les maladies peuvent, en quelque ſens, être appellées des af-feſtions du ſyſtême nerveux, parce que, preſque dans chaque maladie,

---

(a) Voyez ci-deſſus, chap. I, n. 8.

les nerfs se trouvent plus ou moins offensés ; & c'est ce qui occasionne dans le corps cette diversité de sensations, de mouvements & de changements, qui multiplie les maux, & en rend la connoissance & la distinction si difficiles. Néanmoins on ne doit accorder le nom de *symptômes nerveux*, de *maladies nerveuses* proprement dites, qu'aux maux qui, dans les seuls cas d'une délicatesse & d'une sensibilité extraordinaire des nerfs, ou de leur état contre nature, sont produits par des causes qui, chez des sujets bien constitués & en santé, n'auroient pas eu de semblables effets.

§. XVIII. Pour mettre cette doctrine dans un plus grand jour, nous donnerons quelques exemples.

On n'appelle pas le *mal aux dents* une *maladie nerveuse* ou *maladie de nerfs*, quoique les nerfs des dents soient le siége d'une douleur vive ; mais si, en conséquence d'une délicatesse particuliere dans la constitution du sujet, cette douleur lui occasionne des convulsions & des foiblesses, ces symptômes reçoivent le nom de *symptômes nerveux*.

Une obstruction dans les tuniques de l'estomac ou des autres visceres du bas-ventre, n'est pas, à proprement parler, une maladie nerveuse ; mais, si les nerfs de ces parties sont tellement hors de leur état naturel, par les changements qui leur sont survenus, que l'abattement, la mélancolie ou la folie soient les suites de cette obstruction, alors ces symptômes méritent le nom de *symptômes nerveux*.

D'un autre côté, quoique la fiévre qu'excite l'inflammation si douloureuse d'un doigt qui est attaqué d'un panaris, ainsi que la fiévre & le vomissement qu'occasionne l'inflammation d'un des reins, soient des effets de la sympathie des nerfs, néanmoins ces symptômes ne sont pas nommés, pour l'ordinaire, des *maladies nerveuses*, parce qu'ils n'indiquent pas un état particulier & maladif des nerfs mêmes, & qu'ils se trouvent à un degré plus ou moins considérable dans tous les cas où il

y a panaris ou inflammation d'un
rein ; mais s'il furvient des convulfions, des défaillances, dès-lors ces
derniers fymptômes étant les effets
d'une délicateffe extraordinaire du
fyftême des nerfs, c'eft avec raifon
qu'on les nommera des *fymptômes
nerveux.*

Il en eft de même du cas fuivant.
Les convulfions qui quelquefois pré-
cedent l'éruption de la petite-vérole,
confervent le nom de *fymptômes nerveux*, parce qu'elles n'attaquent que
les fujets qui ont le fyftême nerveux
très-mobile ou très-aifé à irriter &
à mettre en mouvement ; tandis que
la fréquence du pouls, & les autres
fymptômes qui accompagnent la
fiévre, ne font pas réputés des
fymptômes nerveux, quoiqu'ils
aient pour caufe la matiere de la
petite-vérole, qui agit comme un
ftimulant fur les nerfs.

Enfin une goutte-fereine même,
qui a pour caufe une tumeur qui
comprime le nerf optique, n'eft pas,
dans le fens où nous entendons la
dénomination de *maladie nerveufe*,
n'eft pas, dis-je, autant une mala-

die nerveufe que la diminution de la vue, qui eft quelquefois occafionnée par le dérangement de l'eftomac : ce qui le prouve, c'eft que la caufe dont nous avons parlé produira également la goutte - fereine dans tous les fujets, au lieu que les perfonnes qui auront une délicateffe particuliere des nerfs, éprouveront feules cette diminution dans le fens de la vue, occafionnée par le mauvais état de l'eftomac.

§. XIX. Ainfi, dans cet ouvrage fur les maladies nerveufes, je traiterai principalement de celles de ces maladies qui font en grande partie l'effet de la conftitution foible, délicate & extraordinaire des nerfs ; & je regarde comme étant dans cette claffe, la plûpart de ces fymptômes que les médecins ont communément diftingués par les noms de *fymptômes venteux, fpafmodiques, hypocondriaques, hyftériques, vaporeux.*

Sydenham, dont les ouvrages prouvent une fagacité rare en médecine, a obfervé avec beaucoup de raifon, que les formes de Protée

& les couleurs du caméléon ne font
pas en plus grand nombre, & de
plus longue durée, que les différents afpects fous lefquels fe mon-
tre la maladie hypocondriaque &
hyftérique (a). En effet, on peut
dire la même chofe des fymptômes
morbifiques qui ont été appellés
communément des *fymptômes ner-*
veux, qu'ils font fi nombreux, fi
différents, fi irréguliers, qu'il feroit
extrêmement difficile, foit de les
décrire comme il faut, foit d'en
faire une énumération complette,
les maladies nerveufes imitant par
leurs fymptômes la plûpart des autres maladies. Dans le grand nombre des maladies chroniques, il y en
a vraiment peu avec lefquelles les
maladies nerveufes n'aient plus ou
moins de reffemblance & de facilité
à fe confondre ; c'eft ce qui a fait
dire au célebre docteur Méad, en
écrivant fur l'affection hypocondriaque : *Non unam fedem habet, fed*
morbus totius corporis eft (b). On

____

(a) Sydenh. *Oper. Epift. ad D.* Cole.
(b) Méad. *Monita & Præcepta Med.* cap.
xvij.

juge sans doute d'après cela, que je n'entreprendrai pas de donner une description parfaite ou exacte des maladies nerveuses, & que je ne prétends pas présenter dans cet ouvrage un catalogue complet de tous les symptômes morbifiques qui ont été communément réputés du genre des symptômes nerveux, hypocondriaques ou hystériques ; mais je me bornerai à traiter des symptômes suivants, comme étant les plus ordinaires & les plus remarquables.

§. XX. Ces symptômes nerveux fréquents & caractérisés, sont les vents dans l'estomac & les intestins ;

Une chaleur mordicante dans les mêmes visceres ;

Les rapports acides & les aigreurs ;

Le dégoût ; l'aversion des aliments ;

Le vomissement d'une humeur aqueuse, d'un phlegme visqueux ou d'une liqueur noire, semblable à du marc de café ;

Le manque d'appétit & les indigestions ;

Le besoin extraordinaire de nourriture & les promptes digestions ;

La foibleſſe ; la langueur ;

Une ſenſation qui fait croire, quand on a faim, que la région de l'eſtomac eſt tout-à-fait vuide ;

Les envies violentes de diverſes eſpeces d'aliments rares ou extraordinaires, ou de ſubſtances qui ne ſont nullement nourriſſantes ;

Une enflure ou plutôt un gonflement de l'eſtomac, qui eſt aſſez conſidérable pour être viſible, & qu'on éprouve ſur-tout après avoir mangé ;

Quelquefois des douleurs vives & des crampes dans l'eſtomac ;

Un ſerrement, de l'oppreſſion à la partie antérieure de la poitrine ;

À la région de l'eſtomac, une ſenſation incommode, déſagréable, qui n'eſt point accompagnée de douleurs, mais d'abattement, de découragement, d'anxiété, & quelquefois d'une exceſſive timidité ;

Les battements ou fortes pulſations dans le ventre ;

Les ſpaſmes dans les inteſtins, & la diſtenſion ou l'augmentation de diametre dans certaines parties du canal inteſtinal ;

Les douleurs violentes de colique ;

Les borborygmes ou le bruit que font les vents en paffant d'une partie des inteftins dans l'autre ;

Le ventre quelquefois trop lâche, plus fouvent refferré ;

Les douleurs de dos & de ventre, qui reffemblent à celles qui accompagnent la colique néphrétique ;

Un fentiment d'irritation & de chaleur au col de la veffie ; & à l'urètre, avec de fréquentes envies d'uriner ;

Des urines limpides très-abondantes ;

Quelquefois un crachement immodéré ;

§. XXI. Des feux qui fe font fentir fubitement dans toute le corps ou qui le parcourent ; des friffonnements ; un fentiment de froid dans certaines parties fur lefquelles il femble qu'on verfe de l'eau ; d'autres fois, un feu extraordinaire ;

Des douleurs qui parcourent les bras & les autres membres ;

Une douleur incommode au dos & entre les épaules ;

Des douleurs accompagnées d'une
fenfation de chaleur, qui changent
fouvent d'un côté à l'autre, ou du
dos aux parties internes de l'abdomen ;

Des crampes ou mouvements convulfifs des mufcles, ou feulement de
quelques-unes de leurs fibres ;

Des treffaillements fubits des bras
& des jambes ;

Des mouvements involontaires,
prefque continuels, des mufcles du
cou & de la tête, ou des bras &
des jambes.

Une convulfion générale qui attaque en même temps l'eftomac, les
inteftins, la gorge, les jambes, les
bras & prefque tous les membres
du corps : le malade étant agité,
lors de cet accident, comme s'il
étoit dans un violent accès d'épilepfie ;

Des fyncopes qui durent long-
temps, ou plufieurs fyncopes qui fe
fuccedent après de courts intervalles ;

§. XXII. Des palpitations de
cœur ;

Le pouls très-changeant, le plus

fouvent naturel, quelquefois extraordinairement lent , & d'autres fois
prompt ou fréquent , plus fouvent
petit que plein , & , dans certains
cas , irrégulier ou intermittent ;

Une toux feche avcc de la difficulté de refpirer, ou bien une conf-
tr'iction ou un refferrement des bronches : accident qui revient quelquefois périodiquement ;

Le bâillement ; le hoquet ; les foupirs fréquents ; un fentiment de fuffocation ou d'étranglement qui femble
caufé par une boule ou un corps fort
gros engagé dans la gorge ;

Des cris & des ris convulfifs qui
prennent par accès :

Quoique , durant le jour , les malades foient en général affez frais ,
& que le pouls foit quelquefois plus
lent que dans l'état naturel ; néanmoins , pendant la nuit , & en particulier durant le fommeil, des feux,
ou , comme ils difent , des bouffées
de chaleur fe répandent fouvent prefque par tout le corps ; le pouls devient plus fréquent & plus fort, &
ils fentent une défaillance ou un mal
d'eftomac plus ou moins grand ;

§. XXIII. Des vertiges, sur-tout quand le malade s'eſt levé à la hâte;

Des douleurs de tête : quelquefois elles reviennent périodiquement ;

Une douleur vive dans un eſpace de la tête fort petit, ou qui n'a pas plus d'étendue qu'un louis d'or : douleur que l'on compare à célle que cauſeroit un clou qu'on enfonceroit dans cet endroit de la tête;

Un bourdonnement, ou un ſiffle-ment dans les oreilles ;

La diminution de la vue, & un brouillárd épais qui ſemble être de-vant les yeux, ſans cependant qu'il y ait à cet organe de vice ſenſible ;

Quelquefois les objets paroiſſent doubles, & on ſent des odeurs ex-traordinaires ;

Des inſomnies opiniâtres, accom-pagnées quelquefois d'un mal - aiſe qu'on ne peut décrire, mais qui di-minue quand on eſt ſorti du lit ;

Le ſommeil troublé, inquiet ; des rêves effrayants ; le cochemar ;

Quelquefois de l'aſſoupiſſement & une trop grande diſpoſition au ſom-meil ;

La peur, l'humeur chagrine, la

trifteffe, le défefpoir, & quelquefois un grand courage ;

‹ Un efprit qu'on ne peut fixer fur aucun fujet ; la mémoire diminuée ; des idées ridicules ;

La plus forte perfuafion qu'on eft attaqué & qu'on fouffre de maladies qu'on n'a certainement pas ;

On imagine que le mal que l'on reffent eft auffi dangereux qu'on le trouve incommode ; & fouvent on fe fâche contre ceux qui tâchent de convaincre qu'on fe trompe.

§. XXIV. Après que les malades ont été tourmentés pendant long-temps par un grand nombre de ces fymptômes, (je dis feulement un certain nombre ; car il n'y a, je crois, perfonne qui les éprouve tous) il arrive quelquefois que ces malades tombent dans la mélancolie, deviennent fous, font attaqués de l'ictere noire, d'hydropifie, de tympanite, de phtifie pulmonaire, de paralyfie, d'apoplexie, ou de quelqu'autre fâcheufe maladie.

§. XXV. Les perfonnes qui font fujettes aux maux que je viens de nommer, & dont certains méritent

beaucoup

beaucoup plus que les autres d'être qualifiés de *nerveux*, peuvent former trois claſſes.

La premiere claſſe ſera compoſée des perſonnes qui, quoiqué jouiſ-ſantes ordinairement d'une bonne ſanté, ſont cependant, à cauſe de la délicateſſe exceſſive de leur ſyſtême nerveux, très-ſujettes à être attaquées de violents tremblements, de palpitations, de ſyncopes & de con-vulſions, dans les cas où la frayeur, le chagrin, la ſurpriſe, ou toute autre paſſion les affecte; & chaque fois qu'une des parties les plus ſenſibles du corps eſt vivement irritée ou af-fectée d'une maniere déſagréable, par quelque cauſe que ce ſoit.

§. XXVI. La ſeconde claſſe ſera formée de perſonnes qui, outre qu'el-les ſont attaquées des maladies expo-ſées ci-deſſus quand elles ſe trou-vent dans les mêmes cas, ſouffrent encore preſque toujours plus ou moins des maux qui ſuivent : elles ſont ſujettes aux indigeſtions, aux vents dans l'eſtomac & les inteſtins, à la boule dans le goſier, au clou hyſtérique, aux vertiges, aux douleurs de tête paſſageres, à un ſentiment de froid derriere la tête, à de fréquents ſoupirs, à des palpitations, à avoir l'eſprit inquiet, agité, & par accès des écoulements abondants de ſalive ou d'urine pâle, &c.

§. XXVII. La troiſieme claſſe renfermera les perſonnes qui, ayant une ſenſibilité moins exquiſe, ou moins de mobilité dans le ſyſtême nerveux en général, ne ſont preſque jamais attaquées de violentes palpitations, de ſyncopes, de mouvements convulſifs qui ſoient cauſés par la peur, le chagrin, la ſurpriſe, ou d'autres paſſions. Mais comme les nerfs de leur eſtomac & des inteſtins ſont dans un état deréglé ou maladif, elles ont preſque continuellement à ſe plaindre d'indigeſtions, de rots ou rapports, de vents, de manque d'appétit ou d'une trop grande faim, de conſtipation ou de dévoiement, de rougeurs & de feux qui montent au viſage, de vertiges, d'oppreſſion, de défaillance qu'elles rapportent à la poitrine, de découragement, d'idées déſagréables, d'inſomnie, ou d'un ſommeil troublé, &c.

§ XXVIII. Les symptômes des malades qui se trouvent dans la premiere des trois classes précédentes, peuvent être nommés *simplement nerveux :* on peut appeller ceux de la seconde classe *hystériques*, pour se conformer à l'usage ; enfin ceux de la troisieme classe se nommeront *hypocondriaques*.

§. XXIX. Les médecins ont regardé, en général, les maladies hypocondriaques & les maladies hystériques comme les mêmes maladies : ils ont observé seulement, quand elles se trouvoient chez des femmes, de les appeller *maladies hystériques ;* dénomination qui a son origine dans l'opinion où l'on étoit anciennement, que leur siége est dans la matrice uniquement ; & les maladies du même genre, qui attaquoient les hommes, se nommoient *maladies hypocondriaques*, d'après une autre supposition que, chez eux, ces maladies ont pour cause quelque vice dans ceux des visceres qui sont situés dans les hypocondres ou sous les fausses côtes.

Le sçavant Hoffman a, sur ce

sujet, un sentiment différent de celui de la plûpart des auteurs qui lui sont postérieurs. Selon lui, les maladies hypocondriaques & la maladie hystérique sont certainement des maladies qui different l'une de l'autre, soit par leurs symptômes, soit par leurs causes, soit par la maniere dont elles se terminent (a). Mais nous ne pouvons adopter cette opinion, parce que les symptômes de ces deux especes de maladies sont aussi ressemblans par leur nature ; & que la maldie hypocondriaque n'est pas plus différente de la maladie hystérique, que cette derniere est souvent différente d'elle-même. Il est vrai que, chez les femmes, les symptômes hystériques se rencontrent plus fréquemment, paroissent plus subitement, & sont beaucoup plus violents que les symptômes hypocondriaques chez les hommes ; mais ces particularités, qui ne sont qu'une suite de la constitution plus délicate des femmes, de leur vie sédentaire,

____

(a) Hoffman, *Systm. Med.* tom. iij, p. 41, cap. 5, §. 5 & 6.

& de l'état extraordinaire où fe trouve la matrice, ne peuvent nullement fervir à prouver que ces deux maladies foient, à proprement parler, différentes l'une de l'autre. On n'eft pas, à ce qu'il me femble, mieux fondé à prononcer que la maladie hyftérique eft d'un genre différent de la maladie hypocondriaque, parce que la premiere peut avoir fréquemment fon fiége dans la matrice, & la derniere avoir fouvent le fien dans le canal des aliments, qu'on ne feroit autorifé à diftinguer les maladies hypocondriaques en un auffi grand nombre de maladies différentes qu'il y a de caufes qui peuvent les faire naître ; ou à divifer ce qu'on appelle les *accès hyftériques* dans les femmes, en accès nerveux, accès ftomachiques & accès hyftériques, parce qu'ils viennent auffi fouvent des affections ou des paffions violentes de l'ame & du dérangement de l'eftomac, que des vices de la matrice

D'ailleurs on doit auffi remarquer que, chez les femmes, les fymptômes que l'on nomme communément *hyſtériques*, ſont moins ſouvent l'effet de l'état maladif de la matrice, que d'autres vices qui ont leur ſiége dans quelqu'une des parties du reſte du corps. En effet, les filles ne ſont-elles pas ſouvent exemptes des maladies de ce genre, tandis que des femmes mariées, & même des femmes qui jouiſſent d'une très-bonne ſanté pendant leur groſſeſſe, & accouchent facilement, ſont quelquefois tourmentées de maladies hyſtériques? Ajoutez à cela, que les femmes qui ſont parfaitement réglées, & dont la matrice eſt ſaine & ſans la plus petite incommodité, ne ſont pas toujours exemptes des maux hyſtériques; tandis que des femmes, que des tumeurs ſquirreuſes & d'autres maladies de ce viſcere font beaucoup ſouffrir, ne ſont ſouvent point ſujettes aux maladies hyſtériques, ou du moins, n'en ont pas les plus fâcheux ſymptômes. Enfin, en ouvrant, après la mort, des femmes qui avoient ſouffert long-temps & beaucoup de maladies de ce genre, on a fréquemment trouvé la matrice dans un état ſain.

Il semble donc, d'après ce qu'on vient de lire, que les symptômes de la maladie hystérique, chez les femmes, ne different des symptômes de la maladie hypocondriaque chez les hommes, qu'en ce que chez les premieres la maladie hystérique vient quelquefois de la matrice, & que la constitution délicate des femmes rend les symptômes hystériques plus fréquents, & souvent plus violents que ne le font, chez les hommes, les symptômes de l'affection hypocondriaque (a).

____

(a) Le moyen de tout embrouiller est de tout confondre. Les symptômes que M. Whytt vient de rapporter, ne font que des effets communs à toutes les maladies, à un nombre plus ou moins grand & à un degré plus ou moins fort. Il n'y a aucune maladie où le systême nerveux ne soit en souffrance : mais ce qu'il importe au médecin de connoître autant qu'il le peut, c'est la cause de la maladie. Or il certain que la cause des trois quarts des maladies des femmes ont leur siége dans la matrice. Les anciens ne font donc point tombés dans l'erreur, lorsqu'ils ont donné le nom d'hysteriques aux maladies des femmes dans lesquelles les nerfs offrent à l'observateur le plus grand nombre de symptômes. (_Note de_
(_l'Editeur._

G iv

§. XXX. Mais, foit que l'on doive regarder ces deux maladies comme la même, foit qu'elles doivent être diftinguées l'une de l'autre, puifque les fymptômes de toutes deux ont autant d'affinité, nous confidérerons ces maladies fous le caractere général de *maladies nerveufes*. Commençons par la recherche des caufes qui les font naître le plus communément (a).

Les anciens médecins, & avec

(a) La dénomination de *maladies nerveu-fes* eft impropre, & très-capable d'induire en erreur, parce qu'elle comprend un grand nombre de maladies très-différentes. Les auteurs n'ont pas toujours été affez exacts fur la propriété des mots, c'eft cependant la qualité la plus effentielle a un ouvrage fcientifique. La maladie, fous la dénomination la plus générale qu'on puiffe la concevoir, n'eft pas une collection de fymptômes dans le féns propre du mot collection ; c'eft plutôt une fuite de phénomenes tour-à-tour générateurs & engendrés. Ainfi la définition de la maladie en générale, telle qu'on l'a rapportée plus haut, ne fignifie autre chofe, fi ce n'eft que la maladie eft un affemblage de maladies. Nous traiterons plus au long cette matiere, dans un autre ouvrage (*Note de l'Editeur.*)

eux plufieurs des modernes, ont cru devoir regarder la matrice comme l'unique, ou du moins comme le principal fiége de la maladie hyftérique; mais, quant aux parties qui font affectées dans la maladie hypocondriaque, les opinions ont été différentes, & même contradictoires.

Beaucoup d'auteurs ont attribué la maladie hypocondriaque, chez les hommes, à des obftructions à la rate, au foie & au méfentere.

Selon Higmore, elle vient de ce que la conftitution de l'eftomac eft viciée (a).

Si l'on en croit Willis, elle eft produite par une mauvaife difpofition du cerveau & des nerfs, ou par un vice des efprits animaux.

Etmuller, qui confond la maladie hypocondriaque avec le fcorbut, quand la premiere fe trouve à un fort haut degré, a écrit une differtation pour prouver que le fiége de cette maladie n'eft pas dans la rate,

____

(a) Higmore, *Exercitationes de Paffion. hyftericâ.*

G v

mais dans les inteftins , & fpécialement dans cette partie du colon qui
occupe l'hypocondre gauche , &
dans laquelle fouvent les excréments
féjournent trop long-temps , & où il
fe trouve auffi beaucoup de vents en-
fermés (a).

Sydenham donne pour caufe de la
maladie hypocondriaque, l'ataxie ou
la confufion des efprits animaux (b).

Mandeville croit que ce qui l'occafionne, c'eft que la chylification ne
fe fait pas auffi parfaitement qu'il
feroit néceffaire , & que les efprits
animaux manquent entiérement, ou
font en trop petite quantité (c).

Juncker fait confifter la caufe prochaine de l'affection hypocondriaque
dans la lenteur ou la difficulté de la
circulation du fang dans la veine-
porte , & les vifceres qui communiquent avec elle (d).

Boerhaave fait venir cette affec-

(a) Etmuller , *Oper.* p. 1820.
(b) Sydenham , *Epift. ad D.* Cole.
(c) Mandeville *Treatife of the hypoeondriat
and hyfteric paffions, dialogues,* 1 , and. 2.
(d) Juncker *Confpectus Medicinæ*, p. 186.

tion d'une humeur atrabilaire qui se trouve alors dans le pancréas, la rate, l'estomac & les organes voisins (a).

Ce qui lui donne naissance, selon Hoffman, est le dérangement du mouvement péristaltique de l'estomac & des intestins (b).

Enfin l'opinion du docteur Cheyne est, que toutes les grandes maladies nerveuses sont occasionnées par quelques obstructions de glandes dans l'estomac, les intestins, le foie, la rate, le méfentere ou les autres organes du bas-ventre (c).

§. XXXI. Mais, quoiqu'il ne puisse y avoir de doute que les affections hypocondriaques & hystériques ne soient souvent l'effet de l'état maladif du canal des aliments, de la matrice ou des autres visceres que renferme le bas-ventre; néanmoins, comme il se rencontre dans ces ma-

____

(a) Boerhaave, *Aphorismi de cognoscendis morbis*, §. 1098.

(b) Hoffman *System. Med.* tom. iij, p. 3, cap. 5.

(c) Cheyne, *English Malady*, part. ij, cap. 7.

ladies divers symptômes qui ne paroissent pas pouvoir dépendre d'un
vice dans ces mêmes parties; &
comme il ne reste souvent point,
après la mort, de trace sensible de
ces maladies dans aucun des organes de l'abdomen, il me semble très-
probable qu'elles puissent être fréquemment produites par quelques
autres vices du corps, moins aisés
à reconnoître que les précédents.

Ainsi, nous croyons pouvoir commencer la recherche & l'examen des
causes les plus communes des symptômes nerveux, hypocondriaques
ou hystériques, que nous avons exposés précédemment. Nous traiterons premiérement des causes qui
rendent le corps plus susceptible de
ces maladies, ou plus sujet à en être
attaqué; secondement, des causes
qui, venant à se joindre aux premieres, font naître, dès le moment, ces
mêmes maladies. On sçait que les
premieres se nomment *les causes pré-
disposantes*, & que l'on appelle les
secondes *les causes occasionnelles*.

CHAPITRE III.

Des Causes prédisposantes des Maladies nerveuses, hypocondriaques ou hystériques.

§. XXXII. LES causes prédispofantes des maux nerveux, hypocondriaques ou hyftériques, peuvent être réduites à deux, qui font :

Premiérement, une délicateffe & une fenfibilité trop grande de tout le fyftême nerveux ;

Secondement, une foibleffe extraordinaire, ou un fentiment dépravé ou contre nature dans quelqu'un des organes du corps (*a*).

§. XXXIII. La délicateffe & la fenfibilité exceffives de tout le fyftême des nerfs, peuvent être ou na-

______

(*a*) Obfervons en paffant que ces deux caufes prédifpofantes, rapportées par M. Whytt, font communes à toutes les maladies internes. (*Note de l'Editeur.*)

turelles , c'eft-à-dire un vice originel
dans la conftitution , ou bien produites par des maladies ou par des fautes
dans la maniere de vivre , qui aient
été telles que tout le corps, mais fpécialement les nerfs de l'eftomac , en
foient reftés très-affoiblis. Les fiévres
qui ont duré long-temps , ou qui
font revenues plufieurs fois en peu
de temps , les hémorrhagies exceffives , les grandes fatigues , les chagrins cuifants ou de longue durée ,
la vie voluptueufe & le défaut d'exercice , font autant de caufes qui peuvent augmenter ou même occafionner cet état de délicateffe & de fenfibilité extrêmes du fyftême nerveux.

§. XXXIV. Toute la ftructure &
l'économie animale étant l'ouvrage
de la plús haute Sageffe , nous ne
pouvons qu'admirer en particulier
comment les nerfs , quoiqu'ils foient
tous doués de la faculté générale de
fentir , éprouvent néanmoins , dans
divers organes , certaines fenfations
qui different abfolument l'une de l'autre ; & comment ces nerfs font auffi
parfaitement difpofés pour recevoir

l'impreſſion des choſes ſelon le vœu
de la nature, quand elles leur ſont
appliquées. Par exemple, l'air qui
eſt pur, ne-cauſe aucune incommodité aux nerfs de la trachée-artere,
& rafraîchit ceux des poumons ; &
la nourriture ſaine affecte d'une maniere très-agréable un eſtomac qui
reſſent vivement la- faim. Mais l'air
retenu dans l'eſtomac, manque rarement de produire une ſenſation déſagréable ; & les aliments, tant ſolides que liquides, même les plus
doux, qui tombent par accident dans
la trachée-artere, occaſionnent de
violents accès de toux, qui ne ceſſent que quand le ſentiment d'irritation eſt diminué.

Le ſang chaud préſente un phénomene ſemblable : il ne produit dans
le cœur & le ſyſtême vaſculaire aucune ſenſation incommode ; mais il
occaſionne, lorſqu'il ſe trouve dans
l'eſtomac, des ſyncopes, de la peſanteur, des vomiſſements.

Les nerfs du nez, de la langue, de
l'eſtomac, ont tous-des ſenſations
d'une eſpece différente; ce qui fait que
ſouvent pluſieurs ſubſtances qui ſont

très-défagréables au palais, plaifent à l'eftomac.

Diverfes fubftances qui, étant apiliquées fur les yeux, les offenfent, ne font aucune impreffion incommode fur le canal des aliments : d'un autre côté, le vin antimonial, ou une infufion d'ipécacuanha dans l'eau, qui ne produifent pas d'irritation fur la langue ni fur d'autres parties fenfibles, affectent cependant l'eftomac d'une maniere fi défagréable, qu'ils occafionnent des vomiffements violents.

§. XXXV. Mais il y a plus : non-feulement dans beaucoup de nos organes, les nerfs ont des manieres de fentir très-différentes ; mais on peut obferver encore que chez différentes perfonnes, ou encore en différents temps chez la même perfonne, le fentiment des mêmes nerfs varie confidérablement. Il eft plus ou moins vif ou émouffé, & quelquefois contre nature ou dépravé. Voilà pourquoi des chofes qui font abfolument les mêmes, venant à faire leur impreffion ordinaire fur les mêmes nerfs ou organes, ont cependant des effets très-différents, fuivant la conftitution des perfonnes, & fuivant l'état où fe trouve leur fanté dans ce moment (*a*).

Chez quelques perfonnes, les fenfations, les perceptions & les paffions font naturellement lentes & difficiles à exciter; chez d'autres, elles font très vives, promptes & aifées à faire naître, parce que la délicateffe & la fenfibilité du cerveau & des nerfs font plus grandes dans les dernieres.

§. XXXVI. Tous les enfants, fi on les compare avec les adultes, ont plus de fenfibilité & plus de mobilité dans tout le fyftême nerveux, que ceux-ci : auffi les enfants reffemblent-ils un peu, à cet égard, aux perfonnes plus âgées, qui font très-fujettes aux fymptômes nerveux ou

____

(*a*) Les jeunes médécins doivent lire avec la plus grande attention ces deux paragraphes 34 & 35; ils renferment des vérités qui réfutent un grand nombre de phyfiologies, & qui font le procès à un plus grand nombre de praticiens qui les oublient tout-à-fait dans leur pratique. (*Note de l'Editeur.*)

hyſtériques les plus violents. C’eſt cet état du cerveau & des nerfs des enfants, cette conſtitution délicate & ſenſible à l’excès, qui les rend auſſi ſujets aux convulſions occaſionnées par les douleurs que cauſent les dents quand elles ſortent, par les vers & les humeurs irritantes qui ſont dans leur eſtomac ou les inteſtins, & par d’autres cauſes qui ne ſeroient pas capables de produire de ſemblables effets chez des perſonnes qui ſeroient plus avancées en âge, & dont les nerfs n’auroient que le degré de ſenſibilité ordinaire & naturel.

§. XXXVII. Le ſyſtême nerveux, délicat & facile à irriter, rend néceſſairement ſuſceptible de différents maux que font naître des cauſes qui, dans une pareille conſtitution, affectent l’eſprit ou le corps, mais qui ſont trop légeres pour faire aucune impreſſion remarquable ſur des perſonnes dont les nerfs ont plus de fermeté & moins de ſenſibilité. Ainſi un accident quelconque, qui, en arrivant au moment où on ne s’y at-

tendoit pas, furprend & produit un
faififfement, caufera chez beaucoup
de perfonnes délicates de fortes palpitations de cœur, & quelquefois
des pamoifons accompagnées de
mouvements convulfifs.

J'ai connu quelques femmes, &
même des hommes, dont le fyftême
nerveux étoit fi délicat & fi mobile,
qu'un vomitif, un purgatif capable
de donner des tranchées, ou la douleur que caufent les véficatoïres, leur
auroient occafionné des convulfions.
Il y avoit derniérement à l'infirmerie
royale d'Edimbourg un paralytique
qui reffentoit dans tout le corps un
mal-aife, une agitation dont il étoit
facile de s'appercevoir, quand on
l'avoit chargé de fluide électrique,
en lui faifant tenir à la main le fil
de métal d'un appareil électrique mis
en action, quoiqu'on ne lui eût fait
recevoir aucune commotion électrique, & qu'on ne lui eût pas tiré d'é-
tincelles. Boyle parle d'une femme
à qui il fuffifoit d'entendre le fon d'une
cloche, ou quelque grand bruit, pour
tomber dans des évanouiffements que
l'on avoit peine à diftinguer de la

mort (*a*). J'ai été témoin que la douleur d'un mal de dents çaufoit à une jeune femme, dont les nerfs étoient foibles, des convulfions & une infenfibilité qui duroient plufieurs heures, & fe renouvelloient quand la douleur devenoit plus aiguë (*b*).

(*a*) Boyle, *de Utilitate Phyficæ experimentalis*, part. ij.

(*b*) L'obfervation fuivante, qui m'a été communiquée par M. James Spence, chirurgien à Dunkeld, eft un exemple remarquable des plus violents & des plus extraordinaires fymptômes qu'une caufe légere puiffe occafionner chez des perfonnes dont le fyftême nerveux eft très-délicat.

Une fille, âgée de vingt-trois ans, ayant été piquée au cou par une abeille, fentit immédiatement après à cette partie une douleur vive avec de violentes demangeaifons qui s'étendirent à toute la tête & au vifage : bientôt après, ces parties, ainfi que les bras, devinrent roides & enflés. En quelques minutes, la douleur gagna la gorge, de-là l'eftomac, & occafionna de grandes anxiétés & beaucoup de difficulté de refpirer. Alors on fit boire à cette fille un grand coup d'eau-de-vie de grain ; ce qui diminua la douleur pour un peu de temps, quoiqu'elle eût rendu auffi-tôt la liqueur par le vomiffement ; mais peu après, elle reffentit dans le bas-ventre

§. XXXVIII. Il y a des femmes dont le fyftême nerveux eft beaucoup trop délicat ou fenfible, lefquelles, après avoir conçu, reffentent de la chaleur & un mal-aife dans

---

de violentes douleurs qui furent fuivies d'une felle liquide. Enfuite la malade fe plaignit d'une chaleur extraordinaire au vifage, à toute la tête, & d'une grande foibleffe. Son pouls étoit petit & irrégulier ; fa langue & fa gorge étoient feches, & fes extrémités froides ; tout fon corps trembloit. Après qu'elle eut bu un coup d'eau chaude, & que la partie qui avoit été piquée eut été frottée d'huile d'olives chaude, on la mit au lit. Elle fe trouva fort foulagée, quand on lui eut mis fur le ventre & les pieds de la flanelle qui avoit été trempée dans une décoction fort chaude, faite avec des plantes émollientes, & que l'on avoit exprimée avant de l'appliquer ; après quoi, on lui fit prendre une boiffon où il étoit entré un peu d'élixir parégorique ; elle lui donna bientôt une fueur abondante, & la délivra entiérement de la douleur, des envies de vomir & des autres fymptômes. Le lendemain, fa peau étant chaude & fon pouls plein, elle prit une boiffon où entroient le *fpiritus Mindereri* & le fel volatil ammoniac ; ce qui lui procura une nouvelle fueur ; de maniere qu'avant la foirée du même jour, cette fille fe trouva fans aucun mal.

la région des reins, des douleurs de colique, & d'autres symptômes qui se trouvent au point qu'elles courent risque d'avorter. En pareil cas, lorsque le danger ne vient point d'une abondance excessive de sang, ni d'un trop grand relâchement des vaisseaux de la matrice, mais uniquement d'une foiblesse & d'une délicatesse extraordinaires des nerfs, la saignée ne pourra que porter préjudice, & les médicaments astringents & rafraîchissants ne produiront aucun bien ; au lieu que le *laudanum* donné, de temps en temps, à des doses convenables, aura le plus heureux succès : car, en diminuant la sensibilité excessive du système nerveux, non-seulement le *laudanum* fait cesser toutes les sensations incommodes ; mais en outreil rend le calme à l'esprit, qui devient moins susceptible d'être troublé par de semblables causes.

Les femmes, chez lesquelles le système nerveux a, en général, plus de mobilité que chez les hommes, sont plus sujettes aux maladies nerveuses, qui, chez elles, se trouvent auſſi plus conſidérables. D'un autre côté, les perſonnes âgées, qui ont les nerfs beaucoup moins ſenſibles qu'on ne les a quand on eſt plus jeune, ſont fort peu attaquées de maux nerveux ; & même le docteur Cheyne a obſervé qu'il ſuffit quelquefois d'avancer en âge, pour que les maladies nerveuſes & la diſpoſition à ces maladies ſe diſſipent.

Enfin, quoique le virus variolique qui ſe développe dans le ſang produiſe une telle irritation, qu'il cauſe fréquemment des convulſions aux enfants avant que l'éruption ſe faſſe ; néanmoins, chez les adultes, dont les nerfs ſont moins délicats, & n'ont pas autant de ſenſibilité, il eſt très-rare que ce ſymptôme ait lieu, ſi toutefois cela ſe voit jamais. D'un autre côté, les perſonnes dont les ſolides ont peu de fermeté, & dont le genre nerveux eſt très-délicat & s'affecte facilement, quoique ſujettes à beaucoup de maux, ſont rarement attaquées de fiévres ardentes ou de violentes maladies inflammatoires ; avantage que ces perſonnes paroiſſent devoir principalement à la flui-

dité de leur sang, & à l'état de foibleſſe de leurs vaiſſeaux.

§. XXXIX. C'eſt à cette différence de ſenſibilité des nerfs en général, ou au moins des nerfs du
cœur (*a*), qu'eſt due en grande partie la variété que l'on obſerve dans
la vîteſſe du pouls, chez différentes
perſonnes qui jouiſſent toutes d'une
bonne ſanté. Un ancien praticien de
ce pays-ci m'a parlé d'un de ſes
malades dont le pouls, tandis qu'il
eſt en parfaite ſanté, n'a pas plus
de trente-huit ou quarante pulſations
en une minute. Pour moi, je connois une jeune femme dont le nombre des pulſations, quand elle eſt
dans ſon état naturel, & aſſiſe, ſe
trouve rarement au-deſſous de cent
vingt, quoiqu'elle n'ait aucun mal,
& qu'elle paroiſſe jouir d'une bonne
ſanté. Il y a près de neuf ans que

____

(*a*) Cette reſtriction de M. Whytt me paroît aſſez inutile, d'autant plus que la vîteſſe
du pouls plus ou moins grande ne dépend
point de la plus ou moins grande ſenſibilité
des nerfs du cœur, mais de l'action du ſyſ-
têine nerveux ſur le ſyſtême vaſculaire.
(*Note de l'Editeur.*)

je

je donnai mes foins à cette même
perfonne, attaquée alors d'une fiévre
dans laqulle fon pouls avoit plus de
cent quatre-vingts pulfations par minute ; & elle éprouvoit en même
temps les plus grands friffonnements
& tremblements que j'aie jamais vus.
Le fait fuivant prouvera encore davantage combien le cœur de cette
femme étoit fufceptible d'irritation.
Après même que la fiévre fut beaucoup diminuée, & dans le temps où
le pouls de la malade battoit plus
de cent quarante fois par minute,
tandis qu'elle étoit dans une fituation horizontale ; fi elle s'affeyoit feulement fur fon lit, pour un moment,
le pouls devenoit fi fréquent, qu'on
avoit beaucoup de peine à compter
les pulfations ; &, après en avoir fait
l'effai plufieurs fois, le nombre de
ces pulfations fe trouva être d'environ deux cents vingt en une minute.

La vîteffe du pouls, plus grande
dans l'enfance que dans les âges qui
fuivent, ne vient-elle pas principalement de ce que le cœur des enfants
a plus de fenfibilité ? & le pouls ne

devient-il pas, en général, plus lent à mesure que l'on avance en âge, parce que le cœur devient à proportion moins sensible ; & peut-être même devient-il calleux, du moins à quelque degré, dans la vieillesse ? Enfin le pouls n'est-il pas, toutes choses d'ailleurs égales, plus fréquent dans les petits animaux que dans les grands ? ce qui arrive principalement, parce que les nerfs sont beaucoup plus sensibles chez les premiers que chez les derniers (a).

§. XL. Puisque, suivant que nous l'avons observé ci-devant, les nerfs qui se trouvent dans les différents organes sont pourvus de divers genres de sentiment, & sont affectés d'une maniere très-différente par les mêmes objets, les humeurs morbifiques, ou viciées, que contient le sang, ne seront-elles pas plus capa-

---

(a) La lenteur du pouls, dans les plus gros animaux, est sans doute due en partie à ce que les ventricules de leur cœur ont besoin de plus de temps pour exécuter leurs différents mouvements, à cause de leur grande capacité ou étendue.

bles de produire des maladies dans les parties dont elles irritent ou af-fectent très-violemment les nerfs, que dans les autres parties qui fouf-frent moins de leur action? Et n'est-ce pas en partie parce qu'un organe est plus fufceptible que tout autre d'être irrité ou offenfé par telle hu-meur viciée, que dans certaines ma-ladies il y a des parties du corps qui fe trouvent affectées beaucoup plus communément que les autres? N'ex-plique-t-on pas encore, d'après ces principes, pourquoi dans certaines épidémies les yeux, le nez ou la gor-ge font plus fujets à devenir le fiége du mal, tandis que dans d'autres épi-démies ce font les inteftins ou la poitrine qui font plus fréquemment attaqués? Cette facilité qu'ont cer-tains organes à s'irriter, peut auffi être caufe en partie, que ceux qui ont déja été le fiége de quelque mala-die, font plus fufceptibles d'une fe-conde attaque, lorfqu'il furvient dans le corps un nouveau dérangement; car il ne paroît pas que cette feconde maladie de la même partie foit oc-cafionnée uniquement parce que les

vaiſſeaux de la partie qui a été précédemment malade ſont plus foibles
que les autres, mais auſſi parçe qu'ils
ſont plus facilement irrités par l'a-
crimonie qui ſe trouve dans le ſang
au moment de la nouvelle attaque,
ou parce que la circulation du ſang
eſt plus rapide dans ces vaiſſeaux.

§. XLI. C'eſt ici le lieu où il convient de dire que les différentes manieres d'agir des divers médicaments
ne ſont pas autant l'effet de la faculté qu'ils ont, ſoit de diſſoudre le
le ſang, ſoit d'en changer quelqu'autre qualité, qu'elles dépendent de la
nature ou de l'état particulier des
nerfs des différents organes; état qui
rend ces organes ſuſceptibles d'être
affectés très - différemment par le
même genre de ſubſtances ſtimulantes.

Ainſi les médicaments purgatifs,
appliqués ſur le ventre des enfants
ſous la forme d'emplâtre, n'augmentent pas d'une maniere ſenſible la ſécrétion du foie ni celle des glandes
ſalivaires ou lacrymales; mais ils affectent les nerfs des inteſtins de
façon que les humeurs dont l'excré-

tion peut fe faire dans le canal inteſtinal y abordent en plus grande
abondance, qu'ils accélerent le mouvement périſtaltique, & deviennent
ainſi un remede purgatif. Il paroît
donc que ces effets font moins produits parce que les parties les plus
ſubtiles de ces médicaments, qui ſe
mêlent avec le ſang & qui font portées avec lui juſqu'aux inteſtins, agiſſent immédiatement ſur leurs nerfs
ou ſur les petits vaiſſeaux : qu'ils ne
font occaſionnés par une ſympathie
particuliere entre les nerfs des inteſtins & les nerfs qui ſe diſtribuent
aux téguments du bas-ventre : autrement un emplâtre dans lequel il entre
de l'aloès, & que l'on appliqueroit
ſur le dos ou ſur la tête, devroit
rendre le ventre lâche, comme quand
il eſt mis ſur le ventre.

Le nitre, qui eſt ſouvent un puiſ-
ſant diurétique, ne paroît pas agir
ſur les ſécrétions des autres glandes
d'une maniere ſenſible.

Il arrive rarement que les plus petites particules des cantharides qui
parviennent juſques dans le ſang,

quand on les applique en véficatoires, faffent vomir, ou purgent ou
offenfent aucune partie du corps, fi
ce n'eft les voies urinaires, dont les
nerfs font formés de maniere qu'ils
font plus irrités que ceux de tous les
autres organes par l'âcreté des particules des cantharides. La ftrangu-
rie ou la difficulté d'uriner, occafionnée par les cantharides, ne peut
pas venir, comme l'ont penfé quelques auteurs, de ce que les particules de ces infectes ne paffent point
facilement dans les vaiffeaux des reins
& de la veffie, puifque les vaiffeaux
du cerveau font beaucoup plus petits
que ceux des reins & de la veffie fans
en fouffrir, & que les reins ne font
pas à beaucoup près autant affectés
par les cantharides que le col de la
veffie.

Le mercure, qui eft mêlé avec le
fang, n'augmente-t-il pas en général
la fécrétion de la falive beaucoup plus
que celle de toute autre humeur,
parce que les petits vaiffeaux des
glandes falivaires font plus vivement
affectés par l'irritation particuliere

que produit fur eux ce médicament,
que ne le font les vaiffeaux de tous
les autres organes fécrétoires ?

§. XLII. Enfin ne paroît-il point,
par tout ce qui a été dit, que la vertu
d'un remede qui eft un fpécifique,
ou qui a finguliérement la faculté
d'exciter la fécrétion de la bile, de
la femence, de l'urine ou de la falive, doit confifter en ce qu'un tel
remede eft fpécialement propre à
produire une irritation, & conféquemment à augmenter les mouvements de vibration des petits vaiffeaux fécrétoires du foie, des reins,
des tefticules, ou des glandes falivaires, plus que ceux des autres parties du corps ? Et ne font-ce pas de
femblables médicaments qui feuls
méritent, s'il peut y en avoir de tels;
qui méritent, dis-je, fpécialement
ou dans un fens ftrict, le nom d'*em-
ménagogues* ? Ces médicaments ne
contribuent pas feulement, par leur
faculté ftimulante générale, ou leur
vertu atténuante, à exciter l'écoulement des regles; mais ils font encore propres, par leur qualité parti-

culiere, à irriter les nerfs & les vaiffeaux de la matrice plus qu'aucun
autre. Il eft temps maintenant de terminer cette digreffion, & de revenir à notre fujet principal.

§. XLIII. Outre la trop grande fenfibilité de tout le fyftême nerveux,
fouvent il y a encore dans diverfes
parties du corps, foit une foibleffe ou
une délicateffe extraordinaire, foit
un fentiment contre nature, ou dépravé, qui rendent certaines perfonnes fujettes à des affections violentes & quelquefois très-extraordinaires, dont les caufes produiroient à
peine quelqu'émotion chez des perfonnes dont la conftitution eft faine.

On a vu plufieurs femmes délicates, qui fupportoient aifément la
plus forte odeur de tabac, tomber
en convulfion en fentant l'odeur du
mufc, de l'ambre gris, d'une rofe;
toutes fubftances que la plûpart des
gens aiment, ou du moins qui ne
leur font point de mal. Kaau-Boer-
rhaave dit que l'odeur du fromage
occafionnoit prefque toujours un fai-
gnement de nez à quelques perfon-

nes (a). M. Boyle nous parle d'un homme qui étoit sujet à se trouver mal, lorsqu'on apportoit de la tanaisie auprès de lui. Il est mort derniérement dans cette province une femme qui ressentoit un mal-aise général, toutes les fois qu'il y avoit du céleri, (*apium dulce*,) dans la chambre où elle étoit. La vue d'un chat, &, ce qui est encore plus singulier, les seules émanations invisibles de cet animal, ont occasionné des anxiétés, des foiblesses ou syncopes, & des sueurs (a). J'ai eu à traiter, il y a quelques années, une femme malade qui éprouvoit toujours des demangeaisons & un mal-aise par tout le corps, lorsqu'elle avaloit de la muscade ou qu'elle l'appliquoit sur son corps Il s'est trouvé des personnes qui tomboient en syncopes, aussi-tôt qu'elles sentoient l'odeur de la canelle ; & M. Boyle parle d'une dame qui avoit une telle antipathie pour le miel, qu'un peu de miel mis dans un cataplasme, sans qu'elle le sçût,

______

(a) *Impet. faciens*, §. 409.
(b) *Kaau* Boerhaave *impet. faciens*, §. 409.

H v

& appliqué fur une légere bleffure, lui caufa des accidents graves qui continuerent jufqu'à ce qu'on eut enlevé le topique (a).

Je connois une femme qui prend toujours de l'averfion pour le tabac dès qu'elle a conçu ; & le goût pour cette poudre ne lui revient que quelque temps après qu'elle eft accouchée. C'eft une chofe bien reconnue que, durant le temps de la groffeffe, les nerfs de l'eftomac font tellement changés, que la plûpart des femmes ont pour lors des naufées, des vomiffements, ou un appétit dépravé. Enfin, il y a des perfonnes qui, à caufe d'une délicateffe extraordinaire, & d'une fenfibilité contre nature des nerfs qui fe terminent dans les bronches ou les véficules aériennes du poumon, font fujettes à avoir un accès d'afthme quand elles refpirent les émanations de certaines fubftances qui ne produifent aucun effet femblable fur ceux dont les nerfs des

____

(a) Boyle, *de l'Utilité de la Phyfique expérimentale*, part. ij.

poumons fe trouvent dans un état différent.

§. XLIV. Il n'y a aucun organe du corps, qui, par l'état contre nature de fes nerfs, foit auffi fréquemment la caufe des maladies nerveufes, hypocondriaques & hyftériques, que le canal des aliments, & fpécialement l'eftomac.

La délicateffe extraordinaire des nerfs de l'eftomac & des inteftins, qui peut être, ou en grande partie naturelle, ou occafionnée par des maladies, de mauvais aliments, une maniere de vivre déréglée, des chagrins exceffifs, ou d'autres caufes femblables, ne doit pas être confondue avec ce fentiment vif, ou cette augmentation de fenfibilité qui eft une fuite de l'état inflammatoire, & qui exifte auffi quand ces parties font couvertes d'aphtes. En effet, quand il y a ou inflammation ou des aphtes, tout ce qui eft irritant ou âcre caufe de la douleur à l'eftomac & aux inteftins; au lieu que, dans les cas précédents, beaucoup d'aliments infipides, & dont l'action femble trop foible pour qu'ils foient

H vj

capables d'offenfer, occafionnent un défordre confidérable dans l'eftomac & les inteftins ; tandis que les efprits volatils, le vin qui eft fort, l'eau-de-vie & les diverfes fubftances qu'on nomme *épiceries*, non-feulement ne font aucun mal, mais même font fouvent néceffaires pour, diffiper les accidents ou fymptômes nerveux qui naiffent, dans les premieres voies, de caufes qui produiroient à peine quelque légere incommodité dans un fujet parfaitement fain.

D'ailleurs, cet état morbifique ou délicat de l'eftomac & des inteftins, ne confifte pas feulement dans leur foibleffe, mais principalement dans l'état extraordinaire où fe trouvent leurs nerfs, dont le fentiment eft alors très-différent de celui qu'ils ont dans l'état naturel. Pour prouver ce que nous venons d'avancer, nous ferons remarquer que quand le canal des aliments fe trouve dans un pareil état, non-feulement il arrive fouvent que l'appétit eft fort bon, mais on obferve encore que le bœuf & le mouton, même quand ils font falés & féchés, fe digerent plus aifément,

& incommodent moins que beaucoup de végétaux, qui font des aliments fort légers & de facile digeftion pour l'eftomac (a) de ceux qui font en bonne fanté.

(a) C'est une erreur de penfer, comme l'ont fait quelques auteurs, que les aliments tirés du regne végétal, en général, font plus difficiles à digérer que ceux que fournit le regne animal. Le contraire me femble démontré par les expériences qu'a faites Walæus fur les chiens. En effet, il refulte de ces expériences, que le pain & les herbes font beaucoup plus promptement digérés que la groffe viande, même chez ces animaux qui font naturellement carnivores, le premier aliment ne demeurant dans leur eftomac que quatre ou cinq heures, & le dernier y reftant fept ou huit heures. Voyez *Walæi Epift. de Motu chyli & fang. ad Bartholin.* On obferve tous les jours quelque chofe qui eft conforme à ces expériences & à cette théorie. Des perfonnes dont l'eftomac & les inteftins font dans un état parfaitement fain, fe trouvent fenfiblement plus légeres, plus difpos, & ont beaucoup plutôt faim, après qu'elles ont mangé à leur repas du pain blanc ou mollet, des herbes, des racines ou du fruit mûr, que celles qui ont mangé du bœuf, du mouton ou du cochon. Le dérangement que caufent à quelques perfonnes délicates beaucoup d'aliments tirés du regne végétal, ne doit donc pas s'attribuer

§. XLV. Il eſt étonnant combien l'état de l'eſtomac & des inteſtins, ainſi que la diſpoſition de leurs nerfs, peuvent varier en différents temps, quoique chez la même perſonne.

Ainſi, en pareilles circonſtances, le chou, les oignons, les poireaux & autres végétaux reſteront long-temps dans l'eſtomac de pluſieurs perſonnes, & leur occaſionneront des vents & le dévoiement, quoique précédemment elles n'euſſent éprouvé rien de ſemblable quand elles en mangeoient. La même choſe peut arriver pour le miel & d'autres aliments. Qui plus eſt, Boyle (a) nous parle d'une perſonne à laquelle le café cauſoit des vomiſſements plus violents que

à ce que ces aliments ſont plus difficiles à digérer ou qu'ils demeurent plus long-temps dans l'eſtomac, mais à ce qu'ils affectent d'une maniere déſagréable les nerfs du canal des aliments. C'eſt par la même raiſon que les viandes rôties leur font plus de plaiſir, leur conviennent mieux que le bouillon ou les viandes bouillies, & le vieux fromage que le lait nouvellement caillé, ou des fromages frais.

(a) Boyle, *de l'Utilité de la Phyſique expérimentale*, part. ij.

le fafran des métaux, ou d'autres violents émétiques; & l'odeur feule de cette liqueur, qu'elle fentoit en paffant devant les maifons où le public prend du café, la rendoit malade, quoique précédemment elle fût dans l'ufage d'en boire fans qu'il lui causât aucune incommodité. Il fe trouve des perfonnes chez lefquelles l'état des nerfs de l'eftomac eft fi extraordinaire, que le *lauda-num*, bien loin d'être pour elles un cordial & un calmant, leur caufe des vomiffements, & occafionne de violentes crampes ou mouvements fpafmodiques dans l'eftomac. On a encore vu des perfonnes qui ne pouvoient garder les pilules d'*opium* lorfqu'elles étoient nouvellement compofées, mais qui n'en étoient nullement incommodées quand elles étoient faites depuis quelques femaines.

§. XLVI. Qu'un grand nombre de ces maladies qui ont été communément nommées *nerveufes*, viennent en grande partie d'une fenfibilité particuliere, contre nature ou dépravée, des nerfs du canal des ali-

ments, c'eſt ce qui paroît évident,
quand on fait attention que, quoique l'eſtomac & les inteſtins ſoient,
dans pluſieurs occaſions, conſidérablement affectés ou ſouffrants, néanmoins ces malades n'ont point de
ſymptômes nerveux ou hypocondriaques qui méritent d'être remarqués;
tandis que d'autres perſonnes ſont
très - incommodées de ces ſymptômes, quoiqu'elles aient alors un
bon appétit, qu'elles digerent promptement, & qu'il n'y ait dans leur eſtomac ni phlegmes épais, ou glaires,
ni aucune autre humeur nuiſible.
Ajoutez à cela que les enfants, que
la grande ſenſibilité de leurs nerfs
rend ſujets à des maladies convulſives ou d'autres maux nerveux, ſont
cependant rarement attaqués de la
maladie hypocondriaque, parce que
les nerfs de leur eſtomac & de leurs
inteſtins n'ont pas ce ſentiment contre nature ou dépravé qui exiſte ſi
communément dans les maladies nerveuſes; ſentiment qui, venant à être
conſidérablement augmenté, dans
certains cas, par des matieres âcres
qui ſe mêlent au ſang, non-ſeulement

devient la caufe prédifpofante, mais
même conftitue ou forme la maladie
hypocondriaque elle-même, & produit la plûpart de ces fymptômes.

Quand l'eftomac & les inteftins fe
trouvent foibles & délicats à l'excès, ou dans un état contre nature,
les aliments de mauvaifes qualités,
les excès dans le boire & le manger, les vents, les humeurs irritantes, & les paffions violentes, comme
le chagrin, la colere, & d'autres
femblables, occafionnent des fymptômes beaucoup plus violents qu'ils
ne le font chez des perfonnes dont
le canal des aliments eft fain, & a la
fermeté, l'élafticité qu'il doit avoir.

C'eft ainfi qu'un verre d'eau froide
caufera, dans le moment même, à
quelques femmes très-délicates des
douleurs violentes & des fpafmes ou
crampes dans l'eftomac ; & la vue
feule, foit de quelqu'un qui vomit,
foit de certains aliments ou médicaments pour lefquels on a de l'averfion, feront naître des naufées, &
même des vomiffements chez les perfonnes dont l'eftomac entre aifément
en convulfion. Il y a même des cas où

l'eſtomac eſt ſi délicat, ſi ſenſible, que de ſe retourner dans le lit avec vîteſſe, ou de ſe lever ſoi-même promptement, occaſionnent auſſi-tôt une ſyncope, des vertiges ou étourdiſſements, une foibleſſe générale, & quelquefois des envies de vomir. Sydenham a eu occaſion de voir ce ſymptôme nerveux chez une femme qui étoit hyſtérique ; & moi, j'ai traité pluſieurs malades attaqués de fiévres continues, qui, ayant en même temps une foibleſſe extraordinaire & des défaillances, éprouvoient, au plus petit mouvement qu'ils faiſoient dans leur lit, des nauſées, & étoient ſur le point de vomir.

§. XLVII. Un état de délicateſſe exceſſive des premieres voies, ou une ſenſibilité contre nature de leurs nerfs, non-ſeulement rendent ſujet à beaucoup de maux qui attaquent ces mêmes parties ; mais ils donnent encore plus de mobilité à tout le ſyſtême nerveux, qui devient dès-lors ſuſceptible d'être offenſé par les cauſes les plus légeres.

J'ai connu quelques femmes d'une conſtitution délicate, dont les nerfs

de l'eſtomac avoient acquis, par la
ſupreſſion des regles, ou ſeulement
par leur irrégularité, une ſenſibilité
ſi extraordinaire, qu'après avoir pris
avec plaiſir quelque nourriture ſoli-
de, non-ſeulement elles éprouvoient
de la douleur & du mal à l'eſtomac,
ainſi qu'un ſentiment de tenſion &
de roideur dans le tronc du corps,
mais encore quelquefois des ſyncopes qui étoient accompagnées d'un
pouls vif que l'on ſentoit trembler
ſous le doigt, & de petits mouvements convulſifs des muſcles des bras
& des jambes.

Une femme d'une conſtitution délicate, qui ſe trouvoit attaquée d'une
fiévre intermittente quotidienne depuis ſix ſemaines qu'elle étoit accouchée, reſſentoit toutes les fois qu'elle
prenoit de la magnéſie blanche, que
l'on ſçait être un médicament apé-
ritif & laxatif plutôt que purgatif, reſſentoit, dis-je, immédiatement après
l'avoir avalée, une eſpece de friſſon,
de tremblement dans tout ſon corps.
Toutes les fois que la même perſonne
a pris de l'eau de chaux, elle a remarqué que le dedans de ſes mains,

qui étoit doux au toucher, & prefque moite avant d'avaler cette boiffon, est toujours devenu dans le moment fec & rude. Un autre fait digne de remarque, c'est que ni les
yeux d'écreviffes ni la craie n'occa-
fionnoient chez cette femme ce fentiment incommode de friffon que
produifoit la magnéfie.

§. XLVIII. Quand mon eftomac
eft dérangé, que mes entrailles ne
font pas dans leur état naturel, &
que ces vifceres fe trouvent affectés d'une fenfation incommode qui
me femble être l'effet de la préfence
de vents ou flatuofités, je ne reffens
pas feulement une foibleffe générale,
de l'abattement, du découragement;
mais le bruit d'une porte qu'on ouvre fans que je m'y attende, ou
un femblable événement qui ne mérite aucune attention, & que je n'ai
pas prévu, me fera éprouver, au moment même, dans les parties voifi-
nes du cœur, une fenfation extraordinaire & qui m'eft à charge : bientôt cette fenfation s'étend des envi-
rons du cœur jufqu'à ma tête, à mes
bras, & fe fait enfuite fentir, mais

à un moindre degré, aux parties in-
férieures de mon corps. D'autres
fois, quand mon eſtomac eſt dans un
meilleur état, & a plus de ton, je
n'ai pas de pareilles ſenſations ; ou du
moins elles ſont à un degré plus foible,
quoiqu'elles ſoient produites par des
cauſes qui pourroient être regardées
comme plus capables de les occaſionner, que ne l'étoient celles qui ont fait
naître les premieres ſenſations.

§. XLIX. Il eſt aiſé de voir, par
ce qui a été dit ci-deſſus, que les
foibleſſes, les ſyncopes, les tremblements, les palpitations de cœur,
les mouvements convulſifs, & cet
état continuel de timidité qui fait
que l'on craint à chaque inſtant
ſans une raiſon ſuffiſante, provien-
nent ſouvent plutôt de la foibleſſe &
du relâchement des premieres voies,
que d'aucun autre vice exiſtant, ſoit
dans le cerveau, ſoit dans le cœur.
Mais il ſeroit ſuperflu d'inſiſter plus
long-temps ſur ce ſujet. Le pouvoir
que poſſede le canal des aliments de
faire naître des ſymptômes morbifiques juſque dans les parties du corps
les plus éloignées, lorſque ſes nerfs

font affectés d'une maniere défagréable, ne peut être révoqué en doute par ceux qui font attention à la fympathie merveilleufe & fi fort étendue qui eft établie entre ce canal & prefque tout le fyftême nerveux (a). Ce que j'ai dit fuffit pour faire fentir combien une conftitution des nerfs du canal alimentaire, qui eft délicate ou contre nature, doit difpofer aux maux nerveux, hypocondriaques, & hyftériques. Il y a plus, lorfque, par un vice de l'eftomac & des inteftins, la digeftion ne fe fait pas auffi - bien qu'il le faudroit, le chyle qui eft vicié ou mal préparé, peut devenir, quand il eft mêlé au fang, la caufe de divers fymptômes nerveux, comme nous le ferons voir plus au long dans la fuite de cet ouvrage.

§. L. Puifque les effets les plus violents comme les plus foibles des vomitifs & des purgatifs ou cathartiques, dépendent entiérement de diverfes difpofitions ou états des nerfs des premieres voies, & de la quan-

____

(a) *Voyez* chap. j, §. xj.

tité de l'humeur muqueufe dont ils
font recouverts, & qui les défend; il
eft aifé de voir que l'on ne peut pas
déterminer, de façon à ne fe pas tromper, les dofes qu'on doit prefcrire
de chacun de ces médicaments, ni
par l'âge ou l'extérieur des malades,
ni par la quantité de fang que contiennent leurs vaiffeaux.

§. LI. Ce n'eft qu'au différent degré de fenfibilité qu'éprouvent, chez
les divers fujets, les nerfs du canal
alimentaire, lorfque les ftimulants
de toute efpece agiffent fur eux, que
l'on doit attribuer des effets auffi
peu reffemblants que ceux qu'on voit
produire à plufieurs médicaments
vomitifs & purgatifs.

C'eft cette différente fenfibilité du
canal alimentaire qui eft caufe;

Que les plus violents émétiques
produifent à peine leur effet fur quelques fujets, tandis que, chez d'autres, les plus doux de ces médicaments operent avec trop de violence;

Que quelques grains de rhubarbe
purgeront fortement un malade, &
lui donneront des tranchées, quoiqu'un gros du même médicament n'ait

aucun effet fenfible fur un autre malade ;

Qu'un gros & demi de tartre folu-
ble fera, pour quelques fujets, un plus
fort purgatif que ne le feroient quatre
onces de teinture facrée ;

Que les enfants font fouvent plus
difficiles à purger avec fuccès, que
certains adultes (a) ;

Que les vers, les glaires & les
autres humeurs nuifibles par leur
qualité, qui fe trouvent dans l'eftomac & les inteftins, produifent de
très-divers effets chez différents fujets ;

Que le quinquina, qui en général refferre le ventre, donne des
tranchées à quelques perfonnes, &
les purge (b). Ne doit-on pas en-

____

(a) Il eft à propos de remarquer que, chez
les enfants fréquemment, & quelquefois auffi
chez les adultes, les médicaments vomitifs &
les purgatifs ont beaucoup moins d'effet qu'on
ne s'y feroit attendu eu égard à la délicateffe
de leurs nerfs, parce que l'eftomac ou les inteftins font tapiffés intérieurement d'une grande
quantité du *mucus* naturel à ces parties, ou
d'une humeur glaireufe morbifique.

(b) Ces perfonnes-là ayant beaucoup
core

core attribuer principalement, pour ne pas dire uniquement, à la différence qui se trouve entre les constitutions des nerfs des divers animaux, que telle chose qui fait beaucoup de mal à certaines especes, quand ils en mangent, est une nourriture très-saine pour d'autres ? C'est ainsi que la ciguë aquatique, que les chevres mangent sans en être incommodées, est un poison mortel pour les hommes & les autres animaux (a).

En quoi consistent donc les divers genres & degrés de sensibilité dont les nerfs du canal alimentaire & les autres organes sont pourvus ? C'est ce que nous ne sçavons pas mieux que nous ne connoissons leur structure particuliere, & comment ils acquierent une si exquise sensibilité pour tout. L'expérience nous apprend que la sensibilité particuliere des nerfs du

----

d'humeur accumulés dans les premieres voies & le canal alimentaire dans l'atonie, le quinquina les purge en réveillant le mouvement péristaltique par le ton qu'il rétablit dans ces organes. (*Note de l'Editeur.*)

(a) Swencke, *Dissert. de Cicutâ aquat. Gesneri.*

gosier, de l'œsophage, de l'estomac &
des intestins, reçoit souvent de grands
changements par les maladies, même
dans les cas où le système nerveux,
en général, ne se trouve pas avoir
éprouvé beaucoup d'altérations (*b*).
On n'en trouvera peut-être pas d'e-
xemple plus marqué & plus convain-
cant, que ce qui arrive dans la rage
qui se déclare à la suite de la morsure
d'un chien enragé : en pareil cas,
l'eau la plus pure excite de si violents
mouvements convulsifs au gosier, à
l'estomac, dans les muscles du dia-

(*a*) Puisqu'il est probable que les nerfs sont
nourris en partie par les fluides qui se distribuent dans les prolongements de la pie-mere,
qui enveloppent leur substance médullaire, il
est aisé de voir que les nerfs d'un organe particulier éprouvent de l'augmentation, de la
diminution ou tout autre changement de la
part des fluides qu'ils reçoivent pour leur entretien, quand ces fluides n'ont pas les qualités qu'ils doivent avoir pour cet usage, ou
qu'ils sont âcres & irritants ; tandis que, dans
le même temps, le cerveau & le genre nerveux en général sont sains, ou n'ont aucun
mal idiopathique, & qu'ils ne souffrent que
par la sympathie qu'ils ont avec l'organe dont
les nerfs sont affectés jusqu'à être malades.

phragme & du bas-ventre, qu'après quelques efforts pour l'avaler, la vue d'un fluide, & fur-tout fi ce fluide touche les levres du malade, lui occafionnera à l'inftant un fentiment violent d'horreur, le jettera dans les convulfions les plus fortes & le fera vomir. Il y a des cas, mais à la vérité ils font fort rares, dans lefquels les nerfs des inteftins éprouvent auffi une telle dépravation dans leur fentiment, qu'il n'eft pas moins difficile de faire entrer des fluides dans l'inteftin *rectum*, au moyen des lavements, que dans l'eftomac, en les faifant avaler. Qui plus eft, il fembleroit que les nerfs du canal des aliments ne font pas quelquefois les feuls qui éprouvent un changement d'une efpece particuliere dans cette maladie : il arrive la même chofe à ceux du vifage, & peut-être à ceux de toute la furface du corps, puifqu'on nous dit que des malades de la rage ne pouvoient pas même fupporter le contact d'un air frais qui leur étoit apporté par bouffées (*a*).

____

(a) *Philof. Tranfact. abridged*, vol. p. 366. *Acta Acad. Mogunt.* tome j, p. 341.

Comment se fait ce changement dans les nerfs des premieres voies & des autres parties chez ceux qui ont reçu la contagion de la rage ; & en quoi consiste un tel changement? C'est peut-être là une de ces difficultés que les médecins peuvent défespérer d'être jamais en état d'expliquer. Il y a cependant une chose certaine, c'est que, chez les hommes, aussi-bien que chez les chiens qui font morts de cette maladie, on a souvent trouvé l'œsophage & l'estomac fains, & fans aucune marque fensible que ces parties euffent été souvent attaquées d'inflammation ; ce qui prouve que la maladie doit avoir eu son fiége dans les nerfs même, ou dans des vaiffeaux plus petits que ceux qui charrient la partie rouge du fang. Mais, quel que foit le changement qu'opere la rage fur les nerfs du canal des aliments, ou en quelque maniere que ce foit que le poifon des animaux enragés produife ce changement, nous fçavons que, quand, par une caufe quelconque, les nerfs de l'arriere-bouche, de l'œsophage & de l'esto-mac, ont acquis une fensibilité qui

approche de celle dont les nerfs du larynx & de la trachée-artere font natu-
rellement pourvus, on occafionnera les plus violents mouvements convulfifs de ces parties, & des efforts pour vomir, dès qu'on effayera d'avaler des liqueurs, même les plus douces. Cependant la fenfibilité de l'arriere-bouche & de l'œfophage, dans l'hydrophobie, differe de celle que la trachée-artere & le larynx ont dans leur état naturel, en ce que ces derniers organes fouffrent toujours plus, quand des corps folides pénetrent dans leur cavité, que dans le cas où ce font des liqueurs douces ; au lieu que, dans la rage, l'arriere-bouche & l'œfophage font offenfés ou affectés d'une maniere qu'ils ne peuvent fouffrir, par la préfence des liquides feuls. Mais revenons à notre fujet principal.

§. LII. Comme une trop grande fenfibilité du fyftême nerveux en général, ou une délicateffe contre nature de l'eftomac, des inteftins, ou d'autres organes en particulier, ne produifent pas d'eux-mêmes, pour l'ordinaire, les divers fymptômes qui font connus fous le nom de *nerveux*, *hypocondriaques* & *hyftériques*, je vais m'occuper de la recherche de ces diverfes caufes occafionnelles qui, en s'uniffant aux caufes prédifpofantes que nous venons de rapporter, peuvent faire naître une nombreufe fuite de maladies.

CHAPITRE IV.

Des Causes occasionnelles des Maladies nerveuses, hypocondriaques & hystériques.

§. LIII. IL y a deux genres de causes occasionnelles des maladies neuveuses, hypocondriaques & hystériques ; les unes sont dans le sang ; les autres ont leur siége dans quelque organe particulier du corps. J'appellerai les premieres *causes occasionnelles générales* ; & je nommerai les dernieres *causes occasionnelles particulieres.*

Les causes occasionnelles générales peuvent se reduire à trois especes, qui sont ;

I. Une matiere morbifique engendrée dans le sang ;

II. Une matiere dont le corps étoit dans l'habitude d'être débarrassé, & qui y est retenue en entier, ou dont l'évacuation est moins abondante.

III. La quantité du sang qui est

moindre qu'elle ne doit être, ou un fang qui n'a pas la denfité, l'épaiffeur qu'il doit avoir.

§. LIV. Une matiere nuifible engendrée dans le fang, & qui n'en eft pas fortie par quelqu'un des organes excrétoires, offenfe les nerfs, toutes les fois qu'elle les touche, ou bien forme des obftructions dans les petits vaiffeaux, & fait naître différents fymptômes, felon les parties fur lefquelles elle fe jette.

J'ai eu lieu d'être pleinement convaincu, par nombre de cas qui fe font rencontrés dans ma pratique, que beaucoup des fymptômes que l'on nomme communément *nerveux*, *hypocondriaques* ou *hyftériques*, ont très-fouvent pour premiere caufe une matiere nuifible qui fe trouve dans le fang, & qui, en différents temps, offenfe diverfes parties du corps. Je rapporterai ici deux obfervations qui feules me femblent prouver ce point de doctrine d'une maniere fuffifante.

§. LV. Un garçon âgé de dix ans, dont le genre nerveux eft extrêmement fenfible, & qui, dans le mois de Décembre 1747, avoit commencé à être sujet à des palpitations de cœur, tomba de cheval, vers le commencement du mois de Janvier suivant. Dès ce temps, les palpitations cesserent ; mais, peu de jours après, il fut attaqué d'un violent mal de tête, qui, dans certains temps, revenoit tous les jours, & dans d'autres ne se faisoit sentir que tous les trois ou quatre jours. Tant que duroit l'accès, le pouls étoit petit & fréquent, souvent même intermittent : les pieds étoient froids ; mais la violence de la douleur lui causoit une sueur très-abondante, avec laquelle le mal de tête se dissipoit. Ces maux de tête devenant plus forts de jour en jour, le malade perdit son embonpoint, devint pâle, & son estomac se dérangea. Il dut principalement à l'usage qu'il fit d'un électuaire composé de quinquina & de valériane, qu'en moins de trois semaines la douleur de tête se trouva considérablement diminuée : à la vérité, son appétit devint plus mauvais ; & il se plaignit souvent de nausées. Cependant ces symptômes furent tous dissipés en quatre ou cinq jours, par quelques

I v

médicaments échauffants, ftomachiques & cordiaux; mais il leur fuccéda une douleur infupportable au milieu du ventre, qui revint cinq ou fix fois dans l'efpace de huit jours, & qui, outre qu'elle affecta le pouls de la même maniere que la tête l'avoit fait, occafionna encore quelquefois de la difficulté d'uriner accompagnée de douleur. Les douleurs n'eurent pas plutôt quitté le ventre, que le mal de tête fe renouvella, avec plus de violence que jamais; de façon que ce jeune garçon en eut quelques accès de la plus grande violence. Ce mal de tête n'avoit pas de périodes réguliers : quelquefois il fe faifoit fentir deux fois en un jour, d'autres fois une feule fois en deux jours ; & il étoit accompagné d'un état dans lequel il fembloit au malade que des vents le fuffoquoient, & qu'il avoit une boule dans la gorge. Il fe trouvoit mieux pendant la nuit, lorfqu'il dormoit ou qu'il étoit couché tranquillement ; mais un mouvement du corps confidérable faifoit toujours renaître le mal de tête. On remarquoit qu'avant les accès il étoit ex-

traordinairement vif & difposé à rire.
Le vingt-un de Février, à deux heures après-midi, ce jeune garçon eut
un accès de rire involontaire, pendant lequel il fe plaignit de fentir une
odeur extraordinaire, & des épin-
gles qui lui piquoient le nez ; fes dif-
cours n'avoient pas de fuite ; fon regard n'étoit point naturel, & toute
fa peau devint livide : immédiatement
après ces accidents, il fut attaqué de
convulfions, & tomba alors dans une
foibleffe ou fyncope qui dura près
d'une demi-heure. Lorfque le pouls,
la refpiration & les fens lui furent
revenus, il fe plaignit de fentir un
grand froid & beaucoup de douleur
à la partie poftérieure de la tête, &
il vomit fon dîner avec quelques glaires. Après ces accidents, il recouvra
l'appétit qui, dans la fuite, devint
meilleur qu'il n'avoit coutume d'être,
lors même que ce jeune garçon étoit
en parfaite fanté.

Le neuf du mois de Mars, il lui
fortit par la narine droite une matiere
purulente ; & vers le même temps,
il en coula encore par l'oreille droite
une petite quantité ; après quoi, il

eut à peine quelques accès violents de son mal de tête précédent ; mais il ressentoit à la partie postérieure de la tête une douleur continue, moins forte cependant qu'elle n'étoit précédemment. Dans la suite, le mouvement la fit augmenter considérablement ; ce qui obligea le malade à rester toujours au lit, & le plus souvent couché sur le dos. Quoiqu'il eût une grande soif, & qu'il bût beaucoup; néanmoins, durant tout le mois de Mars, il ne rendit pas plus de six onces d'urine en vingt-quatre heures, & il n'eut aucune sueur.

Vers le commencement du mois d'Avril, les douleurs de la tête étoient si fort diminuées, que le malade soutenoit d'être assis sur une chaise. Il commença alors à uriner en plus grande abondance; mais, lorsque quelque chose lui faisoit de la peine, il rendoit une quantité considérable d'urine très-limpide. Durant tout le mois de Mai, il continua à aller de mieux en mieux, & il se trouva en parfaite santé avant la fin du mois de Juin.

Au mois de Février 1749, il com-

mença à se plaindre d'un mal de tête
continu, qui, quoique considérable
dans certains temps, n'étoit cependant pas si violent que l'année d'auparavant, & pendant lequel le pouls
ni l'estomac ne se trouverent point
affectés ; mais alors il arriva fréquemment qu'il voyoit les objets doubles.
Au commencement du mois de Mars,
il sortit un peu de matiere purulente
de l'une des narines, & bientôt après
le mal de tête cessa : il est vrai que,
dans ce même temps, le malade perdit l'appétit ; & il fut attaqué d'une
douleur fixe au côté gauche du ventre, entre la derniere des fausses côtes & l'os des îles : elle n'occupoit
pas un espace plus grand que la largeur d'une piéce de douze sols. Souvent cette douleur étoit si aiguë,
qu'elle le faisoit tomber en foiblesse :
quelquefois elle changeoit de place ;
& alors il prenoit au malade une envie de rire involontaire dont les accès le fatiguoient beaucoup. Sa tête
étoit toujours libre, lorsque la douleur du ventre se faisoit sentir avec
le plus de violence. L'arrivée du printemps de cette année rendit à ce jeune

garçon la santé, comme il étoit arrivé l'année précédente ; & pendant l'hiver suivant, il ne se plaignit de mal à la tête que fort peu, & même point du tout dans certains temps ; mais durant plusieurs mois, il ressentit de la foiblesse & de la douleur dans l'œil gauche, lorsqu'il se trouvoit exposé à une lumiere qui éclairoit peu. Comme il ne paroissoit point d'inflammation à l'œil, il y a lieu de croire que la douleur étoit produite par une trop grande sensibilité de la rétine.

§. LVI. Une fille, âgée de vingt-cinq à trente ans, eut, durant les mois d'Août & de Septembre 1747, une fiévre irréguliere, de laquelle il ne lui restoit, au mois d'Octobre, aucun symptôme, sinon que, de deux jours l'un, elle avoit des sueurs quand elle se tenoit long-temps au lit. En se levant de fort bonne heure, elle empêcha ces sueurs de revenir ; mais au bout de huit ou dix jours de leur cessation, elle ressentit un serrement de poitrine qui lui occasionnoit de la toux, & celle-ci n'étoit pas accompagnée d'expectoration. Cette oppreſſion & la toux étant augmentées, quoique ſon pouls continuât à être bon, je crus qu'il convenoit de lui tirer huit onces de ſang ; mais ni cette ſaignée, ni les véſicatoires qui furent enſuite appliqués au dos, ne lui procurerent de ſoulagement. Elle prit une mixture où il entroit du vinaigre ſcillitique : elle vomit, enſuite je la purgeai avec la teinture ſacrée. Elle fit ſucceſſivement uſage de camphre, de *caſtoreum*, d'*aſſa-fœtida* & de *laudanum*, ſans en retirer beaucoup de fruit ; enfin, vers le commencement du mois de Novembre, un julep où il entroit du muſc, & dont l'uſage fut continué pendant une quinzaine de jours, la délivra preſqu'entiérement de ſa maladie.

Cette fille continua, durant tout l'hiver, à jouir d'une aſſez bonne ſanté ; mais, au mois d'Avril, elle commença à ſe plaindre de douleurs qui ſe faiſoient ſentir dans les jambes, aux genoux, mais ſur-tout dans le corps. Quoique le pouls me parût dans ſon état naturel, néanmoins je lui fis tirer douze onces de ſang, qui refroidi ſe trouva couvert d'une peau fine de couleur bleuâtre. Quelques jours après, la malade eut des douleurs plus vives aux côtés, à l'eſtomac, au ſternum & au dos : elle étoit en même temps fort tourmentée de vents dans l'eſtomac & les inteſtins ; & elle n'urinoit que fort peu. Alors l'étouffement & la toux ſeche qu'elle avoit eus au mois d'Octobre revinrent ; & elle fut attaquée, principalement le ſoir, de violentes convulſions ou mouvements convulſifs dans les jambes, les cuiſſes & dans preſque tout ſon corps. Les convulſions étoient ſi fortes, qu'elles faiſoient trembler non-ſeulement le lit, mais même la chambre où cette fille étoit couchée. Pour lors je lui fis donner un vomitif, appliquer des veſicatoires au dos, & prendre des potions faites avec le *ſpiritus Mindereri* & le ſel volatil ammoniac ; mais tout cela fut ſans ſuccès. Enſuite l'uſage des bols où entroient le camphre, le muſc & le *laudanum* ; en petite doſe, à l'heure du coucher, fit ceſſer en grande partie les convulſions : l'oppreſſion ou ſerrement de poitrine, & la toux ſeche ſe trouverent

auſſi diminués ; mais les douleurs
aux côtés, aux inteſtins & aux jambes, continuerent à ſe faire ſentir
auſſi vivement que jamais. Le 7 de
Mai, la malade ſe plaignit d'une douleur & d'une tumeur à l'une des aiſ-
ſelles ; ces ſymptômes augmentcrent
de jour en jour ; & ſon pouls, qui
en général n'avoit eu que ſoixante
à ſoixante & dix pulſations par minute, en avoit dans ce temps-là plus
de cent. Alors j'ordonnai qu'on lui
tirât dix onces de ſang qui ſe trouva
très-viſqueux, qu'on fît a l'aiſſelle
des fomentations émollientes, &
qu'on y appliquât des cataplaſmes
ſuppuratifs. Malgré ces ſecours, la
douleur augmenta à un tel degré,
qu'on fut obligé de faire prendre,
toutes les nuits, à la malade une forte
doſe de *laudanum*, pour lui procurer du repos. Depuis le temps où
l'enflure & la douleur avoient commencé à ſe faire ſentir à l'aiſſelle,
l'étouffement, la toux, les autres
douleurs & les convulſions étoient diminués. Enfin tous ces ſymptômes
diſparurent entiérement vers le vingt
du mois de Mai, après que la tu-

meur fe fut ouverte & eut jetté une matiere fanguinolente. Cette fille a été parfaitement réglée pendant le temps qu'ont duré tous fes maux.

§. LVII. On voit par les deux obfervations que je viens de rapporter dans le plus grand détail, que divers fymptômes, qui font du genre des fymptômes nerveux, ont quelquefois pour caufe une matiere morbifique, contenue dans le fang, & qu'elle occafionne différents maux ou fymptômes, felon les parties fur lefquelles elle fe jette; ce qui arrive même chez des fujets où il n'y a aucune raifon de foupçonner ni obftruction dans les vifceres du bas-ventre, ni vice dans la matrice. Quant au premier cas, qui eft celui du jeune garçon, il eft difficile de dire ce qui peut avoir donné lieu à la maladie: pour ce qui eft du fecond ou de celui de la fille, on peut trouver la caufe de fa maladie dans la fiévre qu'elle a eue, & qui, n'ayant pas été traitée comme il convenoit, a laiffé dans le fang une humeur de mauvaife qualité, qui a produit le fentiment d'étouffement ou d'oppreffion, la toux feche, les douleurs dans diverfes parties du corps, & les contractions convulfives des mufcles : or tous ces maux n'ont pu être parfaitement guéris que quand la matiere morbifique, qui les occafionnoit, a été dépofée dans une glande de l'áiffelle, d'où elle eft fortie par le moyen de la fuppuration de cette glande. Il ne peut pas paroître étonnant qu'une auffi petite évacuation d'humeur ait laiffé la maffe du fang très-pure, & procuré autant de foulagement, lorfque l'on fait attention que, dans la pefte même, une bonne fuppuration d'une des glandes du cou, de l'aiffelle ou de l'aine, devient une crife parfaite qui opere la guérifon de cette terrible maladie.

Pour prouver encore davantage que les maux & les fymptômes nerveux ou hyftériques font fouvent occafionés par la préfence d'une humeur morbifique qui circule avec le fang, j'ajouterai que j'ai vu fréquemment des maladies nerveufes être guéries ou diffipées à la fuite de démangeaifons entre les doigts, de puftules rouges qui avoient paru fur la poitrine & le ventre, ou de quelque autre éruption cutanée.

Ce vice du fang ou cette matiere morbifique mêlée avec le fang, qui fait naître divers fymptômes du genre de ceux qu'on regarde comme nerveux, eft produite par des caufes très-différentes, telles qu'une mauvaife nourriture, une conftitution fcorbutique (a) ou écrouelleufe, des fiévres qui n'ont eu que des crifes imparfaites, ou d'autres maladies qu'on n'a pas traitées de maniere à opérer une guérifon pleine & radicale, mais fpécialement par les maladies de la peau, lorfque la matiere

____

(a) Par *conftitution fcorbutique* je ne veux pas défigner le vice du fang, qui produit le vrai fcorbut, celui auquel font fujets ceux qui vivent fur mer, ou dans des endroits marécageux & humides ; mais j'entends cette humeur qui a été appellée communément *fcorbutique*, & qui, quand elle eft portée à la peau par la nature, y produit, au lieu de taches livides, des éruptions feches, farineufes, la gale, des dartres, &c. &, lorfque le mal eft à un très-haut degré, la lepre des Grecs. Je regarde comme impropre la dénomination de *fcorbutique* qu'on donne à cet état du fang.

morbifique , au lieu d'être portée en entier hors du corps par les pores de la peau, eſt repompée par les vaiſſeaux abſorbants , & mêlée avec le ſang, qui la dépoſe ſur quelqu'une des parties internes. Mais le vice du ſang qui affecte les nerfs beaucoup plus fréquemment que tout autre, c'eſt quand ce fluide contient une matiere goutteuſe qu'il porte en divers temps ſur différentes parties du corps.

§. LVIII. Il y a long-temps qu'Arétée a fait la remarque que, chez quelques perſonnes, la goutte eſt errante par tout le corps (a). La vérité de cette obſervation a été reconnuë & confirmée par des auteurs modernes (b).

(a) Aretæus, *de Cauſis & Signis Morborum*, lib. xj, cap. xij.

(b) *Enimverò uſu medico vel parum exercitatos, hoc latere nequit ; arthritide (præcipuè frigidâ, inerti, languidâ ; maximè verò omnium eâ ſuppreſſâ retuſâque,) ægrotantes interdum humeri, pectoris, dorſi, lumborum aliarumque in ambitu corporis partium dolore vago tanquam rheumatico ; ſæpè etiam capitis affectibus, more prorsùs hyſterico ; alias aliis in corpore malis, quaſi ſcorbuticis urgeri ; ſæpiſſimè*

Les médecins se feroient sans doute rendus plus attentifs à cette cause, & auroient été plus curieux observateurs de ses effets, si les symptômes qui sont occasionnés par ces especes d'attaques imparfaites de goutte, ou n'eussent pas été, pour la plus grande partie, défigurés & confondus sous le nom spécieux & vraisemblable de *symptômes nerveux*, sans qu'on fît aucune recherche particuliere pour découvrir leur vraie cause, ou n'eussent pas été regardés uniquement comme les effets de la maladie hypocondriaque ou hystérique, & même, comme nous l'avons dit, du scorbut. Cette méprise arrivoit principalement, quand on voyoit les

verò valetudine dubia & in tempus diuturnum incerta & neutra esse. Qui quidem eorum status ac conditiones, sensu remissiori & leniori gradu morbosæ natales suos arthritico miasmati, cæco, in corpus subrepenti & eo loci clàm agenti, se debere, ultrò videntur agnoscere : quin etiam aliquando, multos post annos dubium hunc in modum actos ; tandem apparente paroxysmo arthritidis idoneo, de istorum origine & naturâ malorum arthriticâ, omnis sublata dubitatio est. Musgrave, *de Arthritide anomalâ*, cap. xix.

fymptômes dont il s'agit à ceux qui, n'ayant jamais eu d'accès réguliers de goutte, n'étoient pas foupçonnés de porter une humeur goutteufe.

On pourroit, fi cela étoit néceffaire, rapporter beaucoup d'obfervations pour démontrer que les maux nerveux, hypocondriaques & hyftériques, font fouvent occafionnés par une goutte imparfaite, qui eft errante dans tout le corps; mais je me contenterai d'expofer les deux cas fuivants.

§. LIX. Un homme âgé de cinquante-huit ans, dont la maniere de vivre étoit très-réglée, & qui n'étoit fujet à aucune maladie, finon à un rhumatifme, dont il avoit eu, pendant quelques années, de fréquentes attaques qui s'étoient fait fentir dans la région des reins; cet homme, dis-je, après un violent accès de rhumatifme qui le quitta fubitement, éprouva au mois d'Août 1752 un grand abattement qui étoit fouvent accompagné de douleur d'eftomac & d'une fenfation particuliere dont la région épigaftrique étoit le fiége, & qu'il ne pouvoit pas expliquer. En moins de deux mois, au moyen de remedes convenables & de l'exercice qu'il prit, il fe trouva délivré des maux que je viens d'expofer. Mais il n'y avoit pas longtemps qu'il jouiffoit d'une bonne fanté, lorfqu'il commença à avoir fréquemment de légeres palpitations de cœur, qui étoient accompagnées, d'intermiffion dans le pouls. À cet état fuccéda un rhumatifme fur les reins, *lumbago* ; & tandis qu'il dura, le malade fentit fon appétit, fes forces ou fes efprits meilleurs qu'ils n'étoient précédemment ; ils lui parurent même tels que dans fa meilleure fanté. Dans la fuite, il eut de fréquentes attaques de fon mal à la région de l'eftomac, avec de l'abattement, du découragement, des foibleffes & des envies de vomir, principalement le matin, Quelquefois même il fe plaignoit de difficulté de refpirer ; mais elle n'étoit pas accompagnée de toux ni d'expectoration. Lorfque cet homme, qui n'avoit jamais eu d'attaque de goutte réguliere, & à qui même il n'étoit pas venu

dans

dans l'idée que sa maladie pût être de ce genre, s'entendit dire que ce qu'il avoit souffert étoit occasionné par une matiere goutteuse errante dans tout son corps, il en parut d'abord surpris ; mais bientôt après il fut convaincu de la vérité de mon sentiment, parce qu'il eut à un des gros orteils une légere douleur avec un peu d'inflammation; & pendant le peu de jours qu'elles subsisterent, les douleurs d'estomac & l'abattement ne se firent pas sentir. Durant plusieurs années, cet homme eut, avant & après ses accès de goutte, un petit écoulement par l'urètre, & de la douleur dans l'aine gauche : quelquefois il ressentoit aussi de la douleur au testicule du même côté. Je regardai ces nouveaux symptômes, aussi bien que les précédents, comme uniquement goutteux, le malade n'ayant d'ailleurs jamais eu dans sa vie aucun mal vénérien.

Le thé, le café, & tous les aliments qui occasionent des vents, incommodoient cet homme. Les viandes, le fromage vieux, le vin, les substances ameres, le quinquina, le fer, l'exercice , & principalement celui du cheval , lui firent le plus grand bien.

§. LX. Un homme âgé de quarante ans, jouissant en général d'une bonne santé, qui avoit senti différentes fois, depuis le mois de Juin 1752 , des douleurs au talon , & quelquefois au milieu du pied gauche, éprouva à la fin de Mai 1755, vers six heures du matin , en s'éveillant, une sensation extraordinaire à la poitrine , & un état de langueur ; mais cela ne fut accompagné ni de mal à l'estomac, ni de vertige : son pouls étoit irrégulier & intermittent à un point surprenant. On lui tira douze onces de sang qui me parut dans son état naturel : en outre, il but un peu de vin chaud & d'eau ; il prit de l'esprit de corne de cerf, de la teinture de *castoreum* , de la dissolution d'*assa-fœtida* ; mais tout cela n'eut aucun bon effet sensible.

En se levant, & se promenant dans sa chambre, cet homme se trouva entiérement délivré de ses douleurs de poitrine ; mais, pendant plusieurs mois , il en ressentit au milieu du

pied gauche. Vers le dixieme mois,
il commença à rendre des urines
pâles; & dans l'efpace de cinq heures il en rendit cinq pintes, mefure
d'Angleterre, quoique ce qu'il avoit
bu pendant ce temps ne montât
pas à plus de la moitié de la quantité
rendue. Sur le midi, le malade fe ferra
lui-même fortement avec un large
ceinturon, autant pour faire cefler
cet écoulement exceffif, que pour
diminuer la trop grande irritabilité
du cœur, en gênant ainfi les vifceres
du bas-ventre; & cela eut pour
effet, qu'au bout de trois ou quatre
minutes, l'état de langueur, d'abattement, ainfi que cette fenfation
extraordinaire qui avoit fon fiége
dans la poitrine, cefferent tout-à-
coup, & le pouls devint régulier
& naturel. Le lendemain, il commença à être incommodé de vents
renfermés dans l'eftomac & les inteftins, qui, à la vérité, ne lui caufoient aucunes douleurs vives, mais
bien une fenfation défagréable ou
à charge, & un grand abattement.

Il y avoit quatre ou cinq jours que
les fymptômes précédents fe faifoient

fentir par accès, quand cet homme, après avoir fait quelques lieues à cheval pour prendre de l'exercice, rentra chez lui parfaitement guéri de tous fes maux. Cependant, s'étant enfuite expofé a un vent d'eft qui étoit froid, il eut à l'une des amygdales de l'enflure accompagnée d'un peu d'inflammation. Ayant foupé ce jour-là comme à fon ordinaire, il fe coucha & s'endormit. Après un fommeil court, il fe réveilla entiérement délivré de l'inflammation à la gorge ; mais il étoit dans une grande langueur, & avoit le pouls très-petit & fort vif. Un ou deux verres de vin rouge & un morceau de pain diffiperent cette langueur pour quelque temps ; & quand elle revint, on la guérit de nouveau avec le même remedè. Durant quelques-unes des femaines qui fuivirent, il fut fort incommodé de vents dans l'eftomac & les inteftins, quelquefois même il eut de l'abattement : ces fymptômes fe trouvoient, à la vérité, à un degré moindre qu'auparavant ; mais il s'étoit déja paffé plufieurs mois, que le malade n'avoit pas encore recouvré

entiérement fa fanté & fes forces.
La douleur dans les talons, qui l'avoit
peu incommodé pendant la plus
grande partie de ce temps, revint, &
continua à fe faire fentir affez conftamment jufqu'à la fin du mois d'Août
1757 : pour lors il eut un léger accès
de goutte avec de l'enflure & de l'inflammation au talon droit. Durant ce
période, auffi-bien qu'auparavant, le
malade avoit été fouvent incommodé
de vertiges & de douleurs vagues à la
tête, aux bras, aux mains ; de fréquentes douleurs aux talons, & de
vents dans l'eftomac & les inteftins.

§. LXI. Les obfervations qu'on
vient de lire n'ont pas befoin de
commentaires. Les fymptômes dont
les malades ont été attaqués, doivent avoir eu pour caufes une goutte
irréguliere ou vague, dont la matiere,
au lieu de fe dépofer aux extrémités,
étoit errante & portée avec le fang
par tout le corps (a). Les douleurs

(a) Plufieurs faits & obfervations femblent
prouver que cette matiere n'eft pas toujours
tranfportée d'un endroit à l'autre, par le
moyen des vaiffeaux fanguins. Le tiffu cellu-

d'eſtomac n'étoient pas produites vraiſemblablement par des glaires ou d'autres crudités & ſaburres ; car le dernier malade n'avoit jamais re-jetté par le vomiſſement rien de ſem-blable en aucun temps de ſa vie ; & le premier, qui, durant ſa ma-ladie, avoit pris pluſieurs vomitifs, n'avoit jamais paru avoir dans l'eſ-tomac beaucoup d'humeurs de mau-vaiſe qualité ; & même, quoiqu'il ſe ſentît ſouvent de l'oppreſſion, de la peſanteur d'eſtomac & des nauſées, tant pendant la nuit que le matin, néanmoins ces incommodités le laiſ-ſoient libre & bien diſpos avant le dîner : pour lors il mangeoit avec un auſſi bon appétit, & faiſoit auſſi bien ſa digeſtion que lorſqu'il jouiſ-ſoit de la meilleure ſanté.

Il paroît donc par ce qu'on a dit précédemment, que les maux ner-veux ont ſouvent pour cauſe une matiere morbifique goutteuſe, ou d'un autre genre, qui eſt dans le ſang : lorſque cette matiere eſt cha-

---

laire eſt plus ſouvent la voie par laquelle ces métaſtaſes s'operent. (*Note de l'Editeur.*)

riée doucement avec le fang, fans former d'obftructions dans aucun vaiffeau, & fans irriter les nerfs, elle incommode peu. Si elle demeure conftamment fur les extrémités ou fur les parties mufculaires du tronc, elle n'occafionne que des douleurs aiguës du genre des douleurs goutteufes ou rhumatifmales. Mais quand il arrive que cette matiere fe dépofe fur des vifceres qui ont une très-grande fenfi-bilité, ou qui font capables d'affecter, par fympathie, prefque tout le corps, elle peut produire la plûpart des fymp-tomes qui communément ont été ap-pellés *nerveux, hypocondriaques* ou *hyf-tériques* (*a*). En général, cette matiere peut agir, foit par fa qualité vif-queufe, collante, en obftruant les plus petits vaiffeaux, & en diften-dant par-là beaucoup trop leurs fi-bres fenfibles & leurs filets nerveux; foit par fon acrimonie, en affectant d'une maniere incommode ou dou-loureufe les extrémités des nerfs qu'elle touche (*b*).

(*a*) Voyez ci-deffus, page 138, §. xx.
(*b*) Il eft probable que cette matiere mor-

On doit cependant obſerver que le genre & la violence des ſymptômes ou accidents qu'occaſionne cette matiere morbifique, different non-ſeulement ſelon les parties ſur leſquelles elle agit, mais encore en proportion de la plus ou moins grande délicateſſe ou ſenſibilité naturelles des nerfs du malade.

§. LXII. De ce que je viens de dire, il paroît s'enſuivre que les hommes qui ont d'ailleurs une conſtitu-

---

bifique que contient le ſang, & qui produit les maladies nerveuſes eſt en général nuiſible par ſon acrimonie, mais rarement par ſon épaiſſiſſement ou ſa viſcolité. Nous ſçavons du moins que, dans la petite-vérole, la rougeole & les fiévres continues, il arrive fréquemment qu'une matiere âcre, qui pour lors eſt mê'ée au ſang, venant à irriter le cerveau & les nerfs, fait naître le délire, les tremblements, les pincements & les contractions douloureuſes des fibres, les convulſions & d'autres ſymptômes nerveux. Le friſſon, ſymptôme de la fiévre, (*horror febrilis*) ou ce tremblement qui précede immédiatement certaines fiévres, eſt plutôt l'effet d'une contraction ſpaſmodique des petits vaiſſeaux, que celui de l'obſtruction de ces mêmes vaiſſeaux, formée, comme on l'a prétendu, par un ſang épais & viſqueux.

tion faine & forte, ainfi que.quelques femmes d'une conftitution robufte, font fujets à être attaqués de la goutte réguliere, & n'ont que très-rarement des maladies nerveufes. Dans ces perfonnes, les fibres plus fermes, & les nerfs moins délicats, ne les dif-pofent pas aux maux nerveux, & ne les en rendent pas fort fufceptibles : outre cela, la force de leurs organes digeftifs & du fyftême vafculeux fait que la nature eft en état de fe débar-raffer de la matiere morbifique, en la portant aux extrémités ; au moyen de quoi, elle ne fe trouve plus être mêlée ni circuler avec le fang.

§. LXIII. Les hommes dont la conf-titution tient un milieu entre celle qui eft forte & celle que l'on nomme *délicate*, fe trouvant avoir dans leur fang cette matiere morbifique gout-teufe, reffentent les douleurs d'un genre du rhumatifme qui fe diftingue des autres par la qualification de *froid*. Ils éprouvent auffi divers fymp-tômes nerveux ; mais ces fymptômes font à un degré plus foible que dans les conftitutions fortes : enfin il leur furvient quelquefois un accès de vraie goutte. Malheureusement, il arrive chez ces personnes délicates, que la goutte n'est pas d'ordinaire formée & caractérisée d'une maniere assez parfaite, pour que le sang se trouve bien purgé de toute la matiere goutteuse, & que les vaisseaux & les nerfs n'en éprouvent plus l'action, du moins pendant un temps considérable : aussi, bientôt après ces attaques imparfaites de goutte, les anciens maux recommencent à se faire sentir.

§. LXIV. D'un autre côté, les femmes dont la complexion est très-délicate, & ceux des hommes dont les fibres sont foibles & les nerfs très-sensibles, ont fort rarement des maladies qui ressemblent à la goutte proprement dite, soit parce que dans de pareilles constitutions la matiere goutteuse n'est formée que d'une maniere imparfaite, soit, ce qui est encore plus probable, parce que les organes des fonctions vitales n'ont pas assez de force pour l'éloigner des visceres, & la rejetter sur les jointures ou articulations, & les extrémités. Ainsi cette matiere morbifique, qui est mêlée au sang & circule avec

lui, n'étant point dépofée fur les apo-
névrofes, les tendons, les ligaments
& les membranes des pieds & des
mains, ni fur toute autre articulation,
fe porte fur diverfes autres parties
du corps, & occafionne des fymptômes qui, pour la plûpart, font auffi
différents que les parties qu'elle at-
attaque.

C'eft, par exemple, d'une caufe
de cette nature, que dépendent fouvent les douleurs vagues, les contractions fpafmodiques, ces fenfations de
froid & de chaud que l'on éprouve
tout-à-coup dans les mufcles & les
parties extérieures du corps;

Le défaut d'appétit, ou la trop
grande faim, accompagnée de langueur; les naufées ou les vomiffements; les gonflements caufés par
des vents; les borborygmes; les in-
fomnies; le découragement; l'abattement; les crampes; les convulfions; les violentes douleurs dans
l'eftomac & les inteftins;

L'augmentation de la fécrétion de
la falive, produite par une irritation
qu'éprouvent les vaiffeaux des glandes falivaires;

K vj

La boule hyſtérique dans le goſier ou œſophage ;

L'aſthme ſpaſmodique ou convulſif dans les poumons ;

Les palpitations & les mouvements irréguliers dans le cœur ;

L'écoulement exceſſif d'une urine pâle, ou quelquefois des douleurs néphrétiques dans les reins ;

La migraine ; la douleur de tête aiguë, & qui n'occupe qu'un petit eſpace, appellée *clou-hyſtérique*.

Outre ces maux nerveux, j'ai vu encore beaucoup d'autres ſymptômes qui étoient occaſionnés par une goutte imparfaite ou irréguliere, vague ou anomale ; tels que le délire, la folie, l'inflammation d'une des amygdales, des difficultés d'uriner douloureuſes, de violentes demangeaiſons entre les doigts des pieds, une douleur vive à la région du cartilage xiphoïde ou du ſternum, qui revenoit deux ou trois fois le jour, principalement après que le malade s'étoit beaucoup appliqué l'eſprit, ou avoit fait quelque effort de corps : ce mal étoit quelquefois accompagné d'une ſenſation douloureuſe au milieu de

chaque bras, & d'un fentiment de chaleur brûlante qu'il éprouvoit à toute
la furface du corps, excepté aux jambes; tandis qu'au même moment la
peau paroiffoit à peine fenfiblement
plus chaude que dans l'état de fanté,
& que le pouls avoit moins de quatre-vingts pulfations par minute. J'ai
eu à traiter un malade attaqué d'une
gonorrhée qui étoit, à la vérité, peu
confidérable, mais qui fe renouvelloit fréquemment, & dont la caufe
m'a paru être une humeur goutteufe
dépofée fur les nerfs ou les vaiffeaux
de l'urètre. Un autre de mes malades
avoit au fcrotum une démangeaifon
incommode, occafionnée par une humeur de la même nature. J'ai vu,
dans trois fujets, la même caufe produire des douleurs aiguës aux tefticules : chez un d'eux, il y avoit une
enflure confidérable avec douleur;
l'une & l'autre fe diffiperent, lorfque
la goutte fe fut jettée & déclarée fur
les deux pieds.

Ce qui confirme les idées que je
viens d'expofer, c'eft qu'on obferve
que les perfonnes qui n'ont encore
été que peu incommodées de ces

symptômes que l'on nomme communément *nerveux*, font attaquées de divers maux quand les douleurs rhumatifantes ou plutôt goutteufes ont abandonné les pieds, les mains ou les reins : on leur a vu un pouls irrégulier, intermittent, des vertiges, des foiblefles, de la langueur, de la difficulté de refpirer, des naufées, des vomiffements, des vents dans l'eftomac & les inteftins, de l'abattement, du découragement, & d'autres symptômes du même genre (*a*).

(*a*) Comme la matiere goutteufe qui agit fur les nerfs de l'eftomac occafionne non-feulement les fymptômes qui viennent d'être expofés, mais encore quelquefois un épuifement extraordinaire, une foibleffe univerfelle, des anxiétés & des pamoifons ; il devient par-là vraifemblable que la mort fubite de quelques perfonnes fujettes à une goutte vague ou errante, ait été quelquefois produite par l'humeur goutteufe qui attaque tout-à-coup les nerfs de l'eftomac, & avec une telle violence, qu'elle occafionne, outre les défaillances, une fufpenfion ou une ceffation momentanée mais totale du mouvement du cœur. Ce que je dis ici des effets de la matiere goutteufe, paroîtra encore plus probable, fi l'on fait attention que ceux que je regarde

§. LXV. Des maux tels que ceux que je viens de nommer, obfervés chez des perfonnes qui n'ont jamais eu d'accès de goutte bien caractéri-fés, font en général regardés comme nerveux, & on leur en donne le nom; mais, fi le fujet qui les éprouve a déja eu des accès de goutte reconnus pour tels, & fur-tout s'il y eft fujet, on attribue, fans héfiter & avec affez de fond ment, les accidents dont il s'agit, à ce que la matiere de la goutte, ayant abandonné les extré-mités, s'eft portée & fixée fur la tête, ou fur les vifceres, foit de la poitrine, foit du bas-ventre.

On peut cependant, pour diftin-

---

comme des victimes de la goutte, fe font fou-vent plaint, immédiatement avant leur mort, de reffentir dans l'eftomac une douleur aiguë, ou ce qu'on nomme un mal d'eftomac, ou une autre fenfation extraordinaire. C'eft en vain que l'on chercheroit alors la caufe de la mort dans le cœur, les poumons, le cer-veau, ou même dans toute autre partie du corps; car la matiere de la goutte qui affecte l'eftomac eft trop fubtile pour être apperçue, quoiqu'elle ait toute l'activité néceffaire pour faire périr l'homme le plus fort.

guer si la matiere goutteuse occasionne ou non un symptôme quelconque, faire la remarque suivante ; c'est que les symptômes qui ont pour cause une vraie goutte remontée, ou qui a quitté les extrémités, font en général plus violents que ceux qui font occasionnés par une humeur de rhumatisme, ou une humeur goutteuse imparfaite, & qui est errante par tout le corps.

§. LXVI. D'après ce qui vient d'être exposé, on paroît autorisé à conclure qu'une cause occasionnelle ou procathartique très-fréquente des symptômes nerveux, hypocondriaques & hystériques, est une matiere âcre contenue dans le sang, & qui, pour l'ordinaire, n'est autre chose que l'humeur goutteuse ; humeur qui produit également le rhumatisme chronique, & la goutte proprement dite (a).

(a) On pourroit nous objecter, que les maux nerveux & hystériques ne font pas produits par une matiere nuisible contenue dans le sang ou dans des fluides encore plus subtils, puisque l'on remarque que les douleurs

§. LXVII. Il eſt, je crois, à propos
d'obſervér ici, que quoique l'humeur

violentes & les autres ſymptômes dont j'ai
parlé, ſe déplacent avec la plus grande
promptitude, paroiſſant en très-peu de temps
dans diverſes parties du corps, & qu'il eſt
difficile de concevoir qu'un t l effet dépende
du tranſport d'une matiere morbifique. Quoiqu'en ce moment, ainſi que dans beaucoup
d'autres occaſions, nous ſoyions obligés d'a-
vouèr que nous ne connoiſſons pas aſſez
l'économie animale en maladie, pour expliquer tout ce qui ſe paſſe alors chez nous,
néanmoins nous ne ſommes pas mieux fondés
à nier que les maladies nerveuſes, ſpaſmodi-
ques ou hyſtériques ſoient occaſionnées par
une humeur âcre qui irrite les nerfs des parties
malades, ou quelque autre partie avec laquelle les nerfs dès premieres ont une étroite
ſympathie; nous ne ſommes pas, dis-je, mieux
fondés à nier ce ſentiment vraiſemblable, que
nous le ferions à refuſer d'admettre que la
goutte ou le rhumatiſme ont cette humeur
pour cauſe, & cela, par la ſeule raiſon que
ſouvent le ſiége de ces maladies varie, ou
que leur cauſe change de place avec beaucoup
de promptitude, mais principalement & d'une
maniere bien marquée quand on emploie im-
prudemment des remedes externes. Lorſque
la goutte abandonne la tête ou l'eſtomac, &
immédiatement après attaque le pied, doute-
t-on que ce ſoit la matiere de la goutte qui

goutteuſe qui eſt mêlée avec le ſang
ſe trouve être la cauſe des maladies

---

faiſoit ſouffrir précédemment les premieres
parties attaquées ; qui ſe ſoit portée ſur la derniere ? Ou n'eſt-il pas mieux raiſonné de ſuppoſer que la matiere de la goutte, qui ſe
trouve en abondance dans le ſang ou dans
d'autres fluides plus ſubtils, venant à ſe dé-
poſer ſur le pied plus particuliérement,
& y faiſant naître de grandes douleurs, elle
diminue à l'inſtant même, ou fait diſparoître
le mal de l'eſtomac ou celui de la tête ? Peut-
être auſſi que la ceſſation d'une eſpece de
contraction ſpaſmodique qu'éprouvent les plus
petits vaiſſeaux de ces parties, l'eſtomac &
la tête, permet à la matiere de la goutte, qui
étoit retenue dans leurs vaiſſeaux, d'en ſortir
ou de paſſer outre, & de ſe mêler avec la
maſſe générale des fluides. On doit d'ailleurs
remarquer que beaucoup de ſymptômes du
genre des nerveux ou hyſtériques ne paroiſſent pas avoir toujours pour cauſe une matiere âcre qui irrite immédiatement les parties
qui ſont le ſiége du mal. Mais il y a lieu de
croire que ſouvent l'eſtomac & les inteſtins
ſont les ſeules parties ſur leſquelles agit cette
matiere âcre, & que, par le moyen de la
ſympathie étroite & ſenſible que ces viſceres
ont avec la plûpart des autres parties du corps,
il naît une multitude de ſymptômes différents,
leſquels ou augmentent, ou diminuent, ou
changent de place, ſelon que les nerfs des
premieres voies ſont diverſement affectés.

nerveufes, beaucoup plus fouvent chez les hommes que chez les fem-mes ; néanmoins celles-ci éprouvent un grand nombre de maux nerveux qui ont certainement l'origine que nous leur indiquons. Pour prouver ce que j'avance, je pourrois en citer beaucoup d'exemples qui fe font ren-contrés dans ma pratique ; mais je n'en rapporterai qu'un feul, afin de ne pas faire lire plufieurs faits qui ne démontrent que la même vérité.

Une femme âgée de foixante ans, dont la complexion étoit délicate, & qui avoit été fujette à de fréquents maux d'eftomac, fe trouvant exempte de légeres douleurs de rhumatifme qu'elle avoit coutume de fentir aux bras, commença vers ce même temps à éprouver les accidents fuivants. Elle eut de la répugnance pour la nourri-ture ; un fentiment de pefanteur à l'eftomac ; quelquefois des vomiffe-ments ; une douleur aiguë ou une ar-deur vive à l'eftomac, qui, changeant quelquefois de place, fe faifoit fen-tir dans les inteftins ; des vents qui fortoient par haut & par bas ; des palpitations, &, dans certains cas,

un fentiment de défaillance, de langueur, qui fembloit avoir fa caufe à
l'eftomac, ou de la difficulté de refpirer. Lorfque cette femme a eu fouffert ces divers fypmptômes qui fe
font fuccédés fans aucun ordre, durant
trois ou quatre femaines, & même
plus long-temps, ils font tous devenus moins violents, & quelquefois
elle n'en avoit aucun ; mais alors elle
étoit attaquée de douleurs aiguës
dans les cuiffes, les jambes & les
pieds : il n'y eut pas feulement de
l'ardeur à cette derniere partie, fouvent auffi elle étoit enflée. Je me contenterai d'ajouter, d'après mon expérience, que, tant chez les femmes qui
étoient parfaitement reglées, que
chez celles qui avoient paffé depuis
long-temps le moment de la ceffation
naturelle des régles, j'ai reconnu que
les maux hyftériques étoient caufés
très-fouvent par une humeur de rhumatifme ou de goutte, qui, en différents temps, donnoit naiffance à divers fymptômes morbifiques. Enfin
des obfervations faites avec une très-
grande attention fur un nombre confidérable de fujets, m'ont convaincu

que, dans la plûpart des cas, ce qui
cauſe la maladie hypocondriaque
chez les hommes, n'eſt autre choſe
qu'une humeur du même genre, c'eſt-
à-dire de rhumatiſme ou de goutte,
qui attaque principalement les nerfs
de l'eſtomac & des inteſtins, leſquels
viſceres ſe ſont trouvés, par leur foibleſſe originelle ou primordiale, plus
ſuſceptibles que les autres parties du
corps, de devenir le ſiége de cette
humeur, ou d'en être irrités. Quand
l'humeur goutteuſe ou rhumatiſante
attaque des perſonnes d'un tempérament mélancolique, elle occaſionne
en général, outre les ſymptômes précédents, l'inſomnie, la timidité, un
grand découragement, de l'abattement, quelquefois de l'inquiétude,
du trouble dans l'eſprit & du déſor-
dre dans les idées. Chez d'autres ſujets dont la conſtitution eſt différente
de celle dont nous venons de parler,
la même cauſe produit différents
maux dans l'eſtomac, les inteſtins &
les autres parties du corps ; mais ils
ne ſont pas accompagnés d'autant
d'inſomnie, ni d'un auſſi grand abattement ou découragement.

§. LXVIII. La matiere goutteuse peut être engendrée, soit par l'effet de quelque vice héréditaire dans la constitution, soit par une maniere de vivre quelconque qui y soit propre; ces causes ayant affoibli l'estomac & les intestins, ou les premieres voies étant surchargées d'aliments succulents, pesants ou échauffants, de maniere qu'il se mêle au sang un chyle qui n'a pas les qualités qu'il doit avoir.

Les médecins ont eu des sentiments très-différents sur la nature de la matiere ou humeur dont nous parlons, & qui est la cause de la goutte : les uns la croient de la nature du tartre ou acide : selon d'autres, elle a plus de rapport avec l'urine, & est par conséquent alkaline. Mais, sentant combien toutes les recherches de ce genre ont peu de succès, je ne ferai aucune tentative pour découvrir & expliquer la nature de cette humeur nuisible contenue dans le sang, & qui est si souvent la cause des maladies nerveuses, hypocondriaques ou hystériques; je persiste à dire que le plus souvent elle est de la nature de la goutte, ainſi que j'en ai déja donné quelques preuves. J'ajouterai maintenant, que cette humeur goutteuſe participe quelquefois du ſcorbut, des écrouelles, ou de quelque autre vice réſultant de maladies qui n'ont pas été guéries parfaitement. Au reſte, il n'y a aucune raiſon pour croire que tout ce qui peut nuire au corps humain eſt de nature acide ou alkaline, ou doit ſe comparer à quelque autre eſpece d'acrimonie connue. En effet, quel eſt le genre d'acrimonie de l'ipécacuanha, du vin antimonial, de la ſemence de juſquiame, de l'*opium*, du *rhus myrtifolia monſpeliaca C. B.* & de la racine de ciguë aquatique ? La plûpart de ces ſubſtances ne montrent aucune âcreté, aucune ſaveur vive que l'organe du goût puiſſe découvrir ; & néanmoins lorſqu'elles ſont reçues dans l'eſtomac, elles occaſionnent promptement, ſoit de la douleur, des vomiſſements, du délire, ſoit une ſenſibilité ou perte de ſentiment, des accès d'épilepſie, & même la mort. Quelle eſt l'acrimonie particuliere qu'ont les émanations odorantes du muſc, de l'ambre gris, de la rose pâle qui font tomber quelques femmes délicates, dans des accès hystériques ? Nous ignorons également le genre de l'humeur goutteuse ; car en considérant cette matière morbifique unie au sang, comme la cause d'un aussi fi grand nombre de maladies nerveuses, & même de la goutte ; tout ce que nous sçavons, c'est qu'elle est de nature à s'introduire dans les plus petits vaisseaux ; qu'elle affecte les nerfs d'une manière désagréable, toutes les fois qu'elle les touche, & que son action sur ces organes fait naître divers symptômes plus ou moins violents, selon le degré de sensibilité des parties attaquées, & la constitution du malade. Mais de quelle façon, ou par le moyen de quelle espèce d'acrimonie produit-elle ces effets morbifiques ? C'est ce que nous ignorons en entier, & ce qui vraisemblablement nous sera caché encore long-temps.

§. LXIX. On peut regarder comme une seconde cause occasionnelle, qui produit des maladies nerveuses, la suppression ou même la diminution d'une évacuation ou écoulement auquel

quel la nature eſt accoutumée, parce qu'il eſt habituel, tel que les regles ou les hémorroïdes.

Les nauſées, les vomiſſements, l'appétit dépravé, les défaillances, & les autres maux auxquels beaucoup de femmes ſont ſujettes pendant pluſieurs mois après qu'elles ont conçu, tous ces accidents démontrent qu'un changement de circulation dans la matrice, l'engorgement, l'obſtruction & la diſtenſion ou le tiraillement de ſes vaiſſeaux, en un mot, tout ce qui irrite les nerfs de ce viſcere eſt capable de produire un grand nombre de ces ſymptômes que l'on nomme pour l'ordinaire *nerveux*, ou *hyſtériques*, ou *vaporeux*. On peut faire la même remarque au ſujet des différents maux qui arrivent, lorſqu'il y a ſuppreſſion & diminution des regles, ou tout autre dérangement de cette évacuation périodique, ainſi que dans le temps de la vie où elle ceſſe naturellement. Il eſt vrai que les maux dont il s'agit ſont beaucoup moins conſidérables chez quelques ſujets que chez d'autres. En effet, tandis que beaucoup de perſonnes n'ont à souffrir, en pareil cas, que des nausées, du manque d'appétit, des vents dans l'estomac & les intestins, de la toux, de la difficulté de respirer, des maux de tête, des douleurs vagues par tout le corps, il y en a d'autres qui, outre qu'elles éprouvent plusieurs des symptômes précédents, mais dans un plus haut degré, sont encore sujettes à des hémorragies extraordinaires, des pamoisons & de violentes convulsions hystériques, parce que la délicatesse & la mobilité de leur genre nerveux sont plus grandes que chez les premieres.

§. LXX. Une obstruction ou plutôt une suppression de regles, peut produire des maux nerveux ou hystériques, soit par le moyen de la sympathie qui est entre la matrice & les autres parties du corps, soit parce que le sang se trouve alors en trop grande abondance dans tout le systême des vaisseaux sanguins, soit enfin lorsque quelque matiere capable d'offenser les nerfs est restée dans le corps.

[a] Que beaucoup de parties du

corps foient affectées par la fympathie que leurs nerfs ont avec ceux
de la matrice, c'eft ce qui ne paroît
pas fans probabilité, après ce qu'on
a lu fur la fympathie remarquable qui
s'exerce entre les différentes parties
du corps *. Mais il eft à propos
d'obferver que quand les regles font
fupprimées ou beaucoup diminuées,
c'eft, en général, l'eftomac qui fouffre le premier ; & au moyen de fa
fympathie avec la plûpart des autres
parties du corps, il occafionne un
grand nombre de maux qui fe font
fentir enfuite. Ainfi les convulfions
hyftériques & les autres fymptômes
violents, qui font quelquefois occafionnés par une fuppreffion fubite
des regles, ne paroiffent pas venir
immédiatement de la matrice, mais
plutôt, & pour l'ordinaire, de l'eftomac & des inteftins, dont les nerfs
font affectés les premiers, foit par le
moyen de la fympathie qu'ils ont
avec ceux de la matrice ; foit par le
fang qui, n'ayant pas été évacué par

---

* Voyez chap. j, §. xj. [o].

cet organe, s'eſt porté principalement ſur le canal alimentaire.

[b] Quoiqu'il ſoit vraiſemblable que l'écoulement menſtruel n'eſt pas l'effet d'une pléthore générale, ou d'une ſurabondance de ſang qui ſe trouve renouvellée à la fin de chaque mois, mais plutôt de la ſtruĉture particuliere de la matrice; néanmoins, comme il arrive preſque toujours que quand le corps eſt habitué depuis long-temps à une évacuation qui ſe fait reguliérement, il ſouffre plus ou moins de la ſuppreſſion d'une telle évacuation : cette vérité d'expérience ne permet pas de douter que, chez les femmes, & principalement chez celles qui ſont d'un tempérament fort ſanguin, la ſuppreſſion des regles ne produiſe ſouvent un état contre nature, dans lequel la pléthore ou ſurabondance de ſang eſt plus ou moins grande. Nous obſervons conformément à cette opinion, que la ſaignée eſt ſouvent le meilleur moyen de guérir les maux dont ſe plaignent les femmes, dans le temps où leurs regles ceſſent naturellement.

§. LXXI. Si nous faiſons attention qu'au moyen des autres organes excrétoires, le corps se trouve débarrassé d'humeurs qui lui deviendroient nuisibles, dans le cas où elles y seroient retenues ; il ne paroîtra pas tout-à-fait hors de vraisemblance, que l'évacuation menstruelle étant supprimée soit capable de causer différents maux, par ses qualités, ainsi que par sa quantité. Ces conjectures me paroissent confirmées par les hémorragies extraordinaires qui se font par les yeux, les oreilles, le bout des doigts, & tant d'autres parties du corps, quand il y a suppression totale des regles. En effet, de semblables hémorragies ne peuvent avoir pour cause une pléthore générale ou surabondance de sang, qui occasionne une trop grande distension de tout le systême vasculaire ; car si cela étoit ainsi, les vaisseaux du poumon & des autres parties internes seroient déchirés, crevés, avant que le sang parvînt à passer par les pores de la peau, qui lui offrent beaucoup plus de résistance que les parties internes. Quand on court avec rapidité, ou qu'on monte une montagne escarpée, la vîteſſe de la circulation eſt beaucoup plus augmentée qu'elle ne peut l'être par la pléthore au degré où il eſt poſſible de ſuppoſer qu'elle ſe rencontre chez les femmes dont les regles ſont ſupprimées ; & néanmoins nous ne voyons jamais qu'un violent exercice faſſe ſortir le ſang par l'extrémité des doigts ou par les pores du conduit auditif, quoiqu'il occaſionne quelquefois une hémorragie par les poumons. D'ailleurs, ſi une pléthore ou ſurabondance générale du ſang étoit la cauſe de ces hémorragies extraordinaires qui arrivent à la ſuite d'une ſuppreſſion de regles, la ſaignée les préviendroit toujours ; & cependant il eſt rare que ce remede ſuffiſe. J'ai eu, il y a quelques années, un exemple de cette inſuffiſance de la ſaignée dans une malade à qui on ayoit tiré, en pareil cas, environ quarante onces de ſang dans l'eſpace d'un mois, & qui, malgré cela, continua à avoir une petite hémorragie par l'oreille gauche, une fois en douze ou quatorze jours. Il s'eſt préſenté un autre cas qui n'eſt pas moins digne de remarque. Une femme âgée

de trente-quatre ans, qui étoit accouchée, depuis près de six femaines, d'un second enfant qu'elle nour-
riſſoit de ſon lait, fut attaquée d'une
douleur au milieu de l'avant-bras, laquelle tenoit renverſé le doigt du
milieu de la main gauche. Le jour
ſuivant, la malade reſſentit de la douleur à l'extrémité de ce doigt, où il
parut, durant deux ou trois jours,
une tache rouge de laquelle il ſortit
environ quatre onces de ſang. Vingt-
quatre heures après la ceſſation de
l'écoulement, elle perdit encore, de
la même maniere, près d'une once
de ſang ; qui plus eſt, quoique la malade eût été pour lors ſaignée juſqu'à
deux fois, cependant, au bout de
quelques jours, l'hémorragie recommença & preſque à la même heure
qu'auparavant ; mais elle fut très-peu
conſidérable, comme les précédentes. Vous remarquerez que les lochies
avoient ceſſé fort peu de temps après
l'accouchement.

§. LXXII. Si ces évacuations pério-
diques de ſang ne peuvent, ainſi
qu'on vient de le voir, s'expliquer
par la pléthore générale ; n'eſt-il pas

L iv

vraifemblable que, quand les regles font fupprimées, il y a dès-lors une matiere malfaifante par fa qualité, qui eft retenue dans le corps ; & qui, en fe jettant fur certaines parties, chez les perfonnes dont le fyftême nerveux s'irrite, s'offenfe aifément, y occafionne, dans les petits vaif-feaux, des contractions alternatives, capables de forcer les globules rou-ges du fang à fe faire un paffage par les orifices de ces vaiffeaux, en les dilatant, tandis qu'il n'arrive rien de femblable aux fluides plus tenus dont le corps abonde ? Lorfque la matiere capable de nuire a été chaffée du corps par cette voie, du moins pour la plus grande partie, les mouvements extraordinaires des petits vaiffeaux ceffent, & conféquemment auffi l'hé-morragie que caufoient ces contrac-tions (a).

Il en eft de même des divers autres

____

(a) Voyez chap. j, §. 17 ; & *Phyfiological Effays*, édit. 2, p. 35, où j'ai tâché de dé-montrer par beaucoup de faits, que quand un ftimulant extraordinaire agit fur les petits vaiffeaux, ils éprouvent des contractions con-tre nature.

maux qui font une fuite de la fuppreffion des regles : ils peuvent fouvent avoir pour caufe la qualité de ce
qui fe trouve retenu dans le corps ;
cette matiere contractant bientôt de
l'âcreté, elle affecte défagréablement
les nerfs des parties qu'elle touche (*a*).

§. LXXIII. Tout ce qui a été dit
de la fuppreffion des regles, comme
caufe des maladies nerveufes, peut,
pour la plus grande partie, s'appliquer à la fuppreffion des hémorroïdes, lorfqu'elle arrive chez ceux qui
étoient accoutumés à cette évacuation. Ce n'eft donc pas faire une chofe
déplacée, quand on traite de la fuppreffion des regles ou des hémorroïdes, de parler des écoulemèns ar-
tificiels entretenus au moyen des cau-
teres & des fétons, ainfi que des autres úlceres anciens qui ceffent tout-
à-coup de couler, parce qu'ils font

____

(*a*) Il me paroît que le changement qui
arrive alors dans tout le fyftême nerveux,
peut produire ùn grand nombre de phénomenes par les mouvemens irréguliers de ce
qu'Hippocrate appelle l'*impetum faciens*, fans
le concours d'une matiere âcre quelconque.
(*Note de l'Editeur.*)

L v

alors également capables de produire des effets femblables. Outre cela, puifqu'on remarque que le froid aux pieds, ou le froid & l'humide en général, augmentent les maux nerveux, parce qu'ils arrêtent la tranfpiration, n'eft-il pas probable qu'alors une matiere acre eft retenue dans le corps, laquelle, venant à fe dépofer fur l'eftomac & les autres parties internes, fait naître quelquefois des fymptômes nerveux & d'autres fymptômes morbifiques ? Auffi voyons-nous que, durant le temps fec & chaud dans notre climat, & durant le temps fec & tempéré des contrées plus chaudes, il y a beaucoup moins de fymptômes nerveux, hyftériques & hypocondriaques, que dans toute autre température.

§. LXXIV. Une troifieme caufe occafionnelle générale des maladies nerveufes, peut être une quantité trop petite de fang, ou un fang qui n'ait pas une denfité ou une épaiffeur convenables ; c'eft ce qui fait que le flux menftruel, les lochies, & un écoulement hémorroïdal exceffif, ou toute autre hémorragie confidérable, occasionnent souvent de violents symptômes nerveux.

Hippocrate a remarqué que les convulsions viennent de *l'inanition* ou du vuide des vaisseaux, aussi-bien que de leur trop grande plénitude. En effet, la force & la fermeté de toutes les parties du corps dépendant de la bonté des fluides & de leur quantité convenable, ne peut-il pas se former des maladies très-extraordinaires & bizarres, soit quand le sang n'est pas dans la quantité nécessaire, soit lorsqu'il est trop aqueux, principalement chez les personnes donc le système nerveux est très-délicat, & s'affecte ou s'irrite facilement ? Car si les vaisseaux ne contiennent pas une quantité de sang suffisante pour que les diverses fonctions de l'économie animale se fassent d'une maniere convenable, le cours si bien ordonné de tous les fluides sera derangé ; & la distribution ou l'action du pouvoir nerveux, qui opere le mouvement, deviendra irréguliere.

§. LXXV. Au reste, quelle que soit la maniere dont une grande perte

de fang fait naître les maladies nerveufes, nous fommes tellement certains du fait, par l'expérience, qu'on
regardera peut-être comme fuper-
flues les obfervations fuivantes que
je rapporte pour en prouver la pof-
fibilité.

[a] Un jeune homme, âgé de dix-
fept ans, s'étant plaint d'une douleur
au côté droit, qui lui étoit furvenue
après être tombé de cheval, on lui
fit une très-forte faignée. Au bout de
quelques jours, il fentit à l'eftomac
un froid auquel fuccéderent bientôt
des accès de douleurs vives & de
fpafmes qui duroient quelquefois
vingt minutes, ou une demi-heure,
fans difcontinuer. Ces fymptômes fe
renouvelloient à des intervalles qui
n'étoient pas réglés, mais, en général, deux fois ou plus fouvent dans
l'efpace de vingt-quatre heures ; &
ils augmentoient par degrés, à un tel
point, qu'on étoit obligé de faire tenir le malade dans fon lit, par deux
ou trois perfonnes, afin de l'empêcher de s'arracher les cheveux, &
de fe faire lui-même quelque mal
nouveau. La douleur & les fpafmes

étoient toujours précédés d'un fentiment de froid dans l'eftomac, qui fréquemment fe diffipoit en un inftant.
Le gingembre avec de l'eau-de-vie
chaude étoit froid pour fon eftomãc,
au moment où l'accès commençoit.
Lorfque ce jeune homme eut fouffert
de cette maniere pendant trois femaines, fes maux diminuerent par
degrés ; & , en faifant ufage de quelques médicaments ftomachiques, en
fuivant un régime de vie convenable
à fon état, enfin, en prenant de l'e-
xercice, il recouvra parfaitement fa
fanté.

Dans un autre temps, ce jeune
homme ayant encore perdu une affez
grande abondance de fang, il eut
après cet accident les mêmes fymptômes que dans les attaques précédentes ; mais ils furent à un degré
beaucoup moins violent.

[b] Un homme âgé de quarante
à cinquante ans, obfervoit, depuis
les treize années précédentes, que
quand on lui avoit tiré beaucoup de
fang, ou qu'il avoit eu de grandes
fueurs, & qu'il ne prenoit que fort
peu de nourriture pendant quelques

jours ; moyens qu'il employoit pour se délivrer de rhumes, de rhumatifme & d'autres maux accidentels ; il lui arrivoit prefque toujours de rendre une grande quantité d'urine pâle, principalement la nuit, ce qui duroit quelquefois deux ou trois femaines ; & cet écoulement ne s'arrêtoit qu'en prenant beaucoup de quinquina, en montant à cheval, & en ufant d'autres remedes appropriés.

[c] Une femme dont les regles font trop abondantes, eft fort fouvent tourmentée de douleurs rongeantes à l'eftomac, & quelquefois des vents gonflent & diftendent ce vifcere ; mais ces accidents ne lui arrivent que lorfqu'elle n'eft pas enceinte ; car, durant le temps de fa groffeffe, elle eft, en général, exempte de pareils maux.

[d] Il y a dans les Tranfactions philofophiques, n° 174, une obfervation remarquable, communiquée par le docteur Cole, dont le fujet eft une femme fujette à des accès hyftériques. Cette femme ayant été réduite à l'extrémité par une perte de fang exceffive, à la fuite d'un ac-

couchément ; elle eut durant long-
temps de violentes convulfions pé-
riodiques, accompagnées d'un écoulement confidérable d'urine limpide, qui fe renouvelloit tous les
quatre ou cinq jours, à une heure
fixe.

§. LXXVI. Dans ce chapitre *des
caufes occafionnelles générales* des maux
nerveux, on peut auffi comprendre
l'infomnie, la grande fatigue, l'excès
des plaifirs de l'amour (*a*), en un
mot, non feulement tout ce qui tend
à déranger le tempérament, altérer
la conftitution & rendre le corps plus
fufceptible de maladies nerveufes,
mais encore tout ce qui eft capable
de faire naître ces maladies, principalement chez les perfonnes qui y
font déja difpofées.

(*a*) M. Whytte ne fait qu'indiquer la caufe la
plus fréquente des maladies nerveufes. Quelques détails de plus fur les effets de l'excès
des plaifirs de l'amour n'auroient pas été dé-
placés ici. Comme la chofe mérite d'être traitée plus au long, nous nous réfervons de le
faire dans un autre ouvrage. (*Note de l'Editeur.*)

Comme je n'ai traité jusqu'ici que des *caufes occafionnelles générales*, je vais parler maintenant des *principales caufes occafionnelles*, que l'on nomme *particulieres*, parce qu'elles ont leur fiége dans certaines parties du corps.

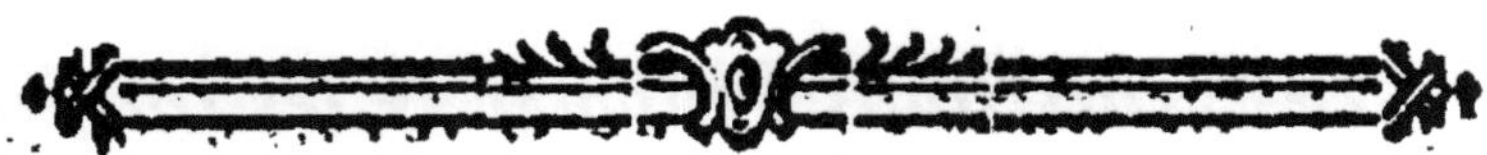

CHAPITRE V,

Des Causes occasionnelles particu- lieres des Maladies nerveuses, hypocondriaques & hystériques.

§. LXXVII. LEs causes occasion- nelles particulieres des maladies nerveuses, hypocon- driaques & hystériques, peuvent se réduire aux six suivantes, sçavoir ;

I. Les vents dans l'estomac & les intestins ;

II. Les phlegmes épais, visqueux, ou les glaires dans l'estomac & les intestins ;

III. Les vers dans l'estomac & les intestins ;

IV. Les aliments de mauvaise qua- lité, & les aliments pris en trop grande ou en trop petite quantité ;

V. Les obstructions squirreuses ou d'un autre genre dans les visceres du bas-ventre ;

VI. Les affections fortes de l'ame, ou les passions.

Les vents dans l'eſtomac & les inteſtins.

§. LXXVIII. Quoique les vents dans l'eſtomac & les inteſtins ſoient eux-mêmes un ſymptôme très-commun dans les maladies nerveuſes, néanmoins ils doivent trouver place parmi les cauſes occaſionnelles de ces maladies, comme faiſant naître beaucoup de ſenſations incommodes. Il eſt vrai que tout ce qui nous ſert de nourriture, contient une quantité d'air plus ou moins grande ; mais on ſçait auſſi qu'il eſt rare que les aliments en fourniſſent en aſſez grande abondance pour cauſer quelque dérangement dans l'économie animale, ſi ce n'eſt quand l'eſtomac & les inteſtins n'ont pas leur force naturelle, ou que leurs nerfs ſont doués d'une ſenſibilité extraordinaire. Les perſonnes qui ſe trouvent dans de pareilles circonſtances ont à ſouffrir, de la part des vents, différents maux, tels que le manque d'appétit, les nauſées, les défaillances, la langueur, l'abattement, le découragement, l'inſomnie, le gonflement de l'eſtomac & des inteſtins, de violentes douleurs dans ces viſceres, un ſerrement de poitrine, & de l'oppreſſion qui ſemble être cauſée par un poids portant ſur les parties antérieures de la poitrine, de la difficulté de reſpirer, un ſentiment de peſanteur dans l'eſtomac, des rots, des rapports, la boule hyſtérique, des vertiges, des douleurs lancinantes dans la tête, &c. De plus, étant ſujet aux maux nerveux, j'ai fréquemment éprouvé qu'il y avoit une dépendance, une vraie connexité entre les vents que je ſentois dans les premieres voies, & les douleurs que je ſouffrois aux jambes & aux pieds : j'éprouvois même quelquefois une ſenſation incommode, comme ſi ces vents euſſent paſſé & repaſſé dans les parties qui ſont entre celles que je viens de nommer.

§. LXXIX. Quant à la maniere dont les vents produiſent des maux auſſi multipliés & auſſi variés, on peut concevoir que c'eſt en opérant une diſtenſion conſidérable de l'eſtomac & des inteſtins, laquelle occaſionne bientôt des ſpaſmes & des convulſions dans ces viſceres ; ou bien ils agiſſent autrement ſur les nerfs, mais toujours d'une façon qui les irrite, les offense ; & comme ces nerfs ont une très-grande sympathie avec les autres parties du corps , ils y font naître divers symptômes con-tre nature (a).

(a) Voyez chap. j, §. 11.

Quelques personnes ont imaginé que les vents qui se trouvent dans l'estomac & les intestins, parviennent aisément dans le sang, par le moyen des vaisseaux absorbants ver-neux, & qu'ils circulent avec ce fluide vital par tout le corps, où ils font naître divers symptômes, tels que des douleurs lancinan-tes dans la tête, le clou hystérique, ou des douleurs vagues dans les bras, les jambes & les autres parties ; des palpitations de cœur, des contractions involontaires de quelques-unes des fibres, qui n'obéissent, pour l'ordi-naire, qu'à la volonté, & des tumeurs ven-teuses sous la peau. Dans le cas où ces maux cessent, & où les premieres voies souffrent davantage de la présence des vents, les mê-mes personnes supposent que les vents ont trouvé moyen de passer du sang dans l'esto-mac & les intestins, par les pores ou vaisseaux artériels exhalants. Ce sentiment ne me paroît cependant pas suffisamment fondé ; car les expériences faites sur des animaux que l'on tue immédiatement avant de les ouvrir, dé-montrent que ni l'estomac, ni les intestins, ni même le péritoine, qui a beaucoup moins

§. LXXX. Quoi qu'il en soit, il est
à propos d'observer que les effets

---

d'épaisseur & de densité, ne sont perméables
ou ne donnent aucun passage à l'air élastique ;
& nous sçavons par d'autres expériences,
que les tuyaux capillaires ou vaisseaux absorbants n'attirent pas l'air élastique, comme ils
attirent les fluides aqueux, & même que lorsqu'il se trouve une petite portion d'air dans
de pareils canaux, elle est un obstacle à ce
qu'il monte aucun autre fluide.

En observant avec attention ce qui arrive
aux malades hypocondriaques & hystériques,
j'ai remarqué qu'il se forme de petites tumeurs
ou élévations à la peau ; elles sont pâles &
de différente forme. Ces tumeurs acquierent
en peu de minutes le volume qu'elles doivent
avoir ; & au bout d'une demi-heure ou plus,
elles sont entiérement dissipées. Nous voyons
aussi chez les femmes hystériques des tumeurs
venteuses molles sous la peau ; & comme ces
tumeurs se forment & disparoissent en très-
peu de temps, quelques personnes ont dit
qu'elles étoient produites par des vents qui
vont d'une partie à une autre, en parcourant
le tissu cellulaire qui est entre deux. Mais la
route que l'on fait tenir ici aux vents, n'est
pas vraisemblable ; & les tumeurs venteuses,
tant celles qui s'élevent de la peau même,
que celles qui se forment dans son épaisseur,
me paroissent être produites par la même
cause ; je veux dire, par le mouvement alternatif trop augmenté des petites arteres de

des vents dans les premieres voies ne varient pas seulement à raison des perfonnes, mais encore qu'ils ne font pas les mêmes chez la même perfonne, en différents temps. Les vents fe trouvent-ils amaffés dans l'eftomac & les inteftins de fujets qui ont ces parties faines ? ils peuvent bien leur caufer quelque mal-aife ou des incommodités ; mais ils ne rendent pas leur pouls fréquent, ne font pas naître des fenfations défagréables, telles que l'anxiété ou cet état de gêne des parties antérieures de la poitrine, qui eft fi difficile à fupporter : ils ne produifent point l'abattement, le découragement ; fymptômes qu'éprouvent fi fréquemment les perfonnes dont le canal des aliments

___

parties ; mouvement qu'occafionne l'irritation extraordinaire qu'éprouvent ces parties ou leurs nerfs. Il fe fait alors un épanchement d'un fluide féreux ou lymphatique dans les interftices du tiffu cellulaire, ou dans l'épaiffeur de la peau ; & auffi-tôt que ce mouvement extraordinaire des petits vaiffeaux vient à ceffer, le fluide eft pompé par les vaiffeaux abforbants, & conféquemment les tumeurs difparoiffent.

a une trop grande fenfibilité. Qui plus eft, les mêmes perfonnes font, en différents temps, très-diverfement affectées par les vents, ceux-ci occafionnant tels ou tels fymptômes, felon que les nerfs de l'eftomac & des inteftins fe trouvent plus ou moins fenfibles, ou que le fentiment de ces organes differe plus ou moins de ce qu'il eft dans l'état naturel & fain. Ainfi, quand une humeur de goutte ou de rhumatifme, qui eft mêlée & circule avec le fang, vient à être dépofée fur ces vifceres, les vents font naître des fenfations beaucoup plus difficiles à fupporter que celles qu'ils auroient occafionnées dans d'autres temps.

En outre, la grande diftenfion que fouffrent les inteftins, & quelquefois l'eftomac même dans la tympanite, fans que les malades éprouvent alors les fenfations incommodes qui accompagnent la préfence das vents dans les maladies hypocondriaques & hyftériques, eft une preuve qu'à moins que les nerfs de ces organes ne foient dans un état contre nature ou morbifique, les vents feuls ne cau-

fent pas de défordre bien confidérable dans l'économie animale.

*Des phlegmes vifqueux ou des glaires
dans l'eftomac & les inteftins.*

§. LXXXI. Les malades s'imagi-
nent prefque tous que ces glaires ou
phlegmes vifqueux font produits par
les aliments qu'ils prennent, & que
chez eux tout fe tourne en glaires ;
c'eft leur expreffion. Mais ils fe trom-
pent ; car, quand bien même les aliments dont ils uferoient, feroient de
la nature la moins vifqueufe qu'il eft
poffible, néanmoins tant qu'ils auroient l'eftomac dérangé, les phlegmes vifqueux dont il s'agit fe ré-
généreroient continuellement.

L'examen anatomique du canal des
aliments fait voir qu'outre les petites
arteres exhalantes qui fourniffent la
lymphe gaftrique & inteftinale, il y
a encore de très-petites glandes dont
il fort une liqueur d'une nature très-
vifqueufe. Dans l'état fain, cette
mucofité ne fe trouve pas en plus
grande quantité qu'il n'eft néceffaire
pour garantir les nerfs délicats &

fenfibles

fenfibles du canal alimentaire, de la chaleur, du froid, de l'âcreté ou du frottement des aliments. Mais lorfque les vaiffeaux fécrétoires de ces glandes inteftinales n'ont pas le ton qu'ils doivent avoir, ou qu'ils fouffrent de l'action de quelque ftimulant extraordinaire ; les glandes qui fourniffent le *mucus*, ainfi que les vaiffeaux artériels exhalants, verfent dans les inteftins, & en très-grande abondance, un fluide vifqueux qui, en féjournant un peu de temps, devient quelquefois fort collant, & ne peut fe détacher que très-difficilement des corps qu'il touche.

Quand il s'eft amaffé une grande quantité de ce phlegme dans l'eftomac & les inteftins, leurs nerfs deviennent moins fenfibles à l'action des aliments ; une partie de leurs vaiffeaux abforbants fe trouve obftruée, bouchée ; & la fécrétion de la lymphe, tant gaftrique qu'inteftinale, n'eft pas affez abondante, ou du moins cette humeur a beaucoup de vifcofité ; d'où il arrive néceffairement que la digeftion & l'abforption des parties les moins groffieres des aliments, c'eſt-à-dire la nutrition, ne ſe font pas du tout, ou ne ſe font pas auſſi bien : ajoutez à cela que ce phlegme affectant d'une maniere déſagréable les nerfs du canal des aliments, ſur-tout s'ils ſe trouvent alors dans un état de délicateſſe & de ſenbilité extraordinaires, il occaſionne le défaut d'appétit, quelquefois une faim inſatiable, des nauſées, des vents, des coliques & du devoiement, des accès de froid & de chaud qui durent peu, un pouls fréquent, de la foibleſſe, des ſyncopes, de l'abattement, du découragement, de l'aſſoupiſſement, des ſoupirs, des mouvements convulſifs (a) & des vertiges.

(a) Une fille âgée de quatorze ans, qui avoit eu la maladie convulſive qu'on nomme la *danſe de Saint-Vit*, fut attaquée de la rougeole. Peu de jours après que cette ſeconde maladie fut guérie, la premiere recommença; & quand elle eut duré près de quinze jours, ſans que l'uſage de divers médicaments l'eût fait diminuer, elle fut entiérement emportée, en peu de jours, par un dévoiement qu'on n'avoit pas excité, & dans lequel elle rendit une grande quantité de matieres glaireuſes. Il eſt à propos de remarquer que, pendant tout le temps que dura la maladie convulſive,

J'ai même eu quelques malades auxquels la préfence de ce phlegme épais, ou de ces glaires dans l'eftomac occafionnoit un léger délire, & dont les yeux devenoient alors femblables à ceux des perfonnes qui ont un peu trop bu d'une liqueur fpiritueufe.

On ne fera point furpris que le dérangement de l'eftomac & des inteftins produife des fymptômes morbifiques en fi grand nombre, & auffi différents, fi l'on fait attention à cette fympathie dont j'ai fort fouvent eu occafion de parler, comme ayant lieu entre le canal des aliments & les autres parties du corps.

Les vers dans l'eftomac & les inteftins.

§. LXXXII. Les vers qui fe trouvent dans les premieres voies, & principalement chez les enfants, caufent fréquemment des fymptômes nerveux, tels qu'un appétit infatiable, le gonflement ou la diftenfion confidérable du canal des ali-

---

l'appétit de cette fille fut plus grand qu'il ne l'étoit pour l'ordinaire.

M ij

ments, le hoquet, le vomiſſement, là toux ſeche, la difficulté de reſpirer, les ſoupirs, les irrégularités dans le battement du pouls, les palpitations, les tremblements, les convulſions, les accès épileptiques, l'aſſoupiſſement, le délire, l'inſenſibilité, &c.

Les vers produiſent la plûpart de ces ſymptômes, en empêchant que la digeſtion des aliments ne ſe faſſe comme il faut, ou bien en irritant, par leur fréquents mouvements ou leurs morſures, les nerfs très-ſenſibles de l'eſtomac & des inteſtins. Quant aux autres ſymptômes nerveux, ils ſont l'effet de la ſympathie qui ſe trouve entre les parties affectées & le canal des aliments.

§. LXXXIII. Pluſieurs des ſymptômes que je viens de nommer, peuvent encore être occaſionnés par des humeurs âcres retenues dans les premieres voies, & qui en irritent les nerfs : on en va lire une preuve dans l'obſervation ſuivante.

Un garçon âgé de quatorze ans, fût attaqué, le 12 de Janvier 1757, de douleurs à la tête & au ventre, bientôt après il commença à avoir du délire, & il ne répondoit pas lorsqu'on lui parloit. Tandis qu'il étoit éveillé, il lui arrivoit quelquefois de jetter des cris affreux ; & il sembloit qu'il se plaignît ou qu'il priât de le délivrer de son mal ; mais pour l'ordinaire ce qu'il disoit étoit sans suite, & ne signifioit rien. Cependant ce jeune garçon dormoit fort bien ; il avoit un grand appétit, & le ventre affez libre ; son pouls étoit plein & lent, mais quelquefois irrégulier. Ces symptômes durerent jufqu'au 16 de Janvier. Je le vis alors pour la premiere fois, & j'ordonnai une faignée de fix onces, un lavement, & l'application d'un emplâtre véficatoire entre les épaules. Le dix-feptieme jour, le malade n'étoit pas mieux ; & l'emplâtre véficatoire avoit occafionné des envies & de la difficulté d'uriner. Le dix-huitieme jour, il prit un bol compofé de *calomelas* & de rhubarbe, ce qui fut bientôt fuivi de vomiffements. Le dix-neuvieme jour, on lui donna cinq grains de *calomelas* à-la-fois ; & dès le matin il fit trois felles ; après quoi, il parut avoir recouvré, en grande partie, l'ufage de fes fens; mais il fe plaignoit toujours de la tête. Le vingt-unieme jour il fit une felle, fans qu'elle eût été provoquée; & on y vit deux petits vers de l'efpece des afcarides : cela me détermina à prefcrire au malade de l'étain en poudre, & une nouvelle prife de *calomelas* avec la rhubarbe. Ces remedes lui firent rendre des glaires en grande abondance, mais il ne vint pas de vers. Le vingt-cinquieme jour il fe trouva délivré de tous fes maux.

Au mois de Juillet de l'année fuivante 1758, ce jeune garçon fut de nouveau attaqué des fymptômes que nous avons expofés ci-deffus. On le faigna fans en retirer aucun fruit; mais une prife de *calomelas* & de rhubarbe lui procura beaucoup de foulagement; & il fe trouva même parfaitement guéri par l'ufage répété de ces médicaments, quoiqu'il n'eût point rendu de vers par les felles, pendant le temps qu'avoit duré cette feconde attaque. Il eut, ainfi que dans la premiere, un appétit plus

confidérable que celui qu'il avoit en
fanté ; fur-tout quand la maladie
commençoit à diminuer.

*Les aliments pris en trop grande ou trop
petite quantité, & les aliments de
mauvaife qualité.*

§. LXXXIV. La nourriture la plus
faine, prife en trop grande quantité, forme un poids qui incommode
l'eftomac & les inteftins : au lieu
de fe digérer auffi-bien qu'il le faut,
elle devient ou acide ou putride,
& engendre beaucoup de vents : conféquemment, les nerfs de ces parties
éprouvant des fenfations qui leur
font à charge, il en réfulte nombre de fymptômes morbifiques.

D'un autre côté, fi l'on ne prend
pas la quantité d'aliments qui eft néceffaire au corps, ce manque de nourriture occafionne de la langueur, des
vents, & enfuite une telle foibleffe
de l'eftomac & des inteftins, que ces
organes deviennent incapables, tant
de recevoir que de digérer autant
d'aliments que le corps en a befoin
pour fe foutenir.

Mais, dans les cas où l'on ne prend ni trop ni trop peu de nourriture, les aliments peuvent avoir des qualités qui les rendent propres à produire des maladies nerveuses. Il faut mettre dans cette claſſe les mets de haut goût, ou qui ont beaucoup d'aſſaiſonnement, ceux qui ſont peſants, les ſauces âcres, échauffantes, & l'uſage des vins violents. De tels aliments, non-ſeulement diminueront par degrés la force tonique de l'eſtomac, & empêcheront ou même détruiront entiérement le ſentiment naturel de ſes nerfs ; mais ils corrompront auſſi le ſang, ils engendreront peut-être la matiere de la goutte, & réduiront tout le corps dans un état de maladie. D'un autre côté, l'uſage d'aliments aqueux & venteux fera naître diverſes incommodités, en affectant les nerfs des premieres voies d'une maniere qui leur eſt déſagréable ou à charge, en donnant lieu à la formation de beaucoup de vents, & en ne fourniſſant pas au corps la quantité de nourriture qui lui eſt néceſſaire.

§. LXXXV. On doit néanmoins

obſerver que les aliments , tant ceux qui ſont nuiſibles par leur qualité , que ceux qui le deviennent par la quantité qu'on en prend , produiſent des ſymptômes nerveux , principale-ment chez les perſonnes que l'état contre nature de leur eſtomac & de leurs inteſtins rend plus ſujettes à de pareilles maladies.

En effet , les vents , les crudités , ou la ſaburre , que des fautes com-miſes dans l'uſage des aliments ont amaſſés dans les premieres voies , ne cauſeront point de grandes incom-modités aux perſonnes dont les nerfs ne ſont pas trop relâchés , & dont l'eſtomac , ainſi que les inteſtins , ont de la force ; mais ſi des ſujets très-délicats ſe trouvent avoir com-mis les mêmes fautes de régime , comme ils ont l'eſtomac & les inteſ-tins ſenſibles à l'excès , ces cauſes , que nous jugeons incapables de faire , dans le premier cas , de fortes im-preſſions , produiront dans celui-ci des ſpaſmes douloureux ou d'autres ſenſations incommodes & déſagréa-bles , accompagnées d'abattement & de découragement.

M v

J'ai remarqué précédemment qu'il y a des personnes dont l'estomac acquiert une délicatesse & une sensibilité telles que le seul changement de position, qui se fait avec promptitude, est capable de leur occasionner des nausées ou même des vomissements. On en voit d'autres qui, lorsque leur estomac est vuide, & sur-tout si elles ont fait précédemment quelque faute contre le régime, éprouvent une faim ou des besoins qu'elles supportent difficilement, de la langueur & des vertiges ; symptômes qu'un peu d'aliments solides ou un verre de vin dissipent presqu'aussi certainement que l'*opium* fait cesser la douleur. Ceux qui, outre la foiblesse particuliere de leur estomac, portent encore dans leur sang une matiere goutteuse qui agit fréquemment sur cet organe, sont très-sujets, quand il est vuide, à éprouver de la langueur, & les sensations désagréables de l'estomac dont nous avons parlé.

§. LXXXVI. *Les obstructions & engorgements squirrheux, ou d'une autre nature, dont le siége est dans l'esto-*

mac, les inteſtins, le foie, la rate, le pancréas, le méſentere, la matrice & les ovaires, font naître aſſez ſouvent des ſymptômes ſemblables aux ſymptômes nerveux, hypocondriaques ou hyſtériques; tels que le manque d'appétit, les nauſées, les crampes ou ſpaſmes dans l'eſtomac, les vomiſſements dans leſquels on rend quelquefois des matieres noires ou de couleur de ſang, les vents, les crudités dans les premieres voies, une chaleur qui deſſeche le corps, des ſueurs froides, le découragement, l'abattement, & d'autres accidents plus ou moins violents, à proportion de ce que les nerfs du malade ſont plus ou moins délicats & ſenſibles.

Quand ces obſtructions ſont dans l'eſtomac & les inteſtins, il y a lieu de croire qu'elles occaſionnent la plûpart des effets précédents, en formant obſtacle à la libre circulation des fluides dans ces parties, en produiſant ſur leurs nerfs des ſenſations qui leur ſont à charge, enfin en empêchant que la digeſtion ne ſe faſſe comme il faut.

M vj

Les obstructions font-elles dans le foie & la rate ? elles occasionnent des symptômes nerveux, en empêchant la sécrétion de la bile, & en causant par leur pesanteur une sensation incommode, non-seulement dans les parties qui font le siége de l'obstruction, mais encore dans les parties voisines, par la sympathie que les premieres ont avec celles-ci (a).

Si ces obstructions font dans le méfentere, elles font naître les mêmes symptômes, en formant un obstacle à la préparation parfaite du chyle, & en empêchant que ce fluide ne parvienne jusqu'au conduit thorachique.

____

(a) En ouvrant ceux qui font morts de la maladie hypocondriaque, il arrive souvent qu'on trouve les veines méfaraïques, & les autres veines qui se rendent dans la veine-porte, prodigieusement distendues par le sang. Or la dilatation ou l'augmentation de diametre de ces veines, dans le cas où elle n'est pas un vice apporté en naissant, a probablement pour unique cause une obstruction au foie, & ne peut pas être regardée comme ayant produit la maladie hypocondriaque, ainsi que l'ont cru quelques auteurs.

Les obftructions font-elles dans la matrice & les ovaires ? elles occa-fionnent les fymptômes nerveux, en dérangeant les fonctions de ces or-ganes, & en affectant fympathique-ment l'eftomac & les inteftins. D'ail-leurs, les tumeurs dures qui exif-tent dans la matrice ou les autres vif-ceres du bas-ventre, produifant fur les nerfs qui leur font contigus une irritation plus forte dans un temps que dans un autre, peuvent faire naî-tre des contractions fpafmodiques dans quelques parties des inteftins, & opérer dans d'autres des dilata-tions venteufes : cette irritation peut encore affecter tout le fyftême ner-veux, au point de caufer des fyn-copes & des convulfions.

§. LXXXVII. On ne doute pas que les obftructions, qui ont leur fiège dans l'eftomac, le foie, &c. ne puif-fent être la caufe de l'abattement, du découragement & d'autres fymp-tômes nerveux ; mais, d'un autre côté, il eft auffi certain que la mé-lancolie, les peines & chagrins de longue durée font naître fréquem-ment des maux hypocondriaques

& hyſtériques, quelquefois même
des obſtructions dans les viſceres du
bas-ventre. En effet, un tel état de
l'ame ou de l'eſprit, non-ſeulement
détruit l'état naturel & ſain des nerfs
de l'eſtomac, du foie & des inteſtins ; il occaſionne le manque d'appétit & le défaut de digeſtion, avec
les divers effets morbifiques qui en
ſont une ſuite néceſſaire ; mais, par
le moyen de l'action de ces nerfs,
les affections de l'ame, dont il s'agit,
peuvent encore produire dans quelques-uns des petits vaiſſeaux de ces
viſceres une contraction ſpaſmodique aſſez forte pour qu'elle devienne
le principe d'une obſtruction qui ne
puiſſe plus ſe réſoudre. C'eſt par un
méchaniſme qui approche beaucoup
de celui que nous repréſentons ici,
qu'une frayeur ſoudaine a été l'origine
d'un ſquirrhe, & enſuite d'un cancer
au ſein. En outre, la reſpiration lente
& ſouvent interrompue, ainſi que la
vie ſédentaire de ceux qui ont de
grands chagrins, ſont cauſe que leurs
fluides ont beaucoup de diſpoſition
à entrer en ſtagnation, à s'épaiſſir,
& par conſéquent à former des obſ-

truction dans les petits vaisseaux des viscères que renferment les hypocondres.

[a] Un homme âgé de soixante ans, qui depuis plus de trois ans étoit sujet à avoir des spasmes & des douleurs dans l'estomac, du dégoût, des rots ou rapports, du dérangement dans les fonctions des organes de la digestion, & des vomissements, commença, au printemps de 1748, à vomir une liqueur noirâtre qui approchoit d'une décoction de café à l'eau, & à rendre une matière semblable par les selles. A la fin du mois d'Avril de 1749, il vomit une très grande quantité de matière noire, comme l'année précédente ; & bientôt après il rendit encore, de la même façon, près d'une pinte de sang, dont la plus grande partie étoit coagulée ou en caillots. Ces accidents le mirent si bas, qu'il n'a jamais recouvré son embonpoint & ses couleurs. Durant tout l'été, son état continua de devenir plus fâcheux : il avoit beaucoup d'oppression, des rots, des maux d'estomac, de fréquentes envies de vomir ; mais

rarement a-t-il rendu par cette voie autre chofe qu'un phlegme épais, jufqu'au commencement d'Octobre. Alors le malade, après avoir fenti un poids extraordinaire dans l'eftomac, vomit, un matin, une grande quantité de matiere noirâtre, & le foir, beaucoup de fang coagulé. Le quinze du même mois, vers onze heures du matin, il reffentit tout-à-coup, après avoir eu des envies de vomir, une douleur aiguë au-deffous des fauffes côtes du côté gauche : immédiatement après l'apparition de ce nouveau fymptôme, le pouls commença à diminuer de plus en plus; & cet homme mourut à deux heures après midi.

L'ouverture du corps ayant été faite, on trouva les membranes de l'eftomac épaiffes & fquirrheufes en plufieurs endroits, fpécialement vers l'orifice gauche de ce vifcere. Il y avoit, dans l'étendue des parties malades, plufieurs petites ulcérations & crevaffes, & près du fond de l'eftomac un trou de la grandeur d'une piéce de vingt-quatre fols. La portion de l'eftomac qui étoit devenue

plus mince que le reste, me paroît
s'être relâchée ou étendue dans la
matinée qui a précédé la mort; &
le trou ou le déchirement de l'estomac a été problablement la cause de
cette douleur vive que le malade se
plaignit de sentir au côté gauche.
Il ne se trouva rien dans l'estomac,
tout ce qu'il contenoit s'étant vuidé
dans la cavité de l'abdomen par le
trou dont nous avons parlé.

On ne peut point douter, avec
fondement, que la liqueur noirâtre
que ce malade rendoit fréquemment
par le vomissement, ainsi que le
sang caillé, ne vinssent des vaisseaux
de ces parties squirrheuses de l'estomac, dans lesquelles on a observé
de petites ulcérations & des crevasses. Le sang qui, en sortant de vaisseaux fort petits, coule lentement
dans l'estomac, peut y rester un
temps assez considérable sans en être
rejetté, & alors, acquérir une couleur noirâtre ou d'un brun foncé;
au lieu que quand il coule en grande
abondance, & des vaisseaux un peu
considérables, on le vomit ou en
partie coagulé, ou même entiére-

ment fluide, s'il n'eft que depuis très-peu de temps dans l'eſtomac.

Il me paroit utile de remarquer que, dans le cas précédent, les vomiſſements de matieres noirâtres, auſſi-bien que les vomiſſements de ſang, ont été problablement augmentés, ou peut-être même occaſionnés primitivement par les vomitifs que le malade prenoit fréquemment pour diſſiper le dégoût, le défaut d'appétit, le mal d'eſtomac & d'autres incommodités de ce viſcere. Eſt-il permis de douter que chacun des vomitifs que cet homme a pris, n'ait confirmé le ſquirrhe de l'eſtomac, & que de violents vomiſſements ne l'aient augmenté, & n'y aient cauſé de l'irritation ou de l'inflammation? Il eſt même vraiſemblable que les fortes ſecouſſes ont fait rompre quelques-uns des vaiſſeaux ſanguins qui portoient le ſang à la tumeur. Dans ces circonſtances donc, le malade dont il s'agit auroit dû prendre, au lieu d'ipécacüanha & de préparations d'antimoine, de l'eau chaude pure, ou tout au plus une décoction de fleurs de camomille; ce qui auroit été bien suffisant pour nettoyer l'estomac lorsqu'il contenoit des humeurs viciées, & le mettre en état de faire ses fonctions, sans qu'il fût besoin d'y occasionner d'aussi fortes contractions convulsives que lui en donnent les vomitifs violents dont le malade faisoit usage.

[b] Une fille âgée d'environ trente ans, commença, au mois de Septembre 1755, à se plaindre d'un manque d'appétit & de vents dans l'estomac : bientôt elle perdit son embonpoint & ses forces. Dans les premiers jours du mois de Mars suivant, son pouls devint plus fréquent qu'il n'étoit ordinairement ; & elle commença à rejetter tout ce qu'elle avaloit, ne le gardant pas plus de deux ou trois heures : rarement aussi pouvoit-elle aller à la selle sans avoir pris de lavements. Lorsqu'il n'y avoit plus d'aliments dans son estomac, elle rendoit des glaires, ou un phlegme épais qui, peu de jours avant qu'elle mourût, étoit mêlé d'un peu de matiere noirâtre. Cette fille ne se plaignoit jamais d'aucune douleur aiguë, mais seulement d'une sensa-

tion incommode & d'un ferrement à la région de l'eftomac. Ses inteftins étoient gonflés & tendus par des vents qui lui faifoient beauconp de mal ; & l'air, qui fe tranfportoit fréquemment d'une place à une autre, produifoit des gonflements confidérables, qu'on auroit aifément fentis à l'extérieur. J'effayai divers médicaments qui paroiffoient indiqués ; mais ce fut avec peu de fuccès, & cette fille mourut vers la fin du mois de Mai.

Voici ce que l'on obferva à l'ouverture du corps. L'inteftin colon étoit très-refferré, ou ne laiffoit plus qu'un canàl d'un très-petit diametre dans plufieurs endroits, & du côté droit il étoit adhérent au péritoine ; mais la caufe principale des maux de cette perfonne & de fa mort, m'a paru être une tumeur fquirreufe qui s'étendoit fur tout le pylore & une petite partie de l'eftomac attenant cet orifice. Les parois du pylore étoient formées d'une fubftance cartilagineufe ferme, épaiffe de près d'un pouce ; & le canal étoit tellement diminué de diametre, qu'on pouvoit à peine y introduire une plume. Sur les côtés du pylore, on trouva quelques petites crevasses & inégalités, lesquelles fournissoient, à ce que je crois, une partie considérable du phlegme que la malade rendoit par le vomissement. Les choses étant ainsi, il est difficile de ne pas penser que la matiere noirâtre, dont nous avons parlé, ne fût pas fournie par l'ouverture des petits vaisseaux sanguins qui se trouvoient dans ces parties déchirées ou ces crevasses du pylore. Si les vaisseaux eussent été plus gros, la matiere rejettée par le vomissement auroit été d'un brun foncé ou rougeâtre ; ou bien cette fille auroit quelquefois rendu du sang même, soit fluide, soit caïllé. D'ailleurs, cette matiere ne pouvoit aucunement venir du foie ; car ce viscere s'est trouvé sain. On ne doit pas non plus supposer qu'elle ait pu venir d'ailleurs que de l'estomac, parce que rien ne pouvoit passer du duodénum dans l'estomac, à cause du rétréciffemen du pylore.

[c] Une petite fille, qui, depuis sa

naiſſance, avoit été tourmentée de vents, de tranchées & de violentes convulſions, mourut à l'âge de cinq mois, après qu'on eut employé beaucoup de remedes, mais ſans ſuccès. L'ouverture du corps ne montra rien qui fût contre nature, ſinon une portion de l'inteſtin colon, laquelle, dans l'étendue d'environ cinq pouces, étoit entiérement ſquirrheuſe.

[d] Une femme âgée de cinquante-neuf ans, qui avoit eu pluſieurs enfants, & qui avoit joui en général d'une bonne ſanté, commença, au bout de dix ans de la ceſſation naturelle de ſes regles, à ſe plaindre de douleurs au dos, dans les aines & au ventre, au-deſſus du pubis. Elles furent ſi violentes, qu'elles lui cauſerent des fleurs-blanches, & fréquemment un écoulement de ſang par le vagin. Ces douleurs duroient, pour l'ordinaire, cinq ou ſix heures, & ſe renouvelloient chaque jour, preſque au même moment. Tant qu'elles ſe faiſoient ſentir, la perte de ſang ſubſiſtoit ; & dans le reſte du temps, il n'y avoit que des fleurs-blanches.

La malade fit ufage de divers médicaments. pendant douze ou quatorze mois, mais cela n'empêcha pas
que fes maux n'augmentaffent. Des
douleurs qui commencerent alors à
fe faire reffentir dans les jambes &
les cuiffes, & qui venoient de la
partie inférieure du ventre, fe renouvelloient réguliérement tous les
matins, à dix heures; & elles étoient
fi aiguës, que la malade jettoit des
cris prefque tout le temps qu'elles
duroient : on ne pouvoit pas même
dire qu'elle fût jamais abfolument
fans fouffrance. Pendant cet accès,
le pouls de la malade étoit petit,
fréquent, & fon corps froid, quoique la fueur, en fortît par-tout. Ses
douleurs étoient toujours plus violentes & plus longues quand il y
avoit de la conftipation dans ce moment; ce qui arrivoit fouvent. L'humeur qui couloit par le vagin n'a-
voit aucune mauvaife odeur. La malade étoit encore fort incommodée
des vents que renfermoient fon eftomac & fes inteftins. Tant que l'accès duroit, elle n'urinoit pas ; mais
fes crachats étoient beaucoup plus

abondants qu'à l'ordinaire. La maladie continuant toujours ſes progrès, cette femme dépérit de plus en plus, & enfin elle mourut.

Comme je n'étois conſulté, pour cette perſonne, que de loin, je n'ai jamais ſçu ſi elle avoit des obſtructions ou non; mais je penſe qu'il n'y a pas lieu de douter que preſque tous les maux de cette perſonne, & ſpécialement les douleurs aiguës qu'elle reſſentoit périodiquement dans la région hypogaſtrique, n'euſſent pour cauſe un ſquirrhe à la matrice, qui commençoit à ſe changer en cancer.

Les paſſions, ou les affections fortes
de l'ame

§. LXXXVIII. Il n'eſt rien qui produiſe dans le corps humain des changements plus ſubits & plus capables d'étonner que les paſſions, ou les fortes affections de l'ame, tant celles qui ſont excitées par des objets extérieurs, que celles qui ſont occaſionnées par l'exercice des ſens internes. C'eſt ainſi que les hiſtoires, ou les narrations triſtes ou capables

pables d'émouvoir le cœur, un fpectacle horrible, ou auquel on ne s'attend pas (a), le grand chagrin, la
colere, la terreur, & les autres paffions qui font une grande impreffion,
occafionnent fréquemment les fymptômes nerveux les plus fubits &
les plus violents. Les fortes impreffions faites en pareil cas fur le cerveau & les nerfs, jettent fouvent
celui qui les éprouve dans des accès hyftériques ou vaporeux, & lui
caufent des convulfions ou des fyncopes.

Les chagrins qui durent long-
temps, & les peines d'efprit, affoi-
bliffent le ton de l'eftomac ou l'action tonique de fes fibres, ôtent l'appétit, empêchent que la digeftion
ne fe faffe, rendent la langue blan-

(a) On dit que le chancelier Bacon étoit
fujet à fe trouver mal, lorfqu'il voyoit une
éclipfe de lune; & Pechlin rapporte qu'une
dame, qui regardoit avec le télefcope la co-
mete de 1681, fut faifie d'une telle frayeur
qu'elle en mourut en peu de jours. *Pechlini
Obfervat. medic. lib. iij, Obferv. xxiij.*

che, produifent la foif, des vents & d'autres maux (a).

La grande frayeur produit la pâleur du vifage, une foibleffe générale, un tremblement de tout le corps, des palpitations de cœur, une anxiété dont le fiége femble être à la poitrine, une refpiration courte, & une évacuation abondante d'urine pâle ou limpide.

On a vu des femmes délicates & des enfants auxquels une terreur foudaine a caufé non-feulement des fyncopes & des convulfions, mais qui en outre font demeurés, toute leur vie, fujets à des accès d'épilepfie.

La colere rend le pouls plus vif,

(a) Les perfonnes qui font en proie à quelque paffion violente, font principalement attaquées de maladies d'eftomac, ce que j'ai fur-tout obfervé chez celles qui ont du chagrin; car elles fe plaignent d'abord d'un état de langueur dont il femble que le fiége eft l'eftomac; bientôt après, de dégoût, d'amertume de la bouche, de foif qui fe fait fentir le matin, de crudités ou rapports, de vents & de gonflements dans les hypocondres, *Bagliyi* Opera, *in-4°*, p. 565.

la respiration plus fréquente, & augmente la force du cœur ; c'est pourquoi on a vu des accès de cette passion, suivis immédiatement d'une excrétion extraordinaire de salive, de vomissements bilieux (a), de saignement de nez (b), & de la rupture de vaisseaux nouvellement cicatrisés. Chez les femmes la colere occasionne souvent des contractions spasmodiques dans les intestins, & des coliques venteuses ou hystériques.

Il n'est pas sans exemple que les passions, étant très - violentes, aient fait naître une espece de tétanos ou de catalepsie, de maniere que la personne ressembloit plus alors à une statue qu'à un être vivant. Qui plus est, la frayeur, l'affliction, la joie, la honte, portées à l'excès, ont plus d'une fois été suivies de la mort subite.

Bonet nous rapporte qu'une demoiselle, entr'autres symptômes hystériques, dont la cause étoit le cha-

____

(a) *Pechlin*, lib. iij, observ. xxv.
(b) Stalpart Van-der-Wiel, *cent. j, obs. lxxiv*

grin, tomboit fréquemment dans des fyncopes effrayantes, qui duroient quelquefois plus d'une demi-heure (a).

J'ai eu, il y a quelques années, une malade qui, en apprenant la mort inattendue de fon mari, étoit devenue fujette à de pareils accès, qui communément la tenoient depuis cinq jufqu'à quinze minutes. Durant ces fyncopes, elle reftoit étendue comme quelqu'un de mort, fans aucun mouvement fenfible de la poitrine ni du cœur : on remarquoit feulement, en tenant une lumiere très-près de fa bouche, que la flamme n'étoit pas dans un repos parfait. Cependant, à peine reconnoiffoit-on quelque changement dans fon pouls ; il ne paroiffoit qu'un peu plus lent & plus foible que dans fon état ordinaire. Lorfque la malade fortoit de ces pamoifons, elle pouffoit des foupirs & des cris ; & en général, elle y retomboit au bout d'un grand quart d'heure. Ces accidents con-

---

(a) Bonet, *Sepulchret. anatom.* lib. iij, fect. xxxiij, obferv. ix.

tinuerent, pendant deux jours, de la même maniere.

Baglivi (a) parle d'un jeune homme de la Dalmatie, qui, étant occupé à regarder un épileptique dans l'accès de son mal, fut lui-même attaqué d'épilepsie. Il est aussi arrivé fréquemment, dans l'infirmerie royale d'Edimbourg, que des femmes ont eu des accès hystériques, en voyant d'autres femmes qui en étoient attaquées. Mais un des faits les plus remarquables en ce genre s'est passé dans l'hôpital des pauvres à Harlem, pendant la vie du célebre Boerhaave ; voci comment son neveu Kaau-Boerhaave le rapporte.

Une petite fille, qui demeuroit à celui des hôpitaux de Harlem où l'on nourrit les pauvres, ayant eu quelque frayeur, fut attaquée de convulsions qui se renouvelloient à des temps fixes. Dans le nombre des jeunes personnes, tant filles que garçons, qui étoient présents & lui donnoient du secours, une fille, que ce

---

(a) Baglivi, *Praxis med.* cap. xiv, §. 11. Voyez aussi *Acta nat. Curiof.* ann. 1730, p. 302.

N iij

fpectacle frappa, fut prife du même mal; le fecond jour il y en eut une autre, enfuite une troifieme, une quatrieme : enfin prefque tous les affiftants des deux fexes paroiffoient épileptiques, les convulfions des uns en faifant naître chez les autres. Ce fut fans fuccès qu'on fit venir les plus habiles praticiens, qui prefcrivirent ce que la médecine connoît de plus puiffans anti-épileptiques. Enfin on eut recours au fçavant Boerhaave, qui, touché de compaffion pour ces pauvres malheureux, fe rendit à Harlem; & tandis qu'il prenoit connoiffance de ce qui s'étoit paffé, un d'eux eut des convulfions; ce qui lui donna occafion d'en voir plufieurs autres tourmentés par cette efpece d'épilepfie. Comme d'habiles médecins avoient fait prendre fans fuccès les remedes qui font, pour l'ordinaire, les plus efficaces en pareil cas, & que la maladie paroiffoit avoir attaqué fucceffivement ces enfants, parce que ce fpectacle affreux avoit frappé fortement leur imagination, Boerhaave crut qu'il étoit poffible de les guérir en détournant cette idée de leur esprit, & en leur préfentant un objet qui les occupât davantage. Après avoir prévenu les magiftrats municipaux de ce qu'il vouloit faire, & avoir affemblé dans un même lieu tous les enfants des deux fexes, il commanda qu'on apportât des poëles remplies de charbons ardents, & qu'on y fît rougir des crochets de fer d'une certaine forme; enfuite de quoi, il dit à haute voix, que puifque tous les moyens mis en ufage jufqu'alors pour guérir les convulfions, avoient été inutiles, il ne connoiffoit plus qu'un feul remede à employer, c'étoit de brûler jufqu'à l'os, avec un fer rouge, un tel endroit du bras de la premiere perfonne, garçon ou fille, qui auroit une attaque de la maladie convulfive. Comme M. Boerhaave avoit l'air & le ton impofant, la crainte de ce cruel remede opéra fur ces enfants l'effet le plus marqué; de maniere que quand ils fentoient les approches d'un accès, la grande préoccupation de l'efprit, & la crainte d'une brûlure très-douloureufe, faifoient fur eux une imprefsion plus forte que les premiers ébranlements convulsifs, ou que leur cause même; ce qui empêchoit que les convulsions n'eussent lieu. C'est ainsi que l'ame, en s'occupant fortement d'un objet, opere souvent un effet révulsif, par rapport à un autre; son application à une chose, empêchant alors un phénomene différent de celui auquel elle est toute entiere. Et, sans sortir du genre de notre observation, combien de fois l'expérience a-t-elle fait voir l'épilepsie guérie par la peur, par une fiévre épidémique ou quarte, par la salivation, par le mariage, par les corrections corporelles (a)?

§. LXXXIX. Il y a dans l'isle de Zetland une maladie très-commune, que l'on nomme dans le pays l'*accès convulsif*. Cet accès commence par une violente palpitation de cœur; & bientôt après les malades tombent par terre, à moins qu'on ne les soutienne : alternativement leurs bras & leurs jambes se contractent ou se re-

____

(a) Kaau - Boerhaave , *impet. faciens* §. 406,

tirent, & fe relâchent ou s'allongent ;
il arrive même quelquefois que les
jointures font fi roides, qu'elles ne
peuvent être ployées. La refpiration des malades paroît fe faire difficilement ; & ils jettent de grands cris,
tant que fubfifte l'accès, qui, pour
l'ordinaire, dure moins d'un quart
d'heure, quoique, dans certains cas,
rares à la vérité, il ait été de plus
d'une heure. Cette maladie attaque
rarement les femmes mariées depuis
un certain temps ; mais les jeunes
femmes, & même les filles de dix
ou douze ans, y font fujettes. Quelques petits garçons & deux jeunes
gens de cette ifle en ont auffi été attaqués. Arrive-t-il que les convulfions prennent quelqu'un dans une
églife ou un autre lieu d'affemblée ?
auffi tôt tous ceux qui ont été précédemment fujets à la même maladie,
en font attaqués ; ce qui occafionne
beaucoup de défordre : quelques-uns
même de ceux qui n'ont jamais eu
d'accès de cette nature, commencent
à en avoir, en voyant ce fpectacle
effrayant, ou en entendant faire le
récit de ce qui eft arrivé à d'autres.

Cette maladie convulfive ne paroît porter aucun préjudice à la fanté des malades ; car les jeunes femmes qui y font fujettes, ont en général autant de force, &, à tout autre égard, autant de fanté que celles qui ne font pas attaquées de l'accès convulfif.

§. XC. Au commencement de ce traité, nous avons vu (a) qu'il exifte par le moyen des nerfs, entre les différentes parties du corps, une fympathie très-remarquable. Ce qu'on a lu dans la fuite de cet ouvrage démontre qu'il y a encore une plus étonnante fympathie entre les fyftêmes nerveux de différents fujets ; fympathie à la faveur de laquelle divers mouvements & fymptômes morbifiques font fouvent tranfportés ou plutôt communiqués d'une perfonne à une autre, fans aucun contact de leurs corps, & fans qu'il exifte rien de matériel qui puiffe être un moyen de contagion.

En pareils cas, l'impreffion faite fur l'ame, ou le *fenforium commune*, par la vue de malades qui font dans

____

(a) Voyez chap. j, n. 10 & 11.

cet état convulſif, fait naître par le moyen des nerfs, dans certaines parties du corps, des mouvements ou des changements capables de produire, dans ces parties, des affections morbifiques de la même nature. C'eſt ce qui fait que la vue ſeule d'une perſonne qui vomit, excite ſouvent des vomiſſements chez ceux qui ſont préſens ; que les ulceres des yeux ſont quelquefois contagieux (a); que le bâillement ſe communique d'une perſonne à une autre dans toute une aſſemblée ; & que les maladies convulſives ſe gagnent, en voyant dans leur accès ceux qui en ſont attaqués. Quoique nous ne puiſſions pas expliquer comment ces diverſes impreſſions, faites ſur le *ſenſorium commune*, occaſionnent de tels changements dans le corps, par le moyen des nerfs ; cependant il n'eſt pas moins

____

(a) Il nous ſemble que s'il y a quelques ulceres des yeux qui ſoient contagieux, cela vient plutôt de quelques miaſmes qui ſe tranſportent d'un ſujet à un autre, que du ſeul regard. Les obſervations ne confirment pas l'aſſertion de M. Whytt, qui paroît peu vraiſemblable. (*Note de l'Editeur.*)

certain que les nerfs font effectivement capables de produire des changements très-prompts dans la circulation & la diftribution des fluides, felon les différentes manieres dont l'efprit eft affecté. On a des preuves évidentes de ces effets, dans la rougeur du vifage, qui accompagne le fentiment de la pudeur & de la honte; dans cette abondance de falive qui vient à la bouche d'une perfonne qui a faim, quand elle voit des aliments qu'elle aime; enfin dans cet écoulement confidérable de larmes, auquel les objets qui excitent la pitié, & les hiftoires tragiques, donnent fi fouvent occafion.

§. XCI. Il eft d'expérience, & par conféquent certain, que quand le fyftême nerveux eft extrêmement délicat, une impreffion, même légere, faite fur quelqu'un des organes des fens, caufe fouvent du défordre dans toute l'économie animale; par exemple, j'ai connu des perfonnes délicates, & fujettes aux vents dans l'eftomac, ainfi qu'aux vertiges, qui, en regardant dans un miroir continuellement agité devant elles, éprouvoient des étourdiſſemens aſſez forts pour ſe trouver en riſque de tomber. On en a vu d'autres que le bruit inattendu d'une porte qui s'ouvroit, ou de tout autre mouvement auſſi peu important, faiſoit tomber en convulſions. Qui plus eſt, il y a eu des gens dont le cerveau & les organes des ſens étoient ſi ſuſceptibles de toutes les impreſſions extérieures, qu'il ne leur étoit pas poſſible de ne pas imiter les divers mouvements & les geſtes qu'ils voyoient faire à d'autres (a).

D'un autre côté, on remarque que, chez les ſujets qui ont des nerfs fermes, avec le degré de ſenſibilité qui conſtitue leur état naturel ; on remarque, dis-je, que la peur, l'effroi, le chagrin, la force de l'imagination, ou toute autre impreſſion ſubite, faite ſur les organes des ſens, n'occaſionnent que très - rarement de violents ſymptômes nerveux. Mais quand les cauſes que je viens d'indiquer agiſſent ſur des ſujets qui ſe trouvent dans un état oppoſé à celui des pre-

____

(a) *Tranſact. philoſoph. abridg.* vol. iij, p. 8.

miers, elles produifent fouvent des accès hyftériques, vaporeux, en un mot, les maux convulfifs les plus violents & les plus fubits, fans qu'il y ait aucun vice dans la matrice, ni dans le canal des aliments, ni dans dans toute autre partie du corps.

§. XCII. Nous terminerons nos ob-fervations fur les caufes des maladies nerveufes, par une réflexion que nous croyons utile. Quoiqu'il paroiffe, par l'ouverture du cadavre de beaucoup de ceux qui font morts des maux de nerfs, que l'eftomac, les inteftins, le foie, la rate, l'épiploon, le mé-fentere où la matrice fe trouvent obf-trués, fquirreux ou attaqués d'un au-tre mal ; néanmoins, comme dans un grand nombre d'autres gens morts des mêmes maladies, l'examen de ces vifceres n'a fait voir aucune trace de femblables vices, il eft permis de conclure que les fymptômes nerveux peuvent venir fort fouvent de caufes qui, n'étant pas fenfibles pour nos organes, ne peuvent être découvertes par l'ouverture des cadavres. Nous fommes même tentés de croire que les obftructions, les fquirres & les

autres maladies des viſceres du bas-
ventre, que l'on a obſervés dans les
cadavres de perſonnes qui avoient
enduré long - temps quelques affections nerveuſes, ont été nombre de
fois la ſuite ou l'effet de ce que leur
ſanté eſt reſtée mauvaiſe & dérangée
pendant un temps conſidérable, plutôt qu'ils n'en ont été la cauſe. On
peut regarder ſpécialement comme
une cauſe fréquente de ces maux des
viſceres, les fréquentes attaques de
goutte ou de toute autre matiere
morbifique. Les douleurs & les ſpaſmes dont elles ſont accompagnées,
ſont capables, ſi elles ont quelque
durée, ou ſe répetent à de courts intervalles, de former des obſtructions
dans les petits vaiſſeaux de l'eſtomac
ou des parties voiſines ; chaque nouvelle attaque augmentant un peu le
mal, de la même maniere que plus
les inflammations de la cornée ſe renouvellent, plus auſſi les taches de
cette membrane s'accroiſſent.

Fin du Tome I.